結核・非結核性抗酸菌症を日常診療で診る

すべての臨床医が知っておきたい、
診断の進め方と
治療の基本

編集

佐々木結花

公益財団法人結核予防会複十字病院呼吸器センター呼吸器内科 呼吸器センター長(内科)

特定非営利活動法人
非結核性抗酸菌症研究コンソーシアム理事

編集協力

特定非営利活動法人
**非結核性抗酸菌症
研究コンソーシアム**

謹告
　本書に記載されている診断法・治療法に関しては，発行時点における最新の情報に基づき，正確を期するよう，著者ならびに出版社はそれぞれ最善の努力を払っております．しかし，医学，医療の進歩により，記載された内容が正確かつ完全ではなくなる場合もございます．
　したがって，実際の診断法・治療法で，熟知していない，あるいは汎用されていない新薬をはじめとする医薬品の使用，検査の実施および判読にあたっては，まず医薬品添付文書や機器および試薬の説明書で確認され，また診療技術に関しては十分考慮されたうえで，常に細心の注意を払われるようお願いいたします．
　本書記載の診断法・治療法・医薬品・検査法・疾患への適応などが，その後の医学研究ならびに医療の進歩により本書発行後に変更された場合，その診断法・治療法・医薬品・検査法・疾患への適応などによる不測の事故に対して，著者ならびに出版社はその責を負いかねますのでご了承ください．

序

抗酸菌症は，環境や経済，社会の有り様を受けてめまぐるしく変化をしています．

現在，世界から結核中蔓延国という評価を受けている本邦は，地道な努力の結果，2020年東京オリンピック時に，人口十万人当たり新規登録患者数（罹患率）10を下回りそうですが，先進諸国がすでに悩んでいる「国際化による新たな結核」の問題がクローズアップされつつあります．2015年の本邦の20歳代の結核患者は，外国生まれの方が過半数となりました．また高齢者結核の問題は，国が推進する地域包括ケア構想のなかで十二分に対応できるのか，疑問があります．

非結核性抗酸菌症は，患者数が非常に増加しており，基礎医学，臨床医学両面でまだまだ多くの問題が未解決です．患者さんは早期診断，早期治療に大きな期待をおもちですが，それに十分こたえられる「武器」を，医療側はまだ手に入れてはいません．悩み多き疾患です．病病連携，病診連携を考えていく必要があります．

本書を編集した目的は，診察室の傍らに何気なくあり，診療の合間に開いて調べていただける簡易なテキストをつくることです．毎日患者さんを診療している臨床の医師の方々に，できるだけご自身の言葉で書いていただくという無理をお願いしました．筆者の方々に，この場をお借りして深謝いたします．

最後に，本書の発刊にあたり特定非営利活動法人 非結核性抗酸菌症研究コンソーシアム（NTM-JRC，理事長 倉島篤行）の全面的な後援を受けています．NTM-JRCは，非結核性抗酸菌症を研究し患者さんに応えていこうという目的をもった団体で，2015年に設立されました．今後も活動を強化しさまざまな啓発も行っていきたいと考えております．

これからも抗酸菌は人間の生活にかかわり，その変貌に合わせて変化を続けていくことでしょう．本書が，抗酸菌医療の入門書として診療の一助になることを，願ってやみません．

2017年2月

佐々木結花

[編集協力]

特定非営利活動法人
非結核性抗酸菌症研究コンソーシアム

特定非営利活動法人非結核性抗酸菌症研究コンソーシアム（NTM-JRC）は未解決の臨床的課題が多い非結核性抗酸菌症に対する研究を多施設で協力し合って実施するとともに，最新の非結核性抗酸菌症に関する知見の医療従事者等への普及活動や，社会への非結核性抗酸菌症に関する啓発活動を通して日本および世界の非結核性抗酸菌症診療の発展に寄与することを目的としている．
理事長　倉島篤行（公益財団法人結核予防会 複十字病院 臨床研究アドバイザー）
問合せ先　ntmjrc@gmail.com

結核・非結核性抗酸菌症を日常診療で診る

すべての臨床医が知っておきたい、診断の進め方と治療の基本

――― contents ―――

序 .... 佐々木結花

ColorAtlas 7

略語一覧 10

結核 編

第1章　結核とはどのような病気でしょうか

1. 結核とは .... 髙崎　仁　14
2. 世界の現状，日本の現状：患者の数は多いのでしょうか .... 髙崎　仁　17
3. 結核の感染と発病 .... 佐々木結花　24
4. 肺の外にも病巣はできる（肺外結核） .... 佐々木結花　28

第2章　結核の検査から診断へ

1. 結核の診断法：細菌検査 .... 小林昌弘　33
2. 結核の画像診断の特徴 .... 三浦由記子　39
3. 結核の感染（潜在性結核感染症）を診断するには .... 根本健司　45
4. 肺以外の臓器の結核の診断方法 .... 金澤　潤　51

第3章　結核をどう治療していくのでしょうか

1. 結核標準治療とは ··· 鈴木純子　56
2. 副作用への対策 ··· 鈴木純子　65
3. 薬剤耐性結核とその対応 ··· 鈴木純子　72
4. 結核の感染（潜在性結核感染症）への対応 ······································ 鈴木純子　76
5. 専門医に紹介するタイミング ·· 鈴木純子　81
6. 結核が治ったら（気をつけること） ··· 鈴木純子　83

第4章　結核にまつわる法律と院内感染対策について

1. 「感染症法」とは ··· 佐々木結花　85
2. 結核と診断された後に必要な知識：入院の必要性の判断・届け出・就業制限 ······ 佐々木結花　90
3. 感染を受けたかもしれない人々への対応：接触者健診 ··························· 佐々木結花　94
4. 院内感染対策 ·· 佐々木結花　97

第5章　結核の症例

1. 典型例（肺結核）
   慢性骨髄性白血病の治療中に発症した高齢者肺結核の一例 ····················· 川﨑　剛　101
2. 非典型例（粟粒結核）
   HIV感染症に対する治療開始後，粟粒結核が顕在化した一例 ····················· 川﨑　剛　107

Column これからの非結核性抗酸菌症の病診連携
―理想と現実，非結核性抗酸菌症外来でのつぶやき― ····························· 佐々木結花　112

NTM症 編

第1章　NTM症とはどのような病気でしょうか

1. NTM症とは ··· 森本耕三　114
2. NTM症の患者は増えているのでしょうか ··· 森本耕三　121
3. NTMはどこにいて，どうやって感染するのでしょうか ··························· 森本耕三　127

第2章　NTM症の診断の方法は

1. NTM症を診断するための検査法とは　　　　　　　　　　　南宮　湖，長谷川直樹　　129
2. 肺NTM症の画像診断の特徴　　　　　　　　　　　　　　朝倉崇徳，長谷川直樹　　136
3. 診断基準について　　　　　　　　　　　　　　　　　　八木一馬，長谷川直樹　　143

第3章　NTM症をどう治療していくのでしょうか

1. 肺MAC症ではどのように治療しますか　　　　　　　　　　　　　　中川　拓　　147
2. 肺*M.kansasii*症ではどのように治療しますか　　　　　　　　　　露口一成　　152
3. その他臨床で遭遇する菌による感染症の治療は　　　　　　　　　　桑原克弘　　157
4. NTM症を治療するときのポイント　　　　　　　　　　鈴木翔二，長谷川直樹　　162
5. 専門医への紹介のタイミング　　　　　　　　　　　　　藤原　宏，長谷川直樹　　167

第4章　抗酸菌症の外科手術

1. 結核の場合，どのようなときに手術を選択しますか　　　　　　　　吉田　勤　　171
2. 肺NTM症の場合，どのようなときに手術を選択しますか　　　　　　吉田　勤　　181

第5章　NTM症の症例

1. 肺MAC症
　結節・気管支拡張型（NB型）肺MAC症，進行する線維空洞型（FC型）MAC症　　森野英里子　　190
2. その他菌種
　*Mycobacterium kansasii*症，*Mycobacterium abscessus*症　　　　　森野英里子　　198

索　引　　　　　　　　　　　　　　　　　　　　　　　　　　　　　　　　　　204

Color Atlas

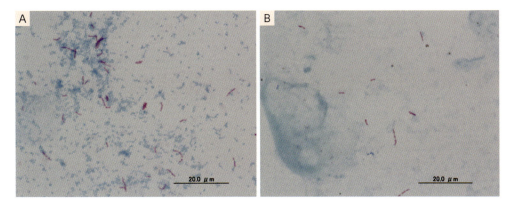

❶ 塗抹検査における結核とNTMの違い（チール・ネールゼン染色法）(p.115, 図2参照)
どちらがNTMなのかは目視では区別できない．このため抗酸菌が確認されたらまず遺伝子検査で結核か否かを確認する（A：結核，B：MAC）．写真は青野昭男氏提供による（公益財団法人結核予防会結核研究所）．

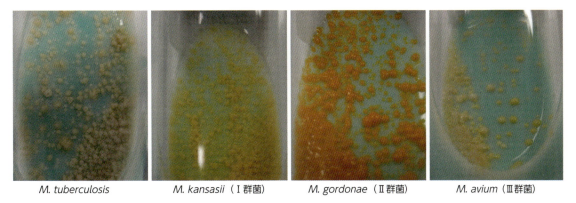

❷ Runyon分類各抗酸菌のコロニー (p.116, 図3参照)
M. tuberculosis（結核菌）は，表面が粗で光沢なく乾燥したコロニー［ラフ（R）型］だが，*M. avium*（MAC）は表面がなめらかで湿潤柔軟なコロニー［スムース（S）型］を呈している．p.115の**表1**内の解説参照．写真は青野昭男氏提供による（公益財団法人結核予防会結核研究所）．

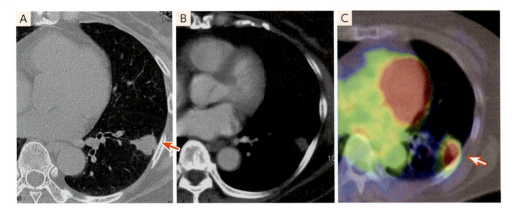

❸ 孤立結節型の画像所見（68歳，女性，健診発見）(p.120, 図7参照)
A，B：胸部CT（A：肺野，B：縦隔条件）．Aの左S^9末梢に辺縁不整な結節性病変を認める．C：PET．SUV_{max} 5.56の集積を認めた．

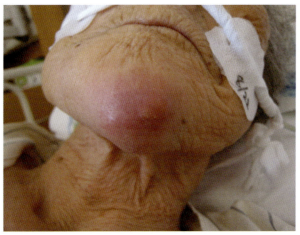

❹ *M. fortuitum* 皮下膿瘍（93歳，女性）
(p.160, 図2参照)
施設入所中に無痛性の左耳下腺腫脹，下顎の皮下膿瘍を認め，穿刺でガフキー5号で*M. fortuitum*症と診断された．CAM＋LVFX 6カ月治療で治癒した．

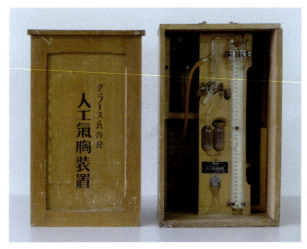

❺ 人工気胸器 (p.172, 図1参照)
人工気胸術に用いられた機器で，胸腔に穿刺し，胸腔内に空気を注入して肺を虚脱させる．ちなみに筆者は使用した経験はない．

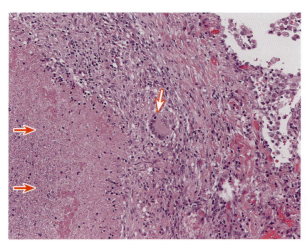

❻ 結核の病理所見 (p.176, 図3参照)
乾酪性肉芽腫（→）とラングハンス型巨細胞（⇨）を認める（ヘマトキシリン-エオシン染色，×20）．

Color Atlas

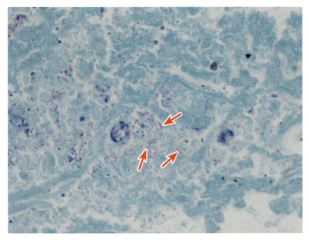

❼ 結核菌の病理所見 (p.176, 図4参照)
チール・ネールゼン染色にて赤紫に染色される桿菌（➡）を認める（チール・ネールゼン染色, ×100）.

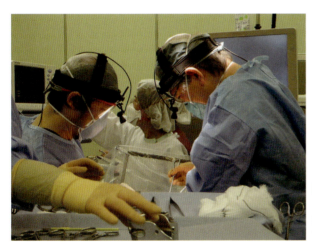

❽ 多剤耐性肺結核に対する術中の感染対策
　　(p.177, 図5参照)
陰圧に設定された手術室において, 術者, 麻酔科医および手術室スタッフはN95マスクを着用して手術を行う.

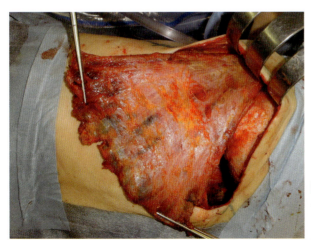

❾ 広背筋弁 (p.184, 図1参照)
気管支断端瘻や遺残腔問題を予防するため, 開胸時に広背筋弁を有茎で採取しておき, 肺切除後に気管支断端に広背筋弁を縫着・被覆する.

略語一覧

- **ABPC**：ampicillin (アンピシリン)
- **ADA**：adenosine deaminase (アデノシンデアミナーゼ)
- **AG薬**：aminoglycoside antibiotics (アミノグリコシド系薬)
- **AIDS**：acquired immunodeficiency syndrome (後天性免疫不全症候群，エイズ)
- **AMED**：Japan Agency for Medical Research and Development (日本医療研究開発機構)
- **AMK**：amikacin (アミカシン)
- **ARDS**：acute respiratory distress syndrome (急性呼吸促迫症候群，急性呼吸窮迫症候群)
- **ART**：antiretroviral therapy (抗HIV治療，抗ウイルス療法)
- **ATS**：American Thoracic Society (米国胸部学会)
- **AZM**：azithromycin (アジスロマイシン)
- **BAE**：bronchial artery embolization (気管支動脈塞栓術)
- **BCG**：Bacillus of Calmette-Guérin
- **BSL**：biosafety level (バイオセーフティレベル)
- **CAM**：clarithromycin (クラリスロマイシン)
- **CFZ**：clofazimine (クロファジミン)
- **CLSI**：Clinical Laboratory Standards Institute (標準感受性試験)
- **COPD**：chronic obstructive pulmonary disease (慢性閉塞性肺疾患)
- **CPFX**：ciprofloxacin (シプロフロキサシン)
- **CS**：cycloserine (サイクロセリン)
- **CXT**：cefotaxime (セフォタキシム)
- **CYP**：cytochrome P-450 (チトクロームP450)
- **CysA**：cyclosporin A (シクロスポリンA)
- **DDH**：DNA-DNA hybridization (DNA-DNAハイブリダイゼーション)
- **DLM**：delamanid (デラマニド)
- **DMARDs**：disease-modifying antirheumatic drugs (疾患修飾抗リウマチ薬)
- **DOTS**：direct observed treatment, short-course (直接服薬確認療法)
- **DOXY**：doxycyclin (ドキシサイクリン)
- **EB**：ethambutol (エタンブトール)
- **EBUS-TBNA**：endobronchial ultrasound-guided transbronchial needle aspiration (超音波気管支鏡ガイド下針生検)
- **ELISA**：enzyme-linked immunosorbent assay (酵素免疫測定法)
- **ELISPOT**：enzyme-linked immunospot
- **erm**：erythromycin ribosomal methylase
- **EVM**：enviomycin (エンビオマイシン)
- **FC型**：fibrocavitary type (線維空洞型)
- **FQ**：fluoroquinolone (フルオロキノロン)
- **FRPM**：faropenem (ファロペネム)
- **FTC**：emtricitabine (エムトリシタビン)
- **HEPAフィルター**：high efficiency particulate air filter
- **HPA**：hybridization protection assay
- **HRCT**：high-resolution CT, high-resolution computed tomography (高分解能CT)
- **ICT**：Infection control team (感染対策チーム)
- **IDSA**：Infectious Diseases Society of America (米国感染症学会)
- **IFN-γ**：interferon-gamma (インターフェロンγ)
- **IgG**：immunoglobulin G (免疫グロブリンG)
- **IgM**：immunoglobulin M (免疫グロブリンM)
- **IGRA**：interferon gamma release assay (インターフェロンγ遊離試験)
- **INAF**：intercalation activating fluorescence
- **INH**：isoniazid (イソニアジド)
- **IPM**：imipenem (イミペネム)
- **IPM/CS**：imipenem/cilastatin (イミペネム/シラスタチン)
- **ITCZ**：itraconazole (イトラコナゾール)
- **IVIG**：intravenous immunoglobulin (高用量ヒト免疫グロブリン静注)
- **KM**：kanamycin (カナマイシン)
- **LAMP**：loop-mediated isothermal amplification

LDH：lactate dehydrogenase（乳酸脱水素酵素）

LPV：lopinavir（ロピナビル）

LTBI：latent tuberculosis infection（潜在性結核感染症）

LVFX：levofloxacin（レボフロキサシン）

LZD：linezolid（リネゾリド）

MAC：*Mycobacterium avium* complex

MAC-PCR：*Mycobacterium avium* complex-polymerase chain reaction（マイコバクテリウム・アビウム コンプレックス核酸増幅同定検査）

MDR-TB：multi-drug resistant tuberculosis（多剤耐性結核）

MERS：middle east respiratory syndrome（中東呼吸器症候群）

MFLX：moxifloxacin（モキシフロキサシン）

MGIT：mycobacteria growth indicator tube

MIC：minimum inhibitory concentration（最小発育阻止濃度）

MTX：methotrexate（メトトレキサート）

NALC-NaOH：N-acetyl-L-cysteine-sodium hydroxide（N-アセチル-L-システイン・水酸化ナトリウム）

NB型：norular bronchiectatic type（結節・気管支拡張型）

NQ薬：new quinolone antibiotic（ニューキノロン系薬）

NTM：non-tuberculous mycobacterium, non-tuberculous mycobacteria, non-tuberculous mycobacteriosis（非結核性抗酸菌）

NTM症：non-tuberculous mycobacteriosis（非結核性抗酸菌症）

PAS：para-aminosalicylic acid（パラアミノサリチル酸）

PCR：polymerase chain reaction（ポリメラーゼ連鎖反応）

PFGE：pulsed-field gel electrophoresis, pulsedfield gradient gel electrophoresis（パルスフィールド電気泳動法）

PSL：prednisolone（プレドニゾロン）

PZA：pyrazinamide（ピラジナミド）

QFT：QuantiFERON（クォンティフェロン）

QFT-3G：QuantiFERON-3G（クォンティフェロン®TBゴールド）

RBT：rifabutin（リファブチン）

RFP：rifampicin（リファンピシン）

RGM：rapid growing mycobacteria（迅速発育菌）

RTV：ritonavir（リトナビル）

SARS：severe acute respiratory syndrome（重症急性呼吸器症候群）

SBT：sulbactam（スルバクタム）

SGM：slow growing mycobacteria（遅発育菌）

sIL-2R：soluble interleukin-2 receptor（可溶性インターロイキン2レセプター）

SM：streptomycin（ストレプトマイシン）

SMON：subacute myelo-optico-neuropathy（亜急性脊髄視神経障害）

ST：sulfamethoxazole/trimethoprim（スルファメトキサゾール/トリメトプリム）

STFX：sitafloxacin（シタフロキサシン）

T-SPOT：（T-スポット®.TB）

TB：tuberculosis（結核）

TB-PCR：tuberculosis-polymerase chain reaction（結核菌核酸増幅同定検査）

TBLB：transbronchial lung biopsy（経気管支肺生検）

TDF：tenofovir disoproxil fumarate（テノホビル ジソプロキシルフマル酸塩）

TGC：tigecyclin（チゲサイクリン）

TH：ethionamide（エチオナミド）

TMA：transcription mediated amplification

TNFα：tumor necrosis factor-α（腫瘍壊死因子-α）

TRC：transcription reverse-transcription concerted reaction

TST：tuberculin skin test（ツベルクリン反応検査）

VATS：video assisted thoracic surgery（胸腔鏡下手術）

VRCZ：voriconazole（ボリコナゾール）

XDR-TB：extensively drug-resistant tuberculosis（超多剤耐性結核）

執筆者一覧

■ 編 集

佐々木結花 （Yuka Sasaki） 公益財団法人結核予防会複十字病院呼吸器センター呼吸器内科 呼吸器センター長（内科），特定非営利活動法人 非結核性抗酸菌症研究コンソーシアム理事

■ 編集協力

特定非営利活動法人 非結核性抗酸菌症研究コンソーシアム

■ 執筆者 （掲載順，*：特定非営利活動法人非結核性抗酸菌症研究コンソーシアム会員，**：同 理事）

髙崎　仁**	（Jin Takasaki）	国立研究開発法人 国立国際医療研究センター病院呼吸器内科
佐々木結花**	（Yuka Sasaki）	公益財団法人結核予防会 複十字病院呼吸器センター呼吸器内科
小林昌弘	（Masahiro Kobayashi）	独立行政法人国立病院機構 茨城東病院臨床検査科
三浦由記子	（Yukiko Miura）	独立行政法人国立病院機構 茨城東病院呼吸器内科
根本健司	（Kenji Nemoto）	独立行政法人国立病院機構 茨城東病院呼吸器内科
金澤　潤	（Jun Kanazawa）	独立行政法人国立病院機構 茨城東病院呼吸器内科
鈴木純子	（Junko Suzuki）	独立行政法人国立病院機構 東京病院呼吸器センター
川﨑　剛	（Takeshi Kawasaki）	千葉大学大学院医学研究院 呼吸器内科学， Department of Medicine, University of Illinois at Chicago
森本耕三**	（Kozo Morimoto）	公益財団法人結核予防会 複十字病院呼吸器センター呼吸器内科
南宮　湖*	（Ho Namkoong）	公益財団法人ライフ・エクステンション研究所付属 永寿総合病院呼吸器内科
長谷川直樹**	（Naoki Hasegawa）	慶應義塾大学医学部 感染制御センター
朝倉崇徳*	（Takanori Asakura）	慶應義塾大学医学部 呼吸器内科
八木一馬*	（Kazuma Yagi）	慶應義塾大学医学部 呼吸器内科 （現所属：国立病院機構東京医療センター呼吸器科）
中川　拓**	（Taku Nakagawa）	独立行政法人国立病院機構 東名古屋病院呼吸器内科
露口一成	（Kazunari Tsuyuguchi）	独立行政法人国立病院機構 近畿中央胸部疾患センター 臨床研究センター　感染症研究部
桑原克弘	（Katsuhiro Kuwabara）	独立行政法人国立病院機構 西新潟中央病院呼吸器内科
鈴木翔二*	（Shoji Suzuki）	慶應義塾大学医学部 呼吸器内科
藤原　宏*	（Hiroshi Fujiwara）	慶應義塾大学医学部 感染制御センター
吉田　勤	（Tsutomu Yoshida）	公益財団法人結核予防会 複十字病院呼吸器センター呼吸器外科
森野英里子*	（Eriko Morino）	国立研究開発法人 国立国際医療研究センター病院呼吸器内科

結核編

結核編 第1章 結核とはどのような病気でしょうか

1. 結核とは

髙崎 仁

1 はじめに

「結核（結核症）」とは，「ヒト型結核菌（*Mycobacterium tuberculosis*）による感染症」である．日本の新登録結核患者数はごく最近になって年間2万人を下回り（平成27年は18,280人），罹患率（人口10万人当たりの年間結核発病者数）も14.4まで減少した[1]が，まだ低蔓延国の基準である罹患率10は下回っておらず，推定既感染者数は現在でも高齢者を主として2,000万人前後と推定されている．世界では実に20億人が感染しており，毎年1,000万人前後が発病し，HIV/AIDS，マラリアとともに三大感染症とも称される最重要健康課題の一つである[2]．

> **Point**
> - 結核（結核症）は，「結核菌（*Mycobacterium tuberculosis*）」による感染症であり，感染症法では「二類感染症」に分類されている（届出が必要）．
> - 世界三大感染症（HIV/AIDS，マラリア，結核）の一つであり，世界人口の1/3に当たる20億人以上が感染しており，年間1,000万人前後が新たに発病する．
> - 日本人の潜在性結核感染者数は2,200万人と推定されている．新規発病者は2万人弱であり，患者数は年々減少している．

2 日本における結核の推移

結核は，1950年の日本人の死因のトップで，患者数60万人/年，死亡者数も10万人/年，国民の2人に1人は感染しているという，まさに「国民病」，「亡国病」ともいわれた脅威であった[1]．今日までに数々の有効な治療薬が開発され，ほとんどが「治癒する病」になり，さらに，早期発見・隔離，厳格な服薬支援，接触者の健診などの総合的な結核対策が効果を上げ，患者数は激減し，一般の医療従事者が接する機会は少なくなった．

3 結核の感染経路と感染

結核菌は，1882年にロベルト・コッホにより発見された．非結核性抗酸菌（non-tuberculous mycobacteria：NTM）を祖先とし，約3.5万年前にはじめて地球上に出現したと推定され，古くは約9,000年前の脊椎病変が証明されている[3]．結核菌の感染経路は特異的であり，**空気感染（飛沫核感染）**によってのみ伝播する．一般の細菌のように手の指や土の中，水回りなど，どこにでも存在するものではない．感染した人の体内でのみ分裂・増殖し，

発病した人が咳をしたときに出てくる"しぶき"（飛沫核）の中の菌が空気中を漂い，それを大量に深く吸い込んだ人にのみ伝播する．

☞Point ●感染経路は，麻疹や水痘と同様に空気感染である．

肺胞に達した結核菌はマクロファージにより貪食されるが一部は殺菌されず，マクロファージ内で増殖し，リンパ行性に「移動」する．病変は多くが肺（**肺結核**）であるが，肺以外でも頸や腋のリンパ節，胸膜，脳，骨，腎臓など肺以外のいろいろな部位に病変を生じることがあり，これらをまとめて「**肺外結核**」という．頻度の高い頸部リンパ節結核，結核性胸膜炎以外にも，骨関節，消化器，泌尿・生殖器，中枢神経など血流を介してあらゆる臓器に病変を生じうる．特殊病態としての**粟粒結核**では，大量の結核菌が播種性に全身に血行散布される．

❹ 結核の主な症状と予後

結核の代表的な症状は，**咳嗽**である．まさに，「長引く（2週間以上続く）咳は結核を疑うサイン」である．その他，**喀痰，血痰，胸痛，呼吸困難などの呼吸器関連症状**と，**発熱，冷汗，倦怠感，体重減少などの全身症状**がある．一般的な細菌性肺炎やインフルエンザなどの急性呼吸器感染症とは異なり，多くは緩徐に進行し，無症状または軽微な症状に留まるため，軽症例の多くは健康診断で偶発的に発見される．患者が自ら症状を訴えて受診する際には，比較的進行していることが多い（patient's delay）．

慢性的な強い咳嗽や時に喘鳴を訴える気管気管支結核，嗄声と咳嗽を主訴とする喉頭結核は，いずれも痰が少なく胸部X線所見に乏しいことがあり，慢性咳嗽の鑑別として咳喘息などと誤診される危険がある．このため，受診から診断までに数カ月を要することがしばしばある（doctor's delay）．しかし，これらの病態では排菌量が多いため，**集団感染**のリスクがあることを念頭に置く必要がある．また，咳嗽を訴える患者に抗酸菌検査を実施することなく安易に抗結核菌作用を有するフルオロキノロン系薬を用いることは，診断の遅れ，死亡率の増加[4]，フルオロキノロン系薬耐性化を招くことがあるため，注意を要する．

☞Point ●呼吸器系症状は咳嗽が主体となるが，非特異的である．「2週間以上続く咳は結核を疑うサイン」である．
●治療によりほとんどが治癒するが，耐性結核の治療には高い専門性が求められる．

結核症は，重症化すると死に至る（結核死）可能性があるが，治療終了後も破壊された肺にNTMやアスペルギルス，その他緑膿菌などの一般細菌による二次感染を生じ，呼吸器感染症の増悪をくり返すこともある．

5 日本において必要となる結核対策

　現在の日本は，60歳未満の年齢階級別結核罹患率はすべての年齢層で10を下回り，推定既感染率も10％以下であり，現状では高齢者を除くと低蔓延化を達成しているといえる．しかし，都市部では20〜30歳代の若い世代の発病が目立ち，新しい都市文化を象徴するインターネットカフェ，ゲームセンター，カラオケ，サウナなどといった不特定多数が集まる場所での感染事例は絶えることがない．また，罹患率の高い途上国からの輸入感染症としての結核菌の流入を防ぐことは困難で，実際に国内での外国人の結核発病者の割合は増加しており，20歳代では実に50％近い患者が外国人（外国生まれ）である．海外から輸入される結核菌はおしなべて多剤耐性率が高く，新規発病者の難治化も懸念される．今後も既感染高齢者数は減少していくと予想されるが，未感染の若年層をいかに守るかが今後の日本の結核対策上重要な課題であるといえる．

文献

1) 「結核の統計2016」（公益財団法人結核予防会／編），公益財団法人結核予防会，2016
2) WHO：Global tuberculosis report 2016.
http://apps.who.int/iris/bitstream/10665/250441/1/9789241565394-eng.pdf?ua=1
3) 岩井和郎，他：結核菌と結核症の考古学―その発生から世界流行まで―．結核，85：465-475，2010
4) van der Heijden YF, et al：Fluoroquinolone exposure prior to tuberculosis diagnosis is associated with an increased risk of death. Int J Tuberc Lung Dis, 16：1162-1167, 2012

結核編 第1章 結核とはどのような病気でしょうか

2. 世界の現状，日本の現状：患者の数は多いのでしょうか

髙崎 仁

世界の現状

1）世界の結核

　世界の結核の現状は，いまだに深刻である．WHOの"Global tuberculosis report 2016[1]"によれば，2015年の世界の結核発病者の総数は，推定1,040万人であった．国別の内訳をみると，インド（284万人）が最多で，順にインドネシア（102万人），中国（91.8万人），ナイジェリア（58.6万人），パキスタン（51万人），南アフリカ（45.4万人）が上位6カ国であり，全体の60％（約630万人）を占めている（図1）．地域別にみれば，アジアが61％と最も多く，次いでアフリカが26％と多い．男性が590万人（56％），女性が350万人（34％），

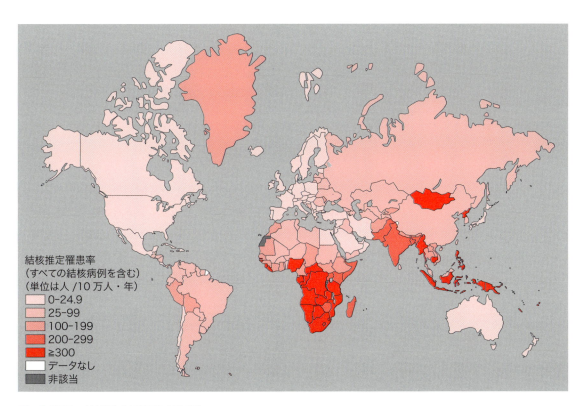

図1● 世界の結核推定罹患率（2015）
結核罹患率が最も高い地域は，サハラ以南のアフリカと一部の東南アジア，モンゴルである．一方で，患者数が最も多いのは，インド，インドネシア，中国などである．文献1（Fig.3.3.）より引用．

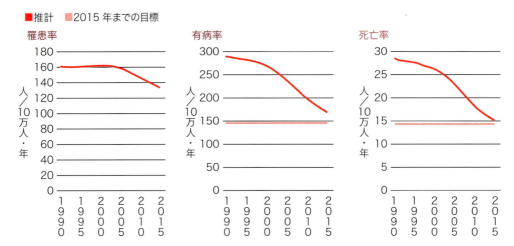

図2 ● 世界の結核罹患率，有病率，死亡率の推移（1990〜2015年）
各国の状況は多様であるが，世界的には2000年以降，罹患率，有病率，死亡率いずれも低下している．文献2より引用．

小児が100万人（10％）である．

2015年の世界の結核死亡者数は推定140万人で，さらに40万人がHIV感染に結核を合併して死亡した．結核は2015年の世界の死亡原因のトップ10に入っており，HIV，マラリアよりも多い．結核死亡もまた，95％以上がアジア，アフリカなどの中低所得国で発生しており，小児結核死亡者数も圧倒的に中低所得国で多い（95％）のが現状である．

世界の結核死亡者数は2000年から2015年の間に22％減少しており（図2），グローバルな結核対策の成果として，2000年から2015年にかけて4,900万人，2015年のみでも300万人以上の生命が救われたとされている．一方で，結核患者の減少率は，2014年から2015年にかけて1.5％に留まったままである．WHOが承認した「結核対策」のマイルストーンに達するためには，2020年までに減少率を4〜5％に加速する必要がある[2]．

2）多剤耐性結核の問題

イソニアジドとリファンピシン（RFP）の両者に耐性を有する結核菌による感染症を多剤耐性結核（multiple resistant tuberculosis：MDR-TB）とよぶ．MDR-TBは，依然として公衆衛生上危機的状況にあり，2015年には新たに48万人が罹患したと推定されている．また，治療がMDR-TBと同様に困難とされるRFP耐性結核も年間10万人が発病していると推定されている．インド，中国，ロシアの3カ国が主要なMDR-TB発生国である（図3）．

現在，日本におけるMDR-TB患者数は年間50人前後である．日本で承認されている抗結核薬は10種を超えるが，併用が不能な注射薬（ストレプトマイシン，カナマイシン，エンビオマイシン）を除くと治療の選択肢は限られている．薬剤耐性結核の治療には使用頻度が低い二次抗結核薬を駆使し，2014年に新規に承認されたデラマニド，その他必要に応じてリネゾリド，アミカシンなどの未承認薬も併用し，さらには外科療法も検討するという非常に高度かつ高額な医療を行っている．世界的には主として内科治療が行われており，2016年にWHOがその選択順位を示した．しかし，経済的社会的に不安定な国々の患者への薬剤供給は十分ではなく，2015年のMDR-TB患者のうち，適切な治療を受けることができているの

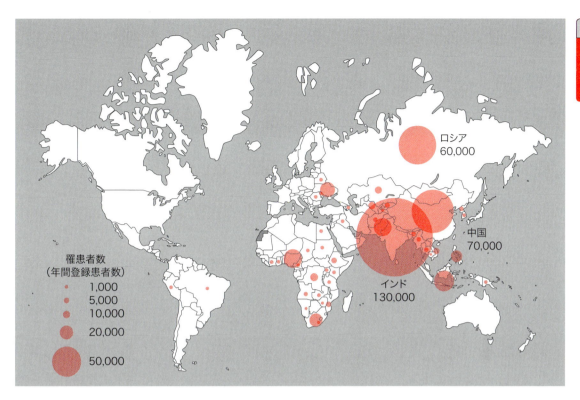

図3● 多剤耐性またはリファンピシン耐性結核患者数の推計（2015年）
多剤耐性またはリファンピシン耐性結核患者数の推計では，インドが最多で，中国，ロシアの順である．患者数が1,000人以上の国を示す．非該当地域は灰色で示す．文献1, Fig.3.20より引用．

はわずかに20％程度であった．MDR-TBの治療成功率も全世界で52％と低いままである[1]．

3）HIV合併結核の問題

2015年末の時点で世界のHIV陽性者数は3,670万人，新規HIV感染者数は年間210万人，AIDSによる死亡者数は年間110万人（2005年以降45％減）と推定されている[3]．HIV陽性者の結核関連死亡は，年間約40万人と見積もられ，2004年以降32％減少しているが，いまだにHIV陽性者の主要な死因（約35％）である．

4）今後の展望

2015年にIUATLDは，2001年のミレニアム開発目標に続く，2030年に向けての持続可能な開発のための発展目標（the Sustainable Development Goals：SDGs）として，「我々の世界を変革する：持続可能な開発のための2030アジェンダ」を採択した[1]．その目標の1つとして，「3. あらゆる年齢のすべての人々の健康的な生活を確保し，福祉を促進する」を掲げ，具体的には「3.3　2030年までに，エイズ，結核，マラリア及び顧みられない熱帯病といった伝染病を根絶するとともに肝炎，水系感染症及びその他の感染症に対処する」と記載されている．

2014年に承認されたWHOの"End TB Strategy"では，2015年から2035年までに，結核死亡率を95％減少させること，結核発生率を90％減少させること，結核の診断治療によっ

て家計の破綻に陥る患者をなくすことを目標とした[4]．この目標を達成するためには，高度な診断，治療，予防の技術を提供することのみならず，多様な対策が必要である．糖尿病，悪性腫瘍，喫煙，低栄養状態，免疫不全状態，さらには貧困など多くの因子が結核発病リスク上昇と密接に関係している．また，先進国では自国出生者ではなく途上国からの渡航者によってもち込まれる結核症が全体の発病者の半数を超えており，結核対策がグローバルに成果を収めない限り自国での撲滅は困難であることを示している．

> **Point　世界の結核**
> - 世界の結核発病者数は1,000万人/年，その60％はインド，中国などのトップ6カ国で占められている．結核感染者数は推定20億人である．
> - 世界の結核死亡者数は140万人/年で，死亡原因トップ10に数えられる．その95％以上が中低所得国で発生している．
> - 2015年には，推定100万人の小児が結核を発病し，17万人が死亡した．
> - 結核はHIV陽性者の主要な死因（約35％）である．
> - 2015年，世界で約48万人が多剤耐性結核（MDR-TB）を発症した．
> - 開示されている結核発病者数は2015年の報告では1,040万人に増加した（2014年は960万人）が，世界人口の推移とデータ収集の影響であり，実際は罹患率，有病率，死亡率いずれも低下している．

2 日本の現状

1) 日本の結核

1950年以降，日本の結核患者数は，ほぼ一貫して減少してきた（図4）．2014年以降の新登録結核患者数は，年間2万人を下回る（2015年で18,280人[5]）ようになり，日常診療で結核患者を診察する機会は少なくなった．ただし，いまだに日本の現状は，「低蔓延国」といわれる罹患率が10未満の欧米の先進諸国と比べると，患者数は3〜5倍も高く，罹患率14.4（2015年）と10を上回り「中蔓延国」を脱してはいない状況である．

2015年の結核による死亡数も緩やかな減少傾向にあり，2015年にはじめて2,000人を下回った（1,955人）．日本人の死因の29位であり，登録患者数に占める割合は10％前後，その多くは80歳を超える超高齢者であった．

結核と診断される患者の多くは，自覚症状の有無にかかわらずはじめに一般医療機関を受診するため，一般医療機関でのスクリーニングが非常に重要である．厚生労働省の医療施設動態調査（平成28年1月末概数）[6]によれば，一般病院数7,408，一般診療所数101,099であり，結核患者と接する機会は十分にありうる．また，推定2,200万人の潜在性結核感染に対する対応を患者から相談されることも十分にありうる．

2) 高齢者結核

患者の多くは高齢者である（図5）．2015年の新登録結核患者18,280人のうち58.8％（10,765人）が70歳以上，38.3％（7,008人）が80歳以上の高齢者であった．年齢階級別

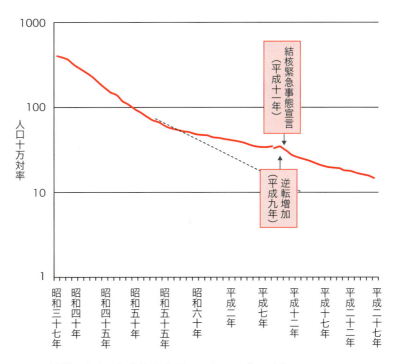

図4 ● 結核罹患率の年次推移（昭和37年〜平成27年）

結核罹患率は，平成9〜11年を除くと緩やかに減少している．平成11年の結核緊急事態宣言時の罹患率は34.6であり，2015年では14.4まで減少した．文献8より引用．

の結核罹患率（人口10万人対）は，高齢層ほど高くなっており，全国的にみると70〜79歳では26.9，80〜89歳では66.0，90歳以上では92.0であった．80歳以上の高齢者の多くは，かつて非常に高い蔓延状態（罹患率500以上）にあった1950年代に壮年期を過ごしてきた世代であり，その当時に感染した可能性が高い．

大森[7]によれば，2015年の既感染率の推計値は，60歳で15.7％，70歳で36.0％，80歳で61.1％，85歳で73.1％である．70歳を超えてから急速に既感染率が上昇するという日本の現状は，世界的にも特異な現象であるといえる．高齢者の診療時に，常に結核を念頭に置くべきであるということの裏付けとして非常に重要なデータである．今後は，数年単位で高齢者の既感染率が低下してくることが予想されるため，高齢者結核患者数は徐々に減少することが予想される．

3) 若年者・外国出生者の結核の諸問題

日本では，結核発病者の半数以上が70歳以上の高齢者であるが，中低所得国では事情が異なる．中低所得国では，社会活動が活発になる15歳以上で推定感染者数，発病者数ともに急上昇する．日本でも20歳前後で小さな発病のピークを迎えるが，この傾向は都市で特に顕著である（図5）．10歳台後半になると，社会的交流が飛躍的に盛んになり，不特定多数との接触を通じて結核に感染する機会が増加する．さらに，この世代の感染者の多くは，感染後発病リスクの高い初感染である．したがって，未感染の若年者が大勢集まる都市において発病者が増加する傾向となる．ちなみに，図5において新宿区の20歳台の結核罹患者数が際立って高いが，これは約70％が外国出生者特に日本語学校留学生であることに起因する．

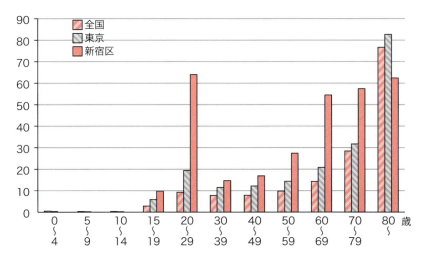

図5● 日本の年齢階級別結核罹患率（2015年）
全国的に15歳未満の結核は稀で，20〜29歳で小さな発病者のピークを認める．この傾向は東京都ではより顕著であり，なかでも新宿区に限定するときわめて高いことがわかる．文献9より引用．

　2015年の外国出生者の新登録結核患者数は1,164人であり，前年から63人増加した[5]．特に20〜29歳の年齢階級では，前年から50人増加し，351人となっている．近年，若年の発病者に占める外国人の割合が高くなっている．この傾向は1990年代から年々上昇しており，2015年の20歳代の新登録患者全体に占める外国出生者の割合は50％を上回った．海外からの渡航者がもたらす結核の問題点は以下に要約される．

①発病者の多くは若年層である．この年代は，感染を受けてからの期間が短い世代であるため，感染後の発病率が高い集団である可能性がある．
②入国後の医療へのアクセスがよくないことが多く，診断が遅れがちである．
③診断の遅れにより集団感染を生じるリスクが高い．
④薬剤耐性率が高い．彼らの多くは母国で感染しており，日本人高齢者から分離された菌と比較して，薬剤耐性率（特にRFP耐性，多剤耐性）が高い．
⑤北京型株のように感染伝播力，発病・再発率，耐性率などいずれも高い，いわゆる高病原性株が含まれる．

　外国人の結核診療においては，軽症例であっても安易に抗結核療法を導入してはならない．菌の検出に全力を注ぐべきである．

4) 耐性結核

　2015年の新登録肺結核培養陽性結核患者の薬剤感受性検査結果によれば，主要4剤（HRSE）すべてに対して感受性のある患者の割合は89.2％であった．多剤耐性肺結核患者数は48人であり，全新登録肺結核培養陽性結核患者の0.5％となっている．RFP耐性は29人であった．日本の多剤耐性結核の割合は，世界的にみても非常に低い．RFPが導入された1970年代以降に新規に感染を生じた者の数が非常に少なかったことが一因であると推測される．一方で，MDR-TBの内訳をみると，再治療例，治療中断・失敗例，MDR-TB患者と接触歴のある例，外国出生例が多いが，過去に結核治療歴がなく，MDR-TB患者との接触歴も

明らかでないような日本人のMDR-TB患者も少数ながら存在する．

> **Point　日本の結核**
> - 日本の結核発病者数は1.8万人/年で，発病者の半数以上が高齢者である．
> - 日本の結核死亡者数は2,000人/年で，その多くが高齢者である．
> - 小児（14歳以下）の結核発病者数は，50人/年前後である．
> - 結核感染者数は2,200万人（5人に1人）と推定されているが，その多くが高齢者である．
> - 60歳未満の年齢階級別罹患率はすべて10を下回っており，中年以下の低蔓延化が達成された．
> - 20歳代の発病者の50％は外国出生者である．

3　世界の情勢を見据えた今後の日本の結核対策の要点

今後，高齢者の既感染率の低下とともに，高齢発病者数は減少すると予想される．現時点でも，60歳未満の年齢階級別罹患率はどの年代でも10を下回り，すでに低蔓延時代を迎えているといえる．一方で，20歳代の発病者の50％は外国出生者であり，とりわけ新宿区では70％に達している．すでに大都市においては低蔓延を実現した欧米と同様のプロファイルになっている．したがって，高齢者結核対策をさらに推し進めていく一方で，若年層における未感染者を新たに感染させないためにも，若年者をターゲットにした結核対策の徹底も重要である．

文献

1) WHO：Global tuberculosis report 2016：
   http://apps.who.int/iris/bitstream/10665/250441/1/9789241565394-eng.pdf?ua＝1
2) WHO：Health in 2015：from MDGs to SDGs：
   http://apps.who.int/iris/bitstream/10665/200009/1/9789241565110_eng.pdf?ua＝1
3) 国連合同エイズ計画（UNAIDS）：ファクトシート November 2016：
   http://api-net.jfap.or.jp/status/pdf/fact-sheet_nov2016.pdf
4) WHO：End TB Strategy：http://www.who.int/tb/post2015_strategy/en/
5) 「結核の統計2016」（公益財団法人結核予防会/編），公益財団法人結核予防会，2016
6) 厚生労働省：医療施設動態調査（平成28年1月末概数）：
   http://www.mhlw.go.jp/toukei/saikin/hw/iryosd/m16/dl/is1601_01.pdf
7) 大森正子：結核既感染者数の推計（2009.5.7）：
   http://www.jata.or.jp/rit/ekigaku/info/other/（公益財団法人結核予防会結核研究所 疫学情報センターのHPよりダウンロード可）
8) 厚生労働省：平成27年結核登録者情報調査年報集計結果について：
   http://www.mhlw.go.jp/file/06-Seisakujouhou-10900000-Kenkoukyoku/0000133822.pdf
9) 新宿区保健所編：新宿区の結核統計2016

3. 結核の感染と発病

佐々木結花

① 結核とは

　結核菌による感染症の総称である．結核菌は抗酸菌属に属し，結核菌群（*Mycobacterium tuberculosis* complex）として，ヒト型結核菌（*Mycobacterium tuberculosis*），ウシ型結核菌（*Mycobacterium bovis*），マイコバクテリウム・アフリカナム（*Mycobacterium africanum*），ネズミ型結核菌（*Mycobacterium microti*），マイコバクテリウム・カネッティ（*Mycobacterium canetti*），マイコバクテリウム・カプラエ（*Mycobacterium caprae*），マイコバクテリウム・ピニペディイ（*Mycobacterium pinnipedii*）が含まれている[1]．すべての菌で人への感染例が報告されているが，日本において臨床上重要であるのは，ヒト型結核菌とウシ型結核菌である．

1）ヒト型結核菌

　ヒト型結核菌は，直径0.3〜0.4μm，長径1〜4μmの棍棒上の桿菌である．偏性好気性菌であり，発育至適温度は37℃，至適pHは6.4〜7.0と，人の肺に生息するのに適した性質を有している．

2）ウシ型結核菌

　ウシ型結核菌を弱毒化したものがBCGである．人への感染経路は汚染された牛乳，乳製品の摂取[2]であるが，最近，膀胱癌の免疫治療にBCGが用いられ，膀胱注入後に尿路結核，播種型結核を生じた報告がある[3〜5]．

② 結核は空気感染で蔓延する

　結核は空気感染で蔓延する．患者の発語や咳嗽時などに，菌体を含む飛沫が空気中に散布されその飛沫の水分が蒸発した後，飛沫核となり空気中に浮遊し気流に沿って離れた場所へ移動することができる．この飛沫核を吸引することで感染が生じるので，**飛沫核感染**（droplet nuclei infection）とも称される．空気感染により感染を生じ発症する代表的な疾患は日本では，結核，麻疹，水痘である．

③ 結核感染を生じやすい条件とは

　結核菌に曝露される条件によって感染する頻度に差が生じる．感染源である患者が次の状

態であることは周囲に感染を蔓延させる大きな要因となる．①咽・喉頭結核，気管・気管支結核，肺結核など飛沫核を放出しやすい病状である，②排菌量が多い，③激しい咳を有する，など．感染する側の要因として，次のことがあげられる．①結核に未感染である，②免疫が低下する疾患に罹患している，あるいは免疫低下を生じやすい薬剤による治療が行われている免疫抑制宿主である，③免疫が成熟していない乳幼児，など．

　感染源である患者と，無防備に長時間ないしはくり返し接触することにより感染危険度は高くなる．環境要因としては，患者と接触する場所の容積が狭く気流が密閉されていれば，浮遊する飛沫核の密度が高くなり，吸入する危険は増す．

4 結核感染が起こるしくみ

　飛沫核として空気中に漂っている結核菌は，人に吸引され胸膜直下の肺胞に定着する．気管支の線毛に付着した結核菌は線毛運動で口腔側に運ばれるため，気管・気管支粘膜に定着する頻度は高くはない．

　また，吸引した結核菌すべてが感染源とはならない．結核菌はマクロファージにより貪食されるが，一部は殺菌されずにマクロファージ内で増殖し，自らマクロファージを破壊し細胞外へ出る．再び他のマクロファージに貪食され，結核菌は増殖をくり返し肺に初感染病巣を形成する．一部の結核菌はリンパ流に入り，病巣を支配する所属リンパ節に病巣を形成し，**初期変化群**（primary complex）が完成する．

　免疫成立後，マクロファージによって抗原提示を受けたＴリンパ球が抗原刺激によってさまざまなサイトカインを産生し，マクロファージを類上皮細胞，多核巨細胞に分化させ，病巣周囲に集簇，被包化し肉芽腫を形成する．この間継続して結核菌が増殖を続けた病巣は，以下に述べる**一次結核症**として発症する状態となるか，または，病巣周囲の線維化が生じ中心部が乾酪壊死した一部の結核菌は**休眠菌**（persister）として生残する状態となる．

5 一次結核症とは

　初期変化群が成立しそのまま発病に至る場合があり，これを一次結核症と称する．一次結核症では，**肺結核，肺門リンパ節結核，結核性リンパ節炎，粟粒結核**などの病態が認められる．かつては，血行散布で発病する粟粒結核，リンパ行性で菌が伝播する肺門・縦隔リンパ節結核は初回感染の若年者で多くみられたが，現在は結核患者数が激減し患者と接触する頻度が低下したため，一次結核症患者は減少している．一次結核症が発症する条件としては，①感染を受けた人の免疫能，②大量の結核菌に長時間曝露した場合，③BCG未接種，などが考えられ，発病率は５％程度と報告されている[6]．

[症例提示]

　筆者が最近経験した症例を示す（図1）．30歳代，女性で，主訴は発熱であった．3カ月間38℃前後の発熱があり，近医で精査し肺野に淡い浸潤影を認めたため，喀痰抗酸菌検査を行い，抗酸菌塗抹1＋，結核菌と同定され，当院へ紹介となった．図1は当院転院時の胸部単純X線写真，CTである．X線写真では右上肺野に辺縁不明瞭，内部均一な浸潤影を認め，右肺門リンパ節が腫大している．また，CTでは右上葉枝が狭小化している．本症例は治療中に

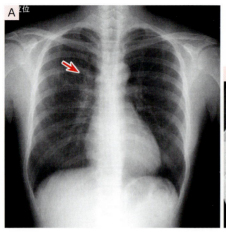
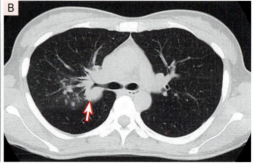

図1● 初診時画像所見（一次結核症）
A：初診時胸部単純X線写真．30歳代，女性．右上肺野の浸潤影および右肺門リンパ節腫脹（➡）が認められる．
B：初診時単純CT．右肺門リンパ節腫大（⇨）にて右上葉枝が狭小化している．肺や全体に粟粒影が認められる．

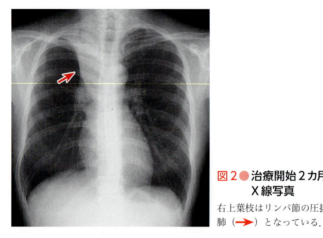

図2● 治療開始2カ月後の胸部単純X線写真
右上葉枝はリンパ節の圧排で閉塞し，無気肺（➡）となっている．

右上葉無気肺となり（図2），経過中，腎・泌尿器結核，脳結核腫，脾結核が合併していた．

6 潜在性結核感染症とは

　初期変化群が形成され結核特異免疫が成立し，病巣が被包化された後に一次結核症に発展せず，休眠菌を有したまま潜在している時期がある．この時期は「**感染はしているものの発病はない**」という時期で，**潜在性結核感染症**（latent tuberculosis infection：LTBI）と称される．生涯を通じての結核の発症率は10～20％程度と報告されており[6,7]，多くの感染者が発病せず，また結核既感染者であることを知らない．

　千葉らは潜在性結核感染症から発病に至るまでの時期と発病率を検討した[8]．発病者の多くは1年以内であり，1年を超えると急速に発病率は低下する．しかし，20年以上でも0.2％程度の発病が認められており，この経過中に免疫抑制を生じれば発病する可能性は高くなると推測される．**高齢者や結核高蔓延地域に長期に居住したことがある，結核患者と接触した**

ことがある，などの情報が得られた患者に対しては，透析導入，生物学的製剤投与など免疫低下が予想される治療を行う前に，潜在性結核感染症の有無を精査する必要がある．

7 二次結核症とは

潜在性結核感染症から何らかの要因で再燃し（内因性再燃），結核が発病する場合を**二次結核症**または**既感染発病**とよび，日本では活動性結核患者の大半がこの形式で発病する．二次結核症患者の多くは肺結核症で，粟粒結核などの血行散布をきたす病像は多く認めず，また，免疫が成立しているために病巣の所属リンパ節が腫大することはない．肺結核では，病巣は局所の酸素飽和度が比較的高い$S^{1,2}$ないしは**下葉**S^6に多いとされている．

8 外来性再感染への注意

以前は，結核感染が生じた後は再び結核菌に曝露しても感染発病は生じない，とされていた．しかし，結核菌遺伝子の相同性を比較することが可能となってから，ある患者の初回，再発時のおのおのの結核菌遺伝子が異なることが証明される報告が続き，外来性再感染が報告されるようになった．これらの報告例はHIV/AIDS患者，高齢者など免疫が低下している例，あるいは曝露の機会が多い結核高蔓延地域居住者に多い[9〜12]．結核治療時に，「あなたは免疫があるので結核患者と接しても感染は生じません」と説明するのは誤りである．

文献

1) 大楠清文：抗酸菌の同定．「抗酸菌検査ガイド2016」（日本結核病学会 抗酸菌検査法検討委員会／編），pp47-66, 南江堂, 2016
2) Centers for Disease Control and Prevention (CDC)：Human tuberculosis caused by *Mycobacterium bovis*--New York City, 2001-2004. MMWR, 54：605-608, 2005
3) Morales A, et al：Intracavitary Bacillus Calmette-Guerin in the treatment of superficial bladder tumors. J Urol, 116：180-183, 1976
4) 東岡和彦，他：筋層非浸潤性膀胱癌および上部尿路上皮内癌に対するBCG膀胱内注入療法後に両側腎に肉芽腫性病変を発症した1例．感染症誌, 89：481-484, 2015
5) Pujani M, et al：Disseminated tuberculosis in a patient with recurrent transitional cell carcinoma of renal pelvis and bladder following intravesical BCG therapy：A report of a rare case. J Cancer Res Ther, 11：1028, 2015
6) 四元秀毅：結核はどんな病気か．「医療者のための結核の知識」（四元秀毅, 他／編），pp15-30, 医学書院, 2013
7) 青木正和：結核症の発病．「医師・看護職のための結核病学 第1巻 基礎知識, 平成24年改訂版」, pp35-85, 公益財団法人結核予防会, 2012
8) Chiba Y, et al：Development of pulmonary tuberculosis, with special reference to the time interval after tuberculin conversion. Bull IUAT, 54：263-264, 1979
9) Chiang CY, et al：Exogenous reinfection in tuberculosis. Lancet Infect Dis, 5：629-636, 2005
10) 岩本信一，他：高齢者での外来性再燃が確定できた老人福祉施設における結核集団感染事例の検討．結核, 91：451-455, 2016
11) Interrante JD, et al：Exogenous Reinfection as a Cause of Late Recurrent Tuberculosis in the United States. Ann Am Thorac Soc, 12：1619-1626, 2015
12) Schiroli C, et al：Exogenous reinfection of tuberculosis in a low-burden area. Infection, 43：647-653, 2015

4. 肺の外にも病巣はできる（肺外結核）

佐々木結花

1 肺外結核とは

　肺外結核とは，病巣を肺以外の臓器に生じた結核症の総称である．日本では，**結核性胸膜炎，リンパ節結核**（肺門を除く），**粟粒結核**（miliary tuberculosis）が，一般臨床上遭遇する機会が多く，それ以外の肺外結核は**咽頭・喉頭，胸膜炎，膿胸，心膜炎，肺門リンパ節炎，他のリンパ節炎，腸結核，腹膜炎，脊椎，その他の骨関節，腎・尿路，性器，皮膚，眼，耳，その他**に分類され，病類別患者数として登録されている．日本では，2015年の活動性結核患者18,280人中4,157人が肺結核を有さない肺外結核症として届けられている[1]．同年の肺外結核中，結核性胸膜炎が3,277人と最も多数であり，次いで，肺門・縦隔リンパ節結核以外のリンパ節結核813人，粟粒結核631人，腸結核248人，脊椎結核192人，結核性腹膜炎176人，結核性髄膜炎166人と続く[1]．肺外結核は患者数も減り診療機会も稀となったが，**鑑別疾患として記憶にとどめていただきたい**．

2 肺外結核発症機序

　肺外結核の発症機序として，①血行性，②リンパ行性，③他結核病変からの直接浸潤，④原発性，が考えられている．血行性の場合，初感染病巣が成立し所属リンパ節に病変が形成され，そこから血中に結核菌が散布され他臓器で発病する場合（一次結核症），散布された結核菌が潜在病巣を肺以外で形成し内因性再燃で発病する場合（二次結核症），活動性結核病変から血行性播種が生じ他臓器に病変が形成される場合がある．一次結核症の場合，肺以外にも粟粒結核，肝臓，腎臓，中枢神経系，骨髄など多くの臓器に病巣を形成するため，播種型結核（disseminated tuberculosis）として諸臓器の検索が必要である．

3 免疫抑制と肺外結核

　免疫低下を示す代表的な疾患として，AIDS症例および生物学的製剤投与者があげられる．AIDS合併結核症例では，CD4数が低下するほど肺外結核症例，なかでもリンパ節結核および血行散布による播種型結核の増加が認められる[2,3]．CD4値の低下により，結核菌の血行性散布や局所リンパ節病巣への波及が生じやすいとされている．日本の結核患者におけるHIV陽性率は0.37％という報告があり[4]，特に結核診断時に同時にHIV感染が発見される症例が多く，リンパ節腫脹や不明熱，呼吸困難などの結核の典型的な症状とは異なる症状を呈した患者を見逃さないよう注意する必要がある．

結核未治療既感染者に生物学的製剤を投与した場合に粟粒結核を発症する症例が多い[5]．各生物学的製剤の特徴を知り，**投与前に結核感染の有無を精査**することは必須である．

肺外結核患者からのヒト-ヒト感染

肺外結核患者で，**肺結核および喉頭，咽頭，気管・気管支，播種型結核を合併し喀痰から結核菌が検出**され入院基準に合致した場合は，肺結核の場合と同様に，感染症法に基づき**入院勧告**の対象となる．しかし，膿や体腔液から菌が検出されても肺外結核のみでは入院勧告の対象ではない．

さまざまな肺外結核

ここでは，診る機会は少ないが覚えておきたい肺外結核について解説する．

1）結核性胸膜炎

結核性胸膜炎は，初期変化群から胸膜面に炎症が波及し生じる**特発性胸膜炎**と，肺結核から胸膜に炎症が波及して発生する**随伴性胸膜炎**に分類される．また，頻度としては高くないが，血行性散布によって多発する**漿膜炎**として発症する場合と，治療中に**初期悪化を生じ胸膜炎を生じる**場合がある．

自覚症状として，**発熱，胸痛**を訴えることが多く，胸水の貯留によって肺が圧排され無気肺化した場合に咳嗽や呼吸困難が生じることがある．

診断では胸水検査がなされるが，胸水からの結核菌陽性率の報告は，7.9％[6]に過ぎない．特発性胸膜炎で9.0％，続発性（随伴性）胸膜炎で12.9％[7]と報告されている．核酸増幅法による同定検査の成績では，培養陽性例の場合は100％陽性，培養陰性例の場合は30〜60％の陽性率に過ぎないと報告されており[8,9]，診断は容易ではない．また胸部画像所見で肺野に陰影がなくても，結核性胸膜炎では胸膜直下に小病変を形成している可能性があること，胸水で圧排されている部位に病変が存在している可能性があることから，喀痰ないしは胃液を用い検査する必要がある．胸水中のアデノシンデアミナーゼ（adenosine deaminase：ADA）が結核性胸膜炎の診断に頻用されるが，カットオフ値が定められておらず，30〜50 IU/Lとする報告が多い．他疾患でもADAとして測定した場合に上昇することがあり，ADA高値のみを確定診断として用いるべきではない．

2）中枢神経結核

重症例が多くいまだに治療困難な疾患であり，予後は不良である．**結核性髄膜炎，頭蓋内結核腫，脊髄結核**に大別される．結核性髄膜炎は血行性に散布された結核菌によりくも膜下腔や髄膜近傍に微小な脳内結核結節を形成し，それが破裂することによりくも膜下腔に結核菌が散布されるか，あるいは血行性に髄膜へ結核菌が直接播種することにより発症するとされる[10]．中枢神経系の結核感染は血管炎を生じそれが脳底部に集中することが特徴的で，動脈に閉塞をきたし脳梗塞を多発することがある．

頭蓋内結核腫は，その半数が結核性髄膜炎から続発するとされているが[11]，髄液所見が正常である症例も多いと報告され，血行性に直接脳実質に散布し結核腫を形成する症例もあると考えられている[12]．

A. 症状

結核性髄膜炎では，自覚症状は，**発熱，頭痛**が多く，**嘔気・嘔吐**が半数で認められ，**精神症状**も認められる．頭蓋内結核腫は脳内占拠病変であり周囲に浮腫を伴い，**頭痛，痙攣，嘔吐**などの脳圧亢進症状にて発症する場合と，病巣の部位による**神経症状**が認められるが，**発熱など非特異的な症状のみ**を有する場合もある．

B. 診断・検査

中枢神経結核の診断は頭部画像所見（造影CTおよび造影MRI検査）と髄液検査が用いられる．画像所見ではMRIがCTより優れており，脳底部の増強効果，二次性の血管炎，虚血性変化，梗塞が早期に診断可能である[13]．頭蓋内結核腫は病状の進行で所見が変化するが，多発する結節像を造影CTないしは造影MRIで認める．日本の報告による結核性髄膜炎の髄液所見は，髄液圧は全例200〜300 mmH$_2$Oと上昇し，細胞数増加，蛋白量増加，糖 50 mg/dL以下であった[14, 15]．髄液中の結核菌検出率は塗抹・培養検査の菌検出率は低く，核酸増幅法では陽性率は90％と高かったとする報告[16]もあり，核酸増幅法は必須である．髄液中のADAは補助診断として有用とされているが，8 U/L以上で診断に有用ではあるものの確定診断に至らないという報告もあり[17]，他感染症や疾患でも上昇するため注意を要する．

C. 治療

結核性髄膜炎では，標準治療の後半の維持治療を少なくとも3カ月延長するとされているが，延長期間について比較検討が行われたものではないため，髄液所見や病状によっては化学療法の終了を延期する場合がある[18]．髄膜炎，頭蓋内結核腫の有症状時には，副腎皮質ステロイド薬を併用することが強く勧められている．

3）気管・気管支結核

気管・気管支結核は肺結核に分類されているが，ここで病態を示す．排菌量が多く咳嗽を伴うことから，**診断が遅れた場合には感染源となる危険が高い**．気管・気管支結核は，①肺結核に連続し，気管・気管支粘膜に病巣を形成する，②気管支粘膜へ直接菌が侵入・増殖し病巣を形成する，③血行性播種，④気管支周囲リンパ節に生じた結核病変が気管支内に穿孔し，粘膜に病巣を拡大していく，という経路が推測されている[19]．

一般的な呼吸器感染症ないしは気管支喘息様症状を訴えることが多く，見逃さないよう注意が必要である．胸部X線所見では，**淡い浸潤影や粒状影**などの拡がりの狭い症例が多く，胸部X線写真上ほとんど陰影を認めない症例，気管支狭窄が生じ無気肺様の陰影を呈し，肺癌との鑑別が問題となる例も存在し，診断が難しい．胸部CTでは，気管・気管支の粘膜不整，気腔の狭窄が指摘でき，気管支鏡所見では，粘膜発赤，白苔を伴った潰瘍形成，肉芽形成，狭窄が認められる[20]．

気管・気管支結核症例は，症状が咳嗽や喘鳴だけの場合に慢性咳嗽症候群や気管支喘息と診断され，副腎皮質ステロイド吸入剤を用い長期に治療されている症例が存在する．結核治療は，標準療法に準じてよい．

4）腸結核・結核性腹膜炎

A. 腸結核

腸結核は，腸管壁のリンパ濾胞に生じた結核病変から腸粘膜上皮に穿破し形成される潰瘍病変を基盤とする疾患であり，**肺に病巣を認めない原発性腸結核**と，**肺に病変を認める続発**

性腸結核に二分される．腸結核の部位別頻度は，結腸（66.3％），回盲部（44.6％），小腸（36.0％）と報告されている[21]．腸結核の症状は，**下痢や軟便，腹痛，通過障害による腹部膨満，発熱**などが多く，放置すれば**体重減少，全身衰弱**などがこれに続く．大腸に病変がある場合は下痢が生じ，小腸の軽度な変化や回盲部に限局する場合は便秘傾向が強い[22]と報告されている．腸結核の合併症には，腸閉塞，膿瘍，穿孔，腹膜炎などの報告がある．

腸結核の診断には内視鏡検査が最も有用であり，潰瘍形成，偽憩室，炎症性ポリープなどが観察できるが，生検による組織診断が他疾患の鑑別に必須となる．

治療は肺結核標準治療に準じる．腸結核は比較的化学療法に反応しやすく，軽快する例が多い．しかし，潰瘍部の穿孔や狭窄によるイレウスが生じた場合には，外科療法を必要とする．

B. 結核性腹膜炎

結核性腹膜炎は腹膜に広範な病変を呈する稀な慢性腹膜炎であり，イレウスなどを生じ難治となる場合がある．腸結核との合併率は1.2％と報告されている[23]．発熱，食欲低下，腹痛，腹部膨満など，非特異的な腹部症状を示し，腹水鑑別診断時に発見されることもある．

画像所見では，CTにて腹水，腹腔内リンパ節腫大，腹膜（大網，腸間膜）の肥厚を認める．腹水を有する症例では，腹水穿刺を行い結核菌検出を行うことが勧められるが，検出率は高くなく，ADAを補助診断として用いる．腹腔鏡による診断が最も高率で確定診断が得られるとされ，腹膜生検にて適切に結核結節が採取された場合はほぼ全例で乾酪化した類上皮肉芽腫を認め，約70％の症例で結核菌が同定される[24]．

治療は肺結核標準治療に準じる．結核性腹膜炎の腹水は，フィブリンの析出，結合組織の増殖が著しく，腸管相互または腹膜との癒着が強くなる場合があり，イレウスなどの合併症が生じた場合は手術適応となる．

5）尿路系結核

結核菌の血行性播種により，腎皮質から髄質に乾酪性肉芽腫病変を形成し（腎結核），その病巣が尿路に破れ，管内性に尿管，膀胱に播種し，尿路結核，膀胱結核に至る．男性の場合は性器結核に発展する場合もある．自覚症状は，初期は無症状であるが，経過とともに頻尿，排尿時痛，血尿，発熱などの尿路感染症の症状を訴える場合がある[25]．

診断は尿抗酸菌塗抹培養検査および核酸増幅法である．治療は肺結核標準治療を行うが，尿管狭窄や水腎症により腎機能が低下した症例については，アミノグリコシド系薬の投与を控えること，クレアチニンクリアランスによってピラジナミド（PZA）とエタンブトール（EB）の投与間隔を変更することが重要である．

6）骨・関節結核

骨・関節結核は，初感染時に血行性あるいはリンパ行性に結核菌が播種し，一次結核ないしは二次結核として発症する．最も報告例が多い脊椎結核では病変は椎体が圧倒的に多く[26]，椎体の腐骨化が生じ椎体圧潰を生じる．骨・関節結核は，股関節，膝関節，仙腸関節，肩関節，手関節に多く，骨端部に多く認められる[27]．初期は症状に乏しく有症状時にはすでに骨破壊が生じている場合が多い．

脊椎結核の画像所見では，X線所見では椎体前方の骨萎縮像を認め，椎間板腔の狭小化が認められる．Gd-DTPA造影MRIでは，椎体病巣および膿瘍の境界部を縁取るrim enhancementが認められる[28]．結核菌の同定は膿部を穿刺した検体で得られるが，骨生検も行われ

る．治療は肺結核標準治療を行い，治療期間は米国では6～9カ月とされるが，部位によっては外科手術も検討されるべきである．

文献

1) 公益財団法人結核予防会：新登録患者数―登録時病類，性，年齢階級別．「結核の統計2016」，p56，公益財団法人結核予防会，2016
2) Jones BE, et al：Relationship of the manifestations of tuberculosis to CD4 cell counts in patients with human immunodeficiency virus infection. Am Rev Respir Dis, 148：1292-1297, 1993
3) Shafer RW, et al：Extrapulmonary tuberculosis in patients with human immunodeficiency virus infection. Medicine, 70：384-397, 1991
4) 加藤誠也/研究代表者：厚生労働省科学研究補助金（新興・再興感染症研究事業）総合研究報告書「結核菌に関する研究」，2009
5) Parra Ruiz J, et al：Development of tuberculosis in a patient treated with infliximab who had received prophylactic therapy with isoniazid. J Rheumatol, 30：1657-1658, 2003
6) 木村一博，他：当院における結核性胸膜炎の臨床的検討．感染症誌，76：18-22，2002
7) 中村栄一，他：国立療養所における結核性胸膜炎の現況―国療化研第29次A研究報告．結核，65：205-221，1990
8) Aggarwal AN, et al：Diagnosis of tuberculous pleural effusion. Indian J Chest Dis Allied Sci, 41：89-100, 1999
9) Nagesh BS, et al：Evaluation of polymerase chain reaction for detection of *Mycobacterium tuberculosis* in pleural fluid. Chest, 119：1737-1741, 2001
10) Miller JR, et al：Bacterial Infection.「Merritt's textbook of neurology, 8th eds」(Rowland LP, eds), pp69-71, Lea & Febiger, 1989
11) Teoh R, et al：Symptomatic intracranial tuberculoma developing during treatment of tuberculosis：a report of 10 patients and review of the literature. Q J Med, 241：449-460, 1987
12) Obrador S, et al：Tuberculoma and syphilitic gumma. Neurological surgery, vol 6, pp3441-3448, W.B. Saunder, 1982
13) 土屋一洋：頭蓋内感染症の画像診断―知っておくべき検査法の選択とその所見．断層映像研会誌，35：113-121，2008
14) 森田昭彦：中枢神経系感染症の診断と治療．難病と在宅ケア，19：17-21，2014
15) Iseman MD：Tuberculosis of the central Nervous System.「A clinician's guide to tuberculosis」, pp173-181, Lippincott Williams & Wilkins, 2000
16) Takahashi T, et al：Nested polymerase chain reaction for assessing the clinical course of tuberculous meningitis. Neurology, 64：1789-1793, 2005
17) Tuon FF, et al：Adenosine deaminase and tuberculous meningitis：a systematic review with meta-analysis. Scand J Infect Dis, 42：198-207, 2010
18) Thwaites G, et al：British Infection Society guidelines for the diagnosis and treatment of tuberculosis of the central nervous system in adult and children. J Infect, 59：167-187, 2009
19) 津田守，他：喉頭結核の最近の傾向―12症例の検討．日耳鼻会報，86：1370-1376，1983
20) 荒井他嘉司：気管支結核の新しい気管支鏡所見分類の有用性について．気管支学，23：352-360，2001
21) 八尾恒良，他：最近の腸結核―10年間の日本報告例の解析．胃と腸，30：485-490，1995
22) 木野智慧光：腸結核．診断と治療，67：2047-2050，1979
23) 山路浩三郎，他：腸結核に結核性腹膜炎を合併した1例．臨と研，71：1259-1264，1994
24) Dwivedi M, et al：Value of adenosine deaminase estimation in the diagnosis of tuberculous ascites. Am J Gastroenterol, 85：1123-1125, 1990
25) 大井好忠：尿路性器結核（第59回日本結核病学会総会シンポジウム　最近の肺外結核について）．結核，60：98-100，1985
26) Bradford L, et al：Infection of the spine.「The Spine, 3rd ed」(Richard H), pp1352-1364, W.B. Saunders, 1992
27) 百町国彦，他：国立療養所における肺外結核の実態と化学療法（骨・関節結核について）．結核，61：399-412，1986
28) Sharif HS, et al：Granulomatous spinal infection：MR imaging. Radiology, 177：101-107, 1990

1. 結核の診断法：細菌検査

小林昌弘

1 結核菌検査の意義・重要性

結核菌（*Mycobacterium tuberculosis*）を細菌学的手法により証明することは，結核診断の要である．結核菌検査における各検査の意義は同一ではなく，個々の意義・結果を正しく理解することが重要である．

> **Point** 結核菌は，抗酸菌属（genus *Mycobacterium*）の結核菌群（*M. tuberculosis* complex）に分類される．結核菌群には *M. tuberculosis*，*M. bovis*，*M. africanum* などが含まれるが，日本国内で一般的に用いられている同定法では結核菌と他の菌を鑑別することができないため，同定結果は結核菌群と報告される．一般的に結核菌検査で同定される結核菌は結核菌群を指す．

2 結核菌検査（抗酸菌検査）の流れ

図1に検査の流れを示す．

1）検体

結核菌検査で正しい結果を得るためには，抗結核薬の服薬前に検体を採取（収集）することと，感染病巣から適切に採取された検体を用いる必要がある．

A. 検体採取

検体の種類は喀痰，気管支洗浄液，胃液，血液，尿，便，胸水，組織など感染病巣によりさまざまな検体が対象となるが，日本では肺結核症が多いことから喀痰が主な検体として採取，提出される．喀痰は通常早朝痰を採取する．外来診療中など早朝時以外に採取する場合は採痰指導[※1]を行うとよい．喀痰が出にくい場合は3％食塩水を吸入させ喀痰誘発を行う．誘発しても採取できない場合は，喀痰の吸引を行って採取する．採痰は結核菌の飛散を防ぐために採痰ブース内で行うのが望ましいが，それがない場合は屋外もしくは窓を開けるなど換気を確保した部屋（個室）で行う．

 ※1 **採痰指導** 良質な検体を採取するために，適切な検査目的の説明や採痰運動（深呼吸など）の指導を行うこと．

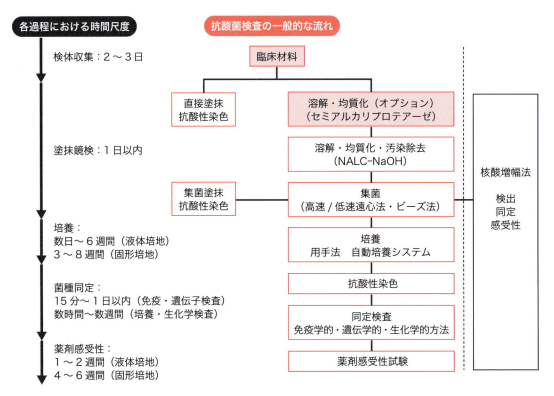

図1● 抗酸菌検査の流れ
「御手洗聡：抗酸菌検査概要, 抗酸菌検査ガイド2016（日本結核病学会 抗酸菌検査法検討委員会 編), p.3, 2016, 南江堂」より許諾を得て転載.

表1● 喀痰の肉眼的品質評価（Miller & Jones 分類）

表記	喀痰の性状
M1	唾液, 完全な粘性痰
M2	粘性痰のなかに膿性痰が少量含まれる
P1	膿性痰で膿性部分が1/3以下
P2	膿性痰で膿性部分が1/3〜2/3
P3	膿性痰で膿性部分が2/3以上

M：mucous, P：purulent

B. 検体の評価

採取された喀痰は検査に適しているか判断するために肉眼的品質評価「Miller & Jones 分類」（表1）を行う. 膿性部分が多いほど検査に適した喀痰である. 粘性成分が多く結核菌が含まれている可能性が低い喀痰の場合は再度採取することが望ましい.

C. 検体の採取回数

診断時の採痰は3日連続（3連痰）で行い, 塗抹検査および培養検査を行う. 3連痰を行うことにより累積陽性率が上昇する.

2）塗抹検査

抗酸性染色を行い, 顕微鏡を用いて結核菌（抗酸菌）を直接確認する検査法であり, 最も

表2● 鏡検における検出菌数記載法

記載法	蛍光法 (200倍)	Z-N法 (1000倍)	備考 (相当するガフキー号数)
−	0/30視野	0/300視野	G0
±	1〜2/30視野	1〜2/300視野	G1
1+	1〜19/10視野	1〜9/100視野	G2
2+	>20/10視野	>10/100視野	G5
3+	>100/1視野	>10/1視野	G9

「樋口武史,伏脇猛司:抗酸菌塗抹検査,抗酸菌検査ガイド2016(日本結核病学会 抗酸菌検査法検討委員会 編),p.36,2016,南江堂」より許諾を得て転載

簡便で迅速な検査法である.塗抹検査により排菌の有無,程度を調べることは患者管理においても重要となる.

> **!Pitfall** 塗抹検査で陽性になるためには検体1 mL当たり約5,000〜10,000個以上の結核菌(抗酸菌)が必要であり,検出感度は高くない.また,結核菌と非結核性抗酸菌(NTM)の区別,死菌か生菌かの区別はできない.

A. 染色法

抗酸性染色とは抗酸菌の特徴である抗酸性(酸で脱色されにくい)を利用した染色法で,チール・ネールゼン(Ziehl-Neelsen:Z-N)法と蛍光法が代表的なものである.通常はまず感度の高い蛍光法を行い,結果が陽性の場合(初回時)にはZ-N法で確認する.

B. 塗抹標本

塗抹標本の作製のしかたには,検体を直接塗る「直接塗抹」と,均等化し,集菌した検体(均等化集菌検体)を塗る「集菌塗抹」があり,検出感度の高い集菌塗抹を用いることが推奨されている.しかし,標本作製までに時間を要するため,至急時には直接塗抹が用いられている.

C. 塗抹結果の記載方法

日本では古くからガフキー号数が用いられてきているが,現在は国際的な標準に準じた5段階(−,±,1+,2+,3+)による記載方法が推奨されている(表2).

3) 核酸増幅法

結核菌の核酸を増幅することにより,結核菌を短時間で検出することのできる検査法である.検体から直接結核菌の核酸を増幅・検出でき,塗抹検査陽性時において結核菌かNTMかを迅速に鑑別することができる.また同定検査,薬剤感受性検査(薬剤耐性遺伝子の検出)にも利用されている.

> **!Pitfall** 核酸増幅法は塗抹検査より高感度であるが,培養検査(液体培地)に比べ検出感度は低く,核酸増幅法陰性=結核菌陰性ではない.また,塗抹検査と同様に死菌でも陽性となるため,治療経過の観察には原則用いず,診断時に用いてこそ意味がある検査法である.

表3 ● 核酸増幅法の種類

製品名	対象菌種	検出原理
コバス TaqMan MTB コバス TaqMan MAI	結核菌群 *M.avium, M.intracellulare*	TaqMan PCR
TRCRapid M.TB/TRCReady M.TB TRCRapid MAC/TRCReady MAC	結核菌群 MAC	TRC
Loopamp 結核菌群検出試薬キット	結核菌群	Lamp法
ジーンキューブ MTB ジーンキューブ MAC	結核菌群 MAC	Qprobe法
DNA プローブ「FR」-MTD DNA プローブ「FR」-MAC ダイレクト	結核菌群 MAC	TMA+HPA

文献1,3,5,6を参考に作成

```
       塗抹検査
          ∧
核酸増幅法≒固形培地による培養検査
          ∧
    液体培地による培養検査
```

図2 ● 各検査のおおむねの検出感度
文献3より引用.

A. 核酸増幅法の種類

表3に日本国内で市販されている主な核酸増幅法のキットを示す.

> **Point** 核酸増幅法にはさまざまな方法があるが,検出感度・特異度については各方法で基本的に有意差はない.ただし,方法により一度に測定できる検体数や核酸抽出・核酸増幅・検出の工程が異なり,それぞれの方法に特徴がある.

4) 培養検査

結核菌検査のなかで唯一,生菌を確認することのできる検査法であり,適切な手順で実施された培養検査は最も高感度な検査法となる(図2).

> **Point** 培養検査は高感度な検査であるが,検査に長期間(数日~数週間)を要する.これは結核菌(抗酸菌)が分裂し,増殖する速度が非常に遅いためである.このため,発育の速い一般細菌が多く存在する喀痰などの臨床検体から結核菌(抗酸菌)だけを分離するには,前処理とよばれる一般細菌を殺菌する処理を行う必要がある.

A. 培地の種類

培地は大きく分けて,①液体培地と②固形培地がある.

- **液体培地**

　ミドルブルック7H9培地を改良した培地が広く用いられ，バクテックMGIT 960システムやバクテアラート3Dシステムなどの抗酸菌自動培養システムがある．

　液体培地は固形培地に比べ発育が早く，大量の検体を24時間監視することができる．しかし，コロニーを形成しないため，結核菌とNTMが混在していても見分けることが難しく，定量性がない（培養陽性日数からある程度の推測は可能）．陰性判定日数は6週間である．

- **固形培地**

　日本では鶏卵を用いた小川培地が広く使われている．感度・迅速性は液体培地に劣るが，コロニーを観察することができ，大まかな菌種の推測や結核菌とNTM混在の有無，菌数の定量化ができる．陰性判定日数は8週間である．

5）同定検査

　培養検査で陽性になった菌株の菌種名を決定する検査法である．かつては培養・生化学的性状による同定が主流であったが，現在は①免疫クロマトグラフィー法と②遺伝子検査が主に用いられている．

A.同定検査の種類

- **免疫クロマトグラフィー法（キャピリアTB）**

　結核菌群が発育するときに分泌する特異的なタンパク（MPB64）を検出する方法である．15分で結核菌群を鑑別することができ，迅速性に優れている．しかし，稀にMPB64を産生しない結核菌や逆にMPB64を産生するNTMも存在するため，他の同定検査で確認が必要な場合もある．

- **遺伝子検査**

　［核酸増幅法］

　各種核酸増幅法が同定検査に用いられている（本稿の「3）核酸増幅法」を参照）．

　［DDHマイコバクテリア］

　DNA-DNAハイブリダイゼーション法により基準菌DNAと培養菌DNAの塩基配列の類似性をみる検査法である．対象菌種は結核菌群を含む18菌種である．

6）薬剤感受性試験

　培養検査で陽性になった結核菌に対して，どの抗結核薬が効くかを調べる方法であり，適切な抗結核薬を選択するうえで重要となる．近年では薬剤耐性遺伝子を調べ，薬剤感受性を推定する方法もあり，分離株以外に検体（喀痰）を用いて実施することもできる．

> **Point**　薬剤感受性試験の方法は，培養した結核菌を薬剤が添加された培地に接種して発育の有無・程度を評価する表現型試験と，薬剤耐性遺伝子の変異を評価する遺伝子型試験に大別される．さらに表現型試験は固形培地を用いた方法（小川培地法）と液体培地を用いた方法（液体培地法）があり，迅速性は液体培地法が優れている．

表4 ● 主な薬剤感受性試験法

製品名	培地の種類	所要日数	対象薬剤
ウエルパック培地S	固形培地	3～4週	INH, RFP, SM, EB, KM, TH, EVM, PAS, CS, LVFX
結核菌感受性ビットスペクトル-SR	固形培地	2～3週間	INH, RFP, SM, EB, KM, TH, EVM, PAS, CS, LVFX
ミジットシリーズ ストレプトマイシン, イソニアジド, リファンピシン, エタンブトール	液体培地	4～12日	INH, RFP, SM, EB
ブロスミックMTB-I	液体培地	7日～10日	INH, RFP, SM, EB, KM, RBT, CPFX, LVFX
ミジットシリーズ ピラジナミド	液体培地	4～21日	PZA
結核菌感受性PZA液体培地	液体培地	7日～14日	PZA
ジェノスカラー®・Rif TB II	核酸検査	5～6時間	RFP
ジェノスカラー®・INH TB	核酸検査	5～6時間	INH
ジェノスカラー®・PZA TB	核酸検査	5～6時間	PZA

INH：イソニアジド, RFP：リファンピシン, SM：ストレプトマイシン, EB：エタンブトール, KM：カナマイシン, TH：エチオナミド, EVM：エンビオマイシン, PAS：パラアミノサリチル酸, CS：サイクロセリン, LVFX：レボフロキサシン, RBT：リファブチン, CPFX：シプロフロキサシン, PZA：ピラジナミド

A. 試験法の種類（表4）

● 小川培地法

1％小川培地を用いた比率法が標準法とされているが，現在市販品はない．簡便法としてウエルパック培地Sや結核菌感受性ビットスペクトル-SRがあり，S（感受性）かR（耐性）で判定する．

● 液体培地法

液体培地法にはミジットシリーズや，微量液体希釈法を原理とし，MIC（minimum inhibitory concentration：最小発育阻止濃度）を測定する方法（ブロスミックMTB-I）がある．前者はS（感受性）かR（耐性）で判定するが，後者は各薬剤のブレイクポイントによりS（感受性），I（判定保留），R（耐性）で判定する．

● 遺伝子型薬剤感受性試験

① **ラインプローブアッセイ**：ハイブリダイゼーション法により薬剤耐性遺伝子の変異を見つける方法である．RFP（リファンピシン），INH（イソニアジド），PZA（ピラジナミド）の耐性遺伝子の検出が可能である．

② **Gene Xpert® システム**：Xpert MTB/RIF「セフィエド」を使用しリアルタイムPCR法によりRFP耐性遺伝子の変異を見つける方法である．検出時間は約2時間（Xepert MTB/RIF「セフィエド」：2016年11月1日より販売）．

文献

1) 抗酸菌検査ガイド2016（日本結核病学会 抗酸菌検査法検討委員会／編），南江堂，2016
2) 結核菌検査指針2007（日本結核病学会 抗酸菌検査法検討委員会／編），公益財団法人結核予防会，2007
3) 抗酸菌検査を使いこなすコツ（御手洗聡／監），公益財団法人結核予防会，2011
4) 結核菌検査のおしごと（守屋 任／著），シスメックス，兵庫，2010：https://sysmex-support.com/jp/learning/book/work/
5) 御手洗聡：結核菌群遺伝子の臨床検査の進歩．モダンメディア，59(7)：194-199, 2013
6) 院中八策～よりよい微生物検査の報告を目指して～（第27回日本臨床微生物学会総会・学術集会 ワークショップ小冊子近畿地区），一般社団法人日本臨床微生物学会，2016

結核編　第2章　結核の検査から診断へ

2. 結核の画像診断の特徴

三浦由記子

1 はじめに

　2014年の日本の新登録結核患者罹患率は10万対15.4（対前年比0.7減）[1]，患者数は19,615人と，はじめて2万人を下回った．しかし，依然として欧米諸国と比較すると高い罹患率であり，日本では新登録結核患者の58.2％が70歳以上と，高齢者結核が問題となっている．2014年度の報告で，初診から診断まで1カ月以上を要した患者は21.6％（2012年；22.0％，2013年；22.1％），3カ月以上を要した患者は19.0％（2012年；19.6％，2013年；18.7％）と，ここ数年減少していない[1]．診断が遅れる原因の一つとして，医師の意識，知識不足があげられている[2]．高齢者，免疫不全者では典型的な画像所見を示さず診断が困難な場合もあるが，結核の蔓延を防ぐことは日本の課題であり，専門医以外でも肺結核の画像の基本に関しては，精通することが求められている．

2 結核の感染様式と病理

　結核の感染様式は飛沫核感染（空気感染）であり，結核菌が肺胞まで到達すると肺胞マクロファージに貪食されることで殺菌され，ほとんどは自然治癒するが，約半数が感染し，そのうち約10％が発病する．結核菌が細胞内で増殖し自然治癒せず発病するのが**一次結核**であり，自然治癒した場合でも結核菌が病巣に潜在し，宿主の免疫が低下した際に菌が活動を再開し，内因性発病となるのが**二次結核**である[3]．

　病初期には滲出性病変が形成され，続いて組織の乾酪壊死とそれをとり巻く類上皮細胞層が形成され，ラングハンス巨細胞が出現する（繁殖期）．次いで，類上皮細胞の周囲に膠原線維が形成され，類上皮細胞は萎縮する（増殖期）．宿主が優勢で菌の活動性が弱まれば線維化に至り，最終的にはラングハンス巨細胞も消失し（硬化期），壊死部には石灰が沈着して病変は治癒する．好中球などの浸潤により壊死部が軟化し内容物が気管支から排除されれば空洞形成となる．一次結核では滲出性反応が強く，二次結核では増殖性反応が中心となり，結核菌の散布は管内性となり，呼吸細気管支中心性の病変が形成される[4]．

3 画像所見

1) 典型例

　病初期には，滲出性病変を反映して融合傾向を示す濃厚影がみられる．しかし，比較的早

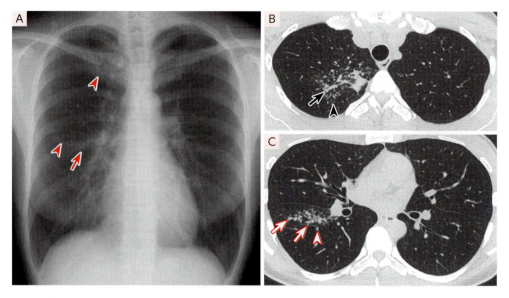

図1 ●「tree-in-bud」を有する典型的な肺結核の画像所見
A：X線写真．右上中肺野に境界不明瞭な結節影（▷）が複数，右中肺野には気道に沿って広がる索条影（→）がみられる．
B：高分解能CT．右上葉（S¹）には気道周囲に濃厚影，線状影（→）と末梢には小結節影（▷）の散布がみられる．
C：高分解能CT．右下葉（S⁶）には経気道部分布を示す粒状影（▷），線状影，tree-in-bud（⇒）を認める．

期に繁殖期へ移行するため，典型的な画像は以下のように繁殖期を反映する所見となる[2]．
　二次結核はS¹，S²，S¹⁺²，S⁶に好発する．これらの部位では酸素分圧が高く，リンパ流による排除機構が乏しいためと考えられている[2]．

> **☞Point　肺区域**
> - 右上葉：S¹，S²，S³
> - 右中葉：S⁴，S⁵
> - 右下葉：S⁶，S⁷，S⁸，S⁹，S¹⁰
> - 左上葉：S¹⁺²，S³，S⁴，S⁵
> - 左下葉：S⁶，S⁸，S⁹，S¹⁰

　病変の場は細葉中心から肺胞管である．肉芽腫形成を反映する**粒状影は，経気道性に分布し，病変の内部が緻密で含気に乏しいためコントラストが高い**[2]（図1C）．粒状影よりさらに微細で，木に複数の芽が付いているように見えることから名付けられた**tree-in-bud（分枝状影）**（図1C，⇒）**がみられた場合は，活動性を考える．**tree-in-budは胸膜に接する部位にまで認められ，小葉中心性粒状影とは異なる[5]．これは，結核の病変が細葉中心からさらに末梢および，肺胞嚢に到達し得ることにより，小葉中心の部位より遠位にまで病変が形成されることを示している[2]．tree-in-budは，末梢気道内の空気を病変で置き換えた充盈像であり，原則として細気管支や肺胞管の径を超えないため，通常1 mm以下となる．周囲の肺胞領域まで関与する小葉中心性粒状影のように2〜3 mmになることは基本的にはない[5]（図2）．

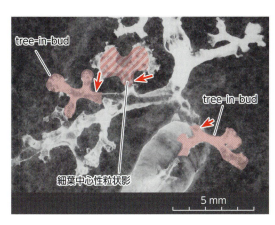

図2 ● 標本気管支造影：細葉中心性粒状影とtree-in-budの違い

細葉中心性粒状影とtree-in-budとの違いを示す．細葉中心性粒状影は，終末細気管支とそれに続く呼吸細気管支を超えて周囲の肺胞領域まで関与するため，2～3mmになる．一方，tree-in-budは，末梢気道内の空気を病変で置き換えた充盈像であり，原則として細気管支や肺胞管の径を超えないため，通常1mm以下となる．
→：終末細気管支．
(福井大学名誉教授・特命教授 伊藤春海先生のご厚意による)

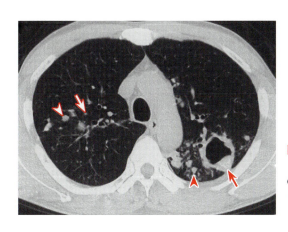

図3 ● 空洞を有する典型的な肺結核の画像所見

CT．左上葉（S^{1+2}）に空洞（→），周囲に散布巣（▶），右上葉に経気道性の粒状影（⇨），結節影（▷）を認める．

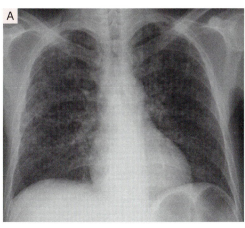
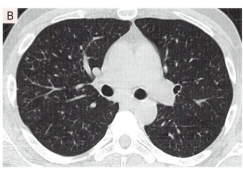

図4 ● 粟粒結核の画像所見

A：X線写真．全肺野に小粒状影を認める．
B：高分解能CT．両肺野にびまん性に1～2mm大の比較的均一な大きさの微細粒状影が分布している．病変の分布は二次小葉とは無関係で血行散布性病変を示唆する．

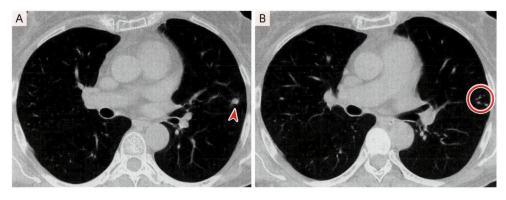

図5 ● 結核腫の画像所見
A：CT．S⁴に比較的境界明瞭で辺縁平滑な結節影（➤）を認める．
B：CT．頭側のスライスにおいて，粒状影（◯）を認め，散布巣を伴っている．

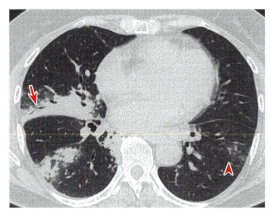

図6 ● 結核性肺炎の画像所見
高分解能CT．右中葉（S⁴）に気管支透亮像を伴う浸潤影（➡），右下葉（S⁶）に斑状影，左下葉（S⁶）に境界不明瞭な粒状影（➤）が認められる．

　乾酪壊死物質が誘導気管支から排泄されると，**結核の特徴的な所見である空洞**が形成される（図3）．浸潤影中に比較的壁の厚い空洞を呈するものが多いが，薄壁空洞もある．空洞を認める場合は，排菌しているリスクを念頭に置く．
　粟粒結核は，全肺野にびまん性の粒状影を認める．血行性散布を反映し，経気道性のtree-in-budのように粒状影同士は連結されず，特定の小葉内に限局しないランダムな分布である[5]（図4）．
　結核腫は，境界明瞭で辺縁平滑な類円形の結節で，約80％に周囲の散布巣を認める（図5）．大きさは数mm以上で単独または複数みられ，時に石灰化を伴う[6]．石灰化は硬化期でしばしば認めるが，壊死部が乾燥治癒する過程で生じるため必ずしも陳旧性とはいえない[7]．
　活動性か不活動性かの鑑別は，経時的変化のみで判断できるとされている．一般的には4〜6カ月間変化がなければ不活動性と判断されるが，時に培養陽性となる例があり，注意を要する[8]．

2）非典型例[9]

　結核性肺炎は，滲出性変化主体の病変であり，気管支透亮を伴う浸潤影で，肺炎様の病像

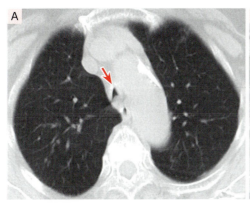
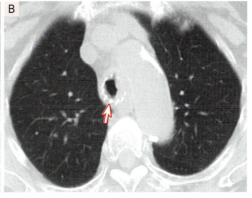

図7● 気管支結核の画像所見
A：CT．主気管支の壁の肥厚，狭窄を認める（→）．
B：CT．抗結核薬の投与を開始し塗抹検査は陰性化したが，喘鳴，呼吸状態は悪化し，気管ステント（⇒）を留置した．

を呈する（図6）．以前は免疫活動が活発な若年者に好発するとされ，内部に空洞や散布影を認める点が細菌性肺炎との鑑別点であった．しかし，近年高齢者や糖尿病などの基礎疾患を有する患者で，結核性肺炎を呈する症例が認められている．抗酸菌感染症においては，肉芽腫を形成するTh1型優位の炎症反応が主体であるが，免疫不全によりTh2型の反応が優位になると肉芽腫は形成しにくく，滲出性反応が主体となり，浸潤影を呈すると考えられている[10]．このような症例では，結核に特徴的な空洞や散布影を欠き，さらには菌量が乏しく結核菌の検出が困難であるため診断が遅れる事例があり，注意が必要である．

気管支結核は，激しい咳，喘鳴，嗄声などの症状により喘息と誤診され，診断が遅れることがある．排菌量も多く感染が拡大しやすいので，頑固な咳嗽が続くときは気管支結核を鑑別にあげる必要がある．CT上気管に同心円状の壁の肥厚，狭窄を認める（図7）[6]．

前述したような結核を疑う画像所見を認めた際，非結核性抗酸菌症，肺化膿症，アスペルギルス症，多発血管性肉芽腫症，サルコイドーシス，肺癌などを鑑別にあげておく．

4 まとめ

後述のPointにあげた所見を見たら，喀痰などで抗酸菌検査を提出し，緊急に治療する必要があっても肺結核が否定できない場合は，良好な組織移行，広域スペクトルから頻用されがちなレスピラトリーキノロンは，同時に抗結核作用も有することから処方は慎重にすべきである．そして，判断に迷う場合は専門医にコンサルトするのが望ましい．肺結核の画像は「百聞は一見にしかず」と思われる．学生，研修医時代から積極的に肺結核の生の画像を見ることは，診断するうえで必ず糧になる．

肺結核の蔓延予防はわが国の課題である．画像はわれわれが肺結核を疑う窓口であり，呼吸器科専門医以外の医師でも典型的な所見に対する見識を備えておく必要がある．診断の困難な非典型例，症状，陰影の改善に乏しい場合には抗酸菌検査を施行しつつ早期に専門医へ

紹介していただければと思う．

> **Point** 結核を疑う所見
> - 好発部位 S^1，S^2，S^{1+2}，S^6（上肺野）
> - コントラストの高い粒状影，tree-in-bud
> - 空洞，周囲の散布影

文献

1) 平成26年結核登録者情報調査年報集計結果（概況）：
   http://www.mhlw.go.jp/bunya/kenkou/kekkaku-kansenshou03/14.html
2) 高橋雅士，他：本音で語る画像による鑑別診断のコツ（第4回）結核 vs. 一般細菌感染症の鑑別．日本胸部臨床，72：65-71, 2013
3) 「結核 Up to Date：結核症＋非結核性抗酸菌症＋肺アスペルギルス症」（四元秀毅，他／編），南江堂，2010
4) 河端美則：肺結核症の病理．病理と臨床，15：391-397, 1997
5) 伊藤春海：III．肺炎の画像診断のポイント 6. 小葉中心性粒状影：呼吸細気管支と周囲肺実質を結ぶ病変．「ジェネラリストのための肺炎画像診断のコツと診療の手引き」（藤田次郎／編），医薬ジャーナル社，180-203, 2016
6) 堀部光子，他：感染症の画像診断（第8回）結核(1)肺結核．日本胸部臨床，73：938-947, 2014
7) 楊川哲代，他：本音で語る画像による鑑別診断のコツ（第7回）活動性結核 vs. 不活動性結核．日本胸部臨床，72：386-393, 2013
8) Leung AN：Pulmonary tuberculosis：the essentials. Radiology, 210：307-322, 1999
9) 白井　剛：結核性肺炎—肺炎様の病像を呈する高齢者肺結核症の特徴と問題点．医学のあゆみ，237：166-170, 2011
10) 藤田次郎：診断と治療の進歩—肺炎と抗酸菌症の画像診断．日本内科学会雑誌，102：2860-2874, 2013

3. 結核の感染（潜在性結核感染症）を診断するには

根本健司

1 結核の感染（潜在性結核感染症：LTBI）とは

　結核の中蔓延国である日本では，先進諸国のような低蔓延国をめざすためにさらなる結核罹患率の減少が必要である．そのためには，活動性結核の早期診断や治療だけでなく，結核の発病を事前に予防する対策が不可欠となる．そこで重要となるのが，潜在性結核感染症（latent tuberculosis infection：LTBI）の早期診断と治療である．このLTBIは，米国胸部疾患学会と米国疾病予防管理センターが2000年に発行した共同声明である「選択的ツベルクリン検査と潜在性結核感染症の治療」から使われるようになった概念である．**明らかな臨床症状は認めず，細菌学的所見そして結核を疑う画像所見を認めず，結核菌に感染していること自体が潜在的な疾患であるという考え方**で，日本においても2007年6月に改訂された届出基準に含まれ，以後広く認識されるようになった．その後，2013年には日本結核病学会から「潜在性結核感染症治療指針」が発表され[1]，LTBI治療は結核の根絶をめざすための重要な戦略として，積極的に推進していく方針が確認されている．

2 LTBIを診断する

　結核の感染診断法としては，ツベルクリン反応検査（tuberculin skin test：TST）とインターフェロン-γ遊離試験（interferon-gamma release assay：IGRA）がある．ただし，TSTはBCGや非結核性抗酸菌（NTM）との交差反応を引き起こすために，結核の感染診断としては特異度の低さが問題となる．そのため，BCG接種者がほとんどを占め，また非結核性抗酸菌症（NTM症）の有病率が増加している日本においては，**IGRAが結核感染診断の基本**となる．現在日本において使用可能なIGRAは，クォンティフェロン®TBゴールド（QFT-3G）とT-スポット®.TB（T-SPOT）の2種類があげられる．

　QFT-3Gは，3種類の結核菌特異抗原（ESAT 6, CFP-10, TB7.7）でTリンパ球を刺激し，放出されたインターフェロン-γ（IFN-γ）をenzyme-linked immunosorbent assay（ELISA）法で測定する検査法である．一方，T-SPOTは2種類の結核菌特異抗原（ESAT-6, CFP-10）の刺激を受けてIFN-γを遊離したT細胞数をenzyme-linked immuno-spot（ELISPOT）法により判定する検査法である．どちらも基本的な測定原理は同じであるが，測定方法は異なり，QFT-3GはIFN-γの総量が，T-SPOTはIFN-γを産生するリンパ球の数が，それぞれ結果として示される．結核の感染診断に対して2つの検査を同時に行うことは保険診療上認められていないため，われわれはどちらか一方を選択し使用することになる．

表1 ● IGRAの感度・特異度

		pooled	95%CI	著者	年	文献	備考
感度	QFT-3G	0.70	(0.63-0.78)	Pai M et al	2008	8)	
		0.84	(0.81-0.87)	Diel R et al	2010	9)	先進国のみ
		0.80	(0.75-0.84)	Sester et al	2011	10)	
	T-SPOT	0.90	(0.63-0.78)	Pai M et al	2008	8)	
		0.875	(0.85-0.90)	Diel R et al	2010	9)	
		0.81	(0.78-0.84)	Sester et al	2011	10)	
特異度	QFT-3G	0.96	(0.94-0.98)	Pai M et al	2008	8)	
		0.99	(0.98-1.00)	Diel R et al	2010	9)	
		0.79	(0.75-0.82)	Sester et al	2011	10)	
		0.994	(0.979-0.999)	Diel R et al	2011	11)	
	T-SPOT	0.93	(0.86-1.00)	Pai M et al	2008	8)	
		0.86	(0.81-0.90)	Diel R et al	2010	9)	
		0.59	(0.56-0.62)	Sester et al	2011	10)	

文献2より転載

表2 ● 感染者中の活動性結核発病リスク要因

対象	発病リスク*	文献	勧告レベル	備考
HIV/AIDS	50-170	12)	A	
臓器移植（免疫抑制薬使用）	20-74	12)	A	移植前のLTBI治療が望ましい
珪肺	30	12)	A	患者が高齢化しており，注意が必要
慢性腎不全による血液透析	10-25	12)	A	高齢者の場合は慎重に検討
最近の結核感染（2年以内）	15	12)	A	接触者健診での陽性者
胸部X線画像で線維結節影（未治療の陳旧性結核病変）	6-19	12)	A	高齢者の場合には慎重に検討
生物学的製剤使用	4.0	12)	A	発病リスクは薬剤によって異なる
副腎皮質ステロイド（経口）使用	2.8-7.7	13) 14)	B	用量が大きく，リスクが高い場合には検討
副腎皮質ステロイド（吸入）使用	2.0	15)	B	高用量の場合は発病リスクが高くなる
その他の免疫抑制薬使用	2-3	15) 16)	B	
コントロール不良の糖尿病	1.5-3.6	12) 17) 18)	B	コントロール良好であればリスクは高くない
低体重	2-3	12)	B	
喫煙	1.5-3	19)〜21)	B	
胃切除	2-5	22)	B	
医療従事者	3-4	23)〜28)	C	最近の感染が疑われる場合には実施

*発病リスクはリスク要因のない人との相対危険度
文献1より転載

勧告レベル
A：積極的にLTBI治療の検討を行う
B：リスク要因が重複した場合に，LTBI治療の検討を行う
C：直ちに治療の考慮は不要

　　IGRAの診断特性に関して，メタアナリシスを中心としたQFT-3GとT-SPOTの結果を**表1**に示す[2]．メタアナリシスに引用された論文の違いで結果に若干のばらつきがあるものの，QFT-3GとT-SPOTはどちらも優れた診断特性をもっていることがわかる．しかしながら，これまでに証明されたIGRAの優れた診断特性は活動性結核に対する検討で得られた結果であり，診断基準のないLTBIに対するIGRAの感度と特異度はわかっていない．つまり，活動性結核患者における優れたIGRAの診断特性を，発病前の結核の感染診断として期待をもって使用しているのが現状である．そのため，**IGRAの結果のみでLTBIと診断するのではなく，結核発病患者との接触状況および結核既往歴，家族歴などの詳細な問診，感染と発病の危険度（表2）**[1]**，そして胸部CT画像を中心とした胸部画像診断などを総合的に判断して**

表3 ● 結核感染の検査前確率が高い集団
（結核既感染率＝50％）

IGRA：感度90％，特異度98％と仮定．

	感染あり	感染なし	合計
IGRA陽性	45	1	46
IGRA陰性	5	49	54
合計	50	50	100

陽性適中率＝0.978，陰性適中率＝0.907

表4 ● 結核感染の検査前確率が低い集団
（結核既感染率＝1％）

IGRA：感度90％，特異度98％と仮定．

	感染あり	感染なし	合計
IGRA陽性	0.9	1.98	2.88
IGRA陰性	0.1	97.02	97.12
合計	1	99	100

陽性適中率＝0.313，陰性適中率＝0.999

LTBIを診断する必要がある．

3 LTBI診断におけるIGRA使用のピットフォール

　優れた診断特性をもつIGRAは，結核の感染診断において重要な検査である．しかしながら，IGRAを日常臨床で使用する際には，偽陽性と偽陰性というピットフォールが存在する．IGRAの陽性適中率（陽性と判定された場合に，実際に結核に感染している確率）と陰性適中率（陰性と判定された場合に，実際に結核に感染していない確率）は，検査前確率，つまり結核既感染率に影響を受ける．例えばIGRAの感度を90％，特異度を98％と仮定すると，結核既感染率が50％（日本での推計で70歳に相当）と高い集団の場合は，陽性適中率97.8％，陰性適中率90.7％となる（表3）．すなわち，**結核感染の事前確率が高い集団ならIGRA陰性の結果が出ても，少なからず偽陰性である**可能性がある．一方，結核既感染率が1％（日本での推計で20歳に相当）と低い集団の場合は，陽性適中率31.3％，陰性適中率99.9％となる（表4）．すなわち，**結核感染の事前確率が低い集団ならIGRA陽性の結果が出ても，高い確率で偽陽性である**可能性がある．結核既感染率が年々低下している日本の現状においては，検査前確率低下に伴う陽性適中率の低下を今後さらに意識する必要がある．これに関連して，結核低蔓延国（10万人対4〜9）の米国における医療従事者を対象とした前向き大規模研究が近年報告された[3]．その研究結果から，結核罹患率が低い地域におけるLTBI診断としてのIGRAの使用は，その高い偽陽性率から正確性に欠く可能性があり，感染危険のない陽性は再検すべきとしている[3]．

　HIV感染者などの免疫が低下した病態やステロイドや生物学的製剤などの免疫抑制作用をもつ薬剤が投与された状態では，IGRAの感度は低下することが知られている[1]．つまり，発病リスクが高く（表2），LTBIの積極的な診断が必要な患者ほどIGRAが偽陰性となる可能性がある．ただし，リンパ球を分離して数を調整する過程があるT-SPOTは，QFT-3Gと比較し感度の低下は少ないとした報告もある[4]．

　以上のように，**結核の感染診断に対するIGRAの使用に関しては，偽陽性と偽陰性を臨床的に正しく判断する**ことが重要である．

4 LTBI診断の実際と注意点

　LTBI診断が必要となるのは，結核の発病リスクが高く，LTBI治療の検討が必要となる場合である．2013年に発表された「潜在性結核感染症治療指針」のなかで，発病リスクが高い

要因としては，①感染性患者との接触者，②免疫不全を伴う病態，③免疫抑制作用のある薬剤の使用，④その他の感染・発病リスク，の4つがあげられている[1]．それぞれについて，LTBI診断の実際と注意点を述べる．

1) 感染性患者との接触者の場合

感染性患者との接触によって新たに感染した場合，特に**感染2年以内の発病リスクは15倍ときわめて高い**ことが知られている[5]．そのため，接触者健診（結核編第4章-3参照）によって感染者を発見して早期にLTBI診断を行うことは重要である．接触者健診では初発患者への濃厚接触者を同一円心円として対象者を選定し，原則的にIGRAを実施する．ただし，IGRAの陽転化には2～3カ月かかるとされ，**結核患者との最終接触から少なくとも2～3カ月後にIGRAを実施する**必要がある．また感染性が高い事例には，最終接触から6カ月後にもIGRAの実施を考慮する．

感染性患者と2年以内に接触した接触者健診患者で，IGRA陽性となった者に対しては，まず胸部X線検査や胸部CT検査を実施し，**活動性結核を発病していないかを判断する**ことが重要となる．発病していないことを確認した場合にはLTBIと診断し，副作用出現の可能性を考慮しながら積極的にLTBI治療を行う．IGRA陰性者の場合には，前述したように時期をあけて再検し陽転化すればLTBIと診断する．また，集団における結核既感染率や患者背景からIGRA偽陰性の可能性が考えられる場合には，その他の発病リスク要因も含めて総合的にLTBIと診断し，治療の適用者かを判断する．

2) 免疫不全を伴う病態の場合

「潜在性結核感染症治療指針」のなかで，感染・発病の危険度が高い病態（相対危険度4以上）に対しては積極的にLTBI治療の検討を行うことが推奨されている（**表2**）[1]．そのなかで免疫不全を伴う病態としては，HIV/AIDS，臓器移植（免疫抑制薬使用），慢性腎不全による血液透析があげられる．次に発病リスクが高く，リスク要因が重複した場合にLTBI治療を検討すべき免疫不全を伴う病態としては，コントロール不良の糖尿病がある．以上の病態を有する場合に，LTBI診断のためにIGRAを実施する．**IGRAが陽性の場合は，活動性結核を否定したうえで，LTBIと診断し治療を積極的に行う**．また，**IGRA陰性の場合にも，日本がいまだ結核中蔓延国である現状を考えれば，免疫不全に伴う偽陰性を考慮して，LTBIと診断し治療を検討する**必要がある．

3) 免疫抑制作用のある薬剤の使用について

感染・発病リスクが高く（相対危険度4以上），積極的にLTBI治療の検討が必要な薬剤として，生物学的製剤がある（**表2**）．生物学的製剤とは，分子生物学および遺伝子工学の手法を用いて作製されたモノクローナル抗体や融合蛋白などのリコンビナント蛋白製剤であり，関節リウマチ，クローン病，乾癬などの難治性免疫性炎症性疾患の治療薬として近年広く用いられている．2014年に日本呼吸器学会から発表された「生物学的製剤と呼吸器疾患・診療の手引き」のなかでは，結核の感染が疑わしい場合はLTBIと診断し，治療を行ったうえで生物学的製剤を開始するとされている[6]．つまり，**生物学的製剤を投与する前にはIGRAを確実に実施し，結核の感染診断を行う**必要がある．

次に，ある程度発病リスクが高く（相対危険度4未満），リスク要因が重複した場合にLTBI治療を検討すべき薬剤として，経口および吸入副腎皮質ステロイド，そして関節リウマチなどの治療に用いられる免疫抑制薬（メトトレキサート，アザチオプリン，シクロホスファミド，シクロスポリン，など）がある（表2）．つまり，**副腎皮質ステロイドにその他の免疫抑制薬を併用する場合または今後両者を併用する可能性がある場合には，必ず治療開始前にIGRAを実施し，結核の感染診断を行う必要がある**．

4）その他の感染・発病リスクについて

感染・発病リスクが高い（相対危険度4以上）病態として他には，珪肺，胸部X線画像での線維結節影（未治療の陳旧性結核病変）がある（表2）．以上の病態を有する場合には，LTBI診断のためにIGRAを実施する．次に発病リスクが高い要因に，低体重，喫煙，胃切除などがあげられる（表2）．これらの場合には，リスク要因が重複しているか否かを判断し，重複している場合にはLTBI診断のためにIGRAの実施を考慮する．

また，医療従事者，特に看護職は結核発病リスクが高いため，LTBI診断は重要である．2010年に日本結核病学会から発表された「医療施設内結核感染対策について」のなかでは，医療従事者の雇用時にベースライン検査としてIGRAの実施を勧告している[7]．ただし，IGRAの結果が陽性であった場合でも，新入職のような若年の世代では結核既感染率は低いため，陽性適中率は前述のとおり低くなる．つまり，偽陽性である可能性が高い．そのため，**最近（おおむね2年以内）の感染が疑われた場合のみLTBIと診断し，治療を検討する必要がある**．

5 最後に

2013年に作成された「潜在性結核感染症治療指針」において，日本は結核の低蔓延国をめざすためにLTBI治療を積極的に推進していく方針が確認された[1]．それを実践するためには，まず**個々の患者に対し常にLTBI治療の必要性を意識して診療する**ことが重要と考える．そしてLTBIをより早期に診断するためには，IGRAを積極的に実施していく必要がある．ただし，LTBI診断に対するIGRAには限界もあり，時に結果の解釈に苦慮する場合がある．その際は，ぜひとも専門医に相談していただきたい．

文献

1）日本結核病学会予防委員会・治療委員会：潜在性結核感染症治療指針．結核，88：497-512, 2013
2）日本結核病学会予防委員会：インターフェロンγ遊離試験使用指針．結核，89：717-725, 2014
3）Dorman SE, et al：Interferon-γ release assays and tuberculin skin testing for diagnosis of latent tuberculosis infection in healthcare workers in the United States. Am J Respir Crit Care Med, 189：77-87, 2014
4）Komiya K, et al：Impact of peripheral lymphocyte count on the sensitivity of 2 IFN-γ release assays, QFT-G and ELISPOT, in patients with pulmonary tuberculosis. Intern Med, 49：1849-1855, 2010
5）Landry J, et al：Preventive chemotherapy. Where has it got us? Where to go next? Int J Tuberc Lung Dis, 12：1352-1364, 2008
6）生物学的製剤と呼吸器疾患・診療の手引き（日本呼吸器学会生物学的製剤と呼吸器疾患・診療の手引き作成委員会／編），日本呼吸器学会，2014

7）日本結核病学会予防委員会：医療施設内結核感染対策について．結核，85：477-481，2010
8）Pai M, et al：Systematic Review：T-Cell- based Assays for the Diagnosis of Latent Tuberculosis Infection: An Update. Ann Intern Med, 149：177-184, 2008
9）Diel R, et al：Evidence-based comparison of commercial interferon-γ release assays for detecting active TB. Chest, 137：952-968, 2010
10）Sester M, et al：Interferon-γ release assays for the diagnosis of active tuberculosis: a systematic review and meta-analysis. Eur Respir J, 37：100-111, 2011
11）Diel R, et al：Interferon-γ release assays for the diagnosis of latent *Mycobacterium tuberculosis* infection: a systematic review and meta-analysis. Eur Respir J, 37：88-99, 2011
12）Landry J, Menzies D：Preventive chemotherapy. Where has it got us? Where to go next? Int J Tuberc Lung Dis, 12：1352-1364, 2008
13）Jick SS, et al：Glucocorticoid use, other associated factors, and the risk of tuberculosis, Arthritis Care Res, 55：19-26, 2006
14）Brassard P, et al：Rheumatoid arthritis, its treatments, and the risk of tuberculosis in Quebec, Canada. Arthritis Care Res, 61：300-304, 2009
15）Brassard P, et al：Inhaled corticosteroids and risk of tuberculosis in patients with respiratory diseases. Am J Respir Crit Care Med, 183：675-678, 2011
16）Bélard E, et al：Prednisolone treatment affects the performance of the QuantiFERON Gold In-tube test and the tuberculin skin test in patients with autoimmune disorders screened for latent tuberculosis infection. Inflamm Bowel Dis, 17：2340-2349, 2011
17）Harries AD, et al：The looming epidemic of diabetes-associated tuberculosis: learning lessons from HIV-associated tuberculosis. Int J Tuberc Lung Dis, 15：1436-1444, 2011
18）Dobler CC, et al：Risk of tuberculosis among people with diabetes mellitus: an Australian nationwide cohort study. BMJ Open, 2：e000666, 2012
19）Chan ED, et al：Should cigarette smoke exposure be a criterion to treat latent tuberculous infection? Am J Respir Crit Care Med, 182：990-992, 2010
20）Bates MN, et al：Risk of tuberculosis from exposure to tobacco smoke. A systematic review and meta-analysis. Arch Intern Med, 167：335-342, 2007
21）Slama K, et al：Tobacco and tuberculosis: a qualitative systematic review and meta-analysis. Int J Tuberc Lung Dis, 11：1049-1061, 2007
22）Centers for Disease Control and Prevention：Targeted tuberculin testing and treatment of latent tuberculosis infection. MMWR, 49 (No. RR-6)：1-54, 2000
23）鈴木公典，他：医療従事者からの結核．結核，65：677-679，1990
24）鈴木公典，他：産業衛生の観点からみた院内感染予防対策．結核，74：413-420，1999
25）宍戸真司，森 亨：わが国の院内感染予防対策の現状と課題．結核，74：405-411，1999
26）井上武夫，他：愛知県における看護師の結核発病．結核，83：1-6，2008
27）下内 昭，他：大阪市における看護師結核患者発症状況の検討．結核，82：697-703，2007
28）大森正子，他：職場の結核の疫学的動向—看護師の結核発病リスクの検討．結核，82：85-93，2007

4. 肺以外の臓器の結核の診断方法

金澤 潤

　結核菌は肺の初感染巣からリンパ節，リンパ管，静脈角を通り血液に入る．こうして全身に結核菌が播種されるため全身に結核病巣が起こりうる．2015年の肺外結核新登録患者数は6,241名と肺結核の14,700名に比べて少ないため，鑑別診断にあがらなければ診断に難渋することが多い（表1）．常に結核を念頭に置き，病変から採取された検体を用いた抗酸菌検査を行うことが重要である．頻度が高い肺外結核の診断方法について述べる．

表1 ● 結核病類別新登録患者数（2015年）

		総数
肺外結核	結核性胸膜炎	3,277
	肺門・縦隔以外のリンパ節結核	813
	粟粒結核	631
	腸結核	248
	脊椎結核	192
	結核性腹膜炎	176
	結核性髄膜炎	166
	その他の臓器の結核	134
	肺門・縦隔リンパ節結核	128
	脊椎以外の骨・関節結核	98
	皮膚結核	87
	腎・尿路結核	73
	結核性心膜炎	69
	結核性膿胸	46
	咽頭・喉頭結核	43
	性器結核	21
	眼の結核	20
	耳の結核	19
肺結核	肺結核	14,581
	気管支結核	119

重複あり．文献1より作成

1 結核性胸膜炎

肺外結核のなかで最も頻度が高い．結核性胸膜炎の病態として，①胸膜直下に形成された結核初感染巣から菌または炎症が胸膜に波及して発症する特発性胸膜炎，②二次結核症による随伴性胸膜炎，③血行播種により両側胸膜，心膜などに多漿膜炎をきたす一部としての胸膜炎がある．肺内病変を伴わない胸水のみの特発性胸膜炎は無治療でも自然軽快する例があるが，その後65％が活動性肺結核を発症したとされ[2]，診断をして化学療法を行うことが重要である．結核は慢性疾患であるが，結核性胸膜炎は急性に症状が出現することが多い．症状として**咳**，**胸痛**，**発熱**などがある．

> **Pitfall** 特発性胸膜炎は自然軽快することもある．しかし，その後に肺結核を発症することが多い．

胸水は多くは片側性である．胸水貯留をみた場合，まず**胸腔穿刺**を試みる．細胞数，細胞分画，pH，TP，LDH，糖，ADA (adenosine deaminase：アデノシンデアミナーゼ)，抗酸菌塗抹，培養，結核菌PCRの検査をオーダーする．なお *Mycobacterium avium* complex (MAC) をはじめとする非結核性抗酸菌による胸膜炎は，気胸による肺病変からの胸腔内播種以外は稀である．胸水は滲出性で，リンパ球比率が50％以上であることがほとんどである．LDHは血清より高く，糖は血清と同程度から低下しても60 mg/dL以上であることが多い．リンパ球優位の胸水でADA 40 U/L以上であれば結核性胸膜炎が強く示唆される[3]．

> **Pitfall** 他に胸水ADA高値を示す疾患として，膿胸と関節リウマチに伴う胸水がある．これらはリンパ球増多を認めないという点で鑑別は比較的容易である．一方，リンパ腫や悪性腫瘍でADAが上昇する例もあり，ADA高値のみで結核性胸膜炎と診断してはならない．

免疫抑制状態にない患者においては，胸水の抗酸菌塗抹検査は通常陰性である．抗酸菌培養検査が陽性となるのは40％以下である．結核菌PCRの陽性率も培養検査と同程度とされている．つまり，胸腔穿刺のみでは診断に至らないことの方が多いということである．そのため**胸腔鏡検査**での診断が行われる．胸腔内病巣の肉眼的所見が診断の参考となり，生検部位を適切に決定できる．胸膜生検が行われた結核性胸膜炎248例についての報告では80％で肉芽腫を認め，56％で抗酸菌培養が陽性になったとしている[3]．全身状態不良のため胸腔鏡検査が行えず，臨床的に結核性胸膜炎が疑われる場合は治療的診断を行わざるを得ない場合もあるが，局所麻酔下で胸腔鏡検査を実施している施設も増えており，診断について呼吸器科へ相談することが望ましい．

> **Point**
> - リンパ球優位でADA高値の滲出性胸水．
> - 胸水で診断に至らなければ積極的に胸腔鏡検査を行う．

2 粟粒結核

　　多量の結核菌が短期間に，あるいはくり返し血流に入り，全身に散布性病巣が形成されるものをいう．通常，胸部X線では全肺野均等に直径1〜2mm前後の粟粒大の陰影を認めるが，陰影がはっきりしない例も経験される．若年者において初感染に引き続きリンパ血行性に起こる早期蔓延型粟粒結核と，初感染から長時間を経過した成人に起こる晩期蔓延型粟粒結核とがある．後者はステロイドホルモンや免疫抑制薬の投与，腎透析などに誘発されることが多い．

　　粟粒結核症74例の検討において，症状で最も多かったのは**発熱**で97.3％，39℃以上の症例が50％を占めた．その他，**咳嗽，食欲不振，倦怠感，喀痰，体重減少，頭痛，息切れ，意識障害**などがみられた．血行性散布であることから，理論上は喀痰より排菌はしないが，気道との交通をもつと排菌される．同検討では喀痰抗酸菌塗抹陽性率46.4％，培養陽性率76.8％であった．また，尿58.6％，脳脊髄液33.3％，骨髄穿刺液6.1％，リンパ節穿刺液42.9％で培養陽性であった[4]．

　　結核感染機会を有する，免疫抑制薬使用時，抗TNF製剤などの生物学的製剤の使用などがある患者での発熱をみた場合には，粟粒結核を疑って**喀痰抗酸菌検査**をくり返し行うとともに**胸部画像，肝機能**などの推移に気を配ることが重要である．**骨髄生検，経気管支生検，肝生検，眼底所見**などが診断の参考になる．

> **Point**
> - ほぼ全例で発熱がみられる．原因不明の発熱時は必ず鑑別にあげる．
> - 喀痰抗酸菌検査の陽性率が高い．粟粒結核を疑った場合は喀痰抗酸菌検査も行う．

3 リンパ節結核

　　結核菌は肺内の初感染巣から肺内リンパ節に運ばれリンパ行性に胸郭外に進展する．ほとんどの場合，菌は免疫反応により不活化される．菌の多くは分裂を停止しているものの生存し，後に再燃するとリンパ節腫脹を呈する．

　　リンパ節結核23例の検討において，リンパ節腫脹部位は頸部が16例と最も多く，腋窩3例，縦隔7例，肺門3例，腹部3例，鼠径1例であった．15例は肺門・縦隔リンパ節腫脹を伴わなかった．リンパ節生検を施行した7例中4例で抗酸菌が検出され，残る3例は病理所見から診断可能であった[5]．造影CTでring enhancementを63％で認めた．リンパ節生検施行時は**抗酸菌検査**を必ずオーダーすることが重要である．また肺門・縦隔リンパ節に対して超音波気管支鏡ガイド下針生検（endobronchial ultrasound-guided transbronchial needle aspiration：EBUS-TBNA）が可能となっており，呼吸器科への検査を依頼する．

> **Point**
> - 胸郭外リンパ節腫大のみの症例も多くみられる．リンパ節生検時には必ず抗酸菌検査をオーダーする．

4 骨・関節結核

しばしば肺結核に続発する．脊椎の頻度が高く（脊椎カリエス），骨盤，大腿骨，足根骨などに病変をつくる．脊椎の発生高位は胸椎が多く，次に腰椎で，頸椎は比較的少ない．肉芽腫が崩壊すると膿瘍形成が起こり膿汁から結核菌が検出される．脊椎カリエスでは**腰痛**が主訴となることが多いが，**全身倦怠感**，**発熱**が先行することもある．膿瘍が増大し脊髄や神経を圧迫するとしびれや筋力低下などの症状が出現する．CT，MRIが診断に有用である．

関節結核では股関節，膝関節，足関節，仙腸関節，肩関節，手関節など単関節に罹患することが多い[6]．

> **Point** 骨・関節結核を疑ったら，肺結核がないかを確認する．

5 結核性髄膜炎，脳結核

頭蓋内結核は血行性に散布された結核菌が髄膜や脳実質に達して発症するものと考えられており，粟粒結核を伴う例が多いが，1/4に近い例で髄膜炎以外に感染巣が見出せない．症状は**発熱**，**倦怠感**などの前駆症状の後に**頭痛**，**悪心・嘔吐**などの髄膜刺激症状が出現する．

脳脊髄液では，タンパクが200 mg/dL程度，単核球が500/μL程度に上昇する．糖が40 mg/dL以下，クロールが100 mEq/L以下に低下するとされる．ADAの上昇は細菌性，真菌性髄膜炎でも上昇し特異性は高くない．抗酸菌培養の陽性率は30～80％，PCRの陽性率は65～83％である．頭部CTでは80～90％の症例で，急性期に脳底部脳槽を主に，造影効果のある滲出性病変がみられる．死亡率は20～50％におよび20～30％の例では片麻痺，精神障害などの障害を残す[7]．

> **Point** 結核性髄膜炎は予後不良であり，早期診断が望まれる．

6 気管・気管支結核

統計上は肺結核に含まれるが，病態や後遺症などの予後が肺結核とは異なる．肺病巣から喀出された菌が，気管・気管支粘膜上皮から気管支壁に侵入したり，リンパ節の結核病変が気管支に波及，穿孔することで潰瘍や肉芽を形成する．気管支の狭窄，末梢気管支の拡張を起こすことがある．胸部X線写真で肺野に活動性病変がみられることが多いが，正常な場合もあるので注意が必要である．

気管支鏡検査で気管支結核の存在が確認された103例の検討では，女性が60％と多く，50歳未満が51％，30歳未満が25％と若年者に多かった．基礎疾患がないものが75％と大半を占め，症状では68％で咳嗽を認めるも発熱を認めるのは17例のみであった．胸部X線写真で空洞を認めない例が80％であったにもかかわらず，喀痰抗酸菌塗抹陽性例が79％と多くみられた．肺結核とは異なる臨床像を呈することから，症状出現から結核診断までの期間

が3カ月以上の症例が28％あり，そのほとんどが気管支喘息などの診断で加療を受けていた[8]．疑えば比較的診断は容易であり，**慢性咳嗽を呈する患者においては胸部X線写真を撮影し，状況に応じて喀痰抗酸菌検査をオーダーすべき**である．

気管・気管支結核は治療により線維性瘢痕に至り，気管・気管支狭窄を起こすことがあるため，気管・気管支結核の存在を認識することが重要である．**非空洞性病変にもかかわらず抗酸菌塗抹が陽性の場合は気管・気管支結核の存在を疑って画像読影を行い，気管支鏡検査の必要性を検討する．**

> **Point** 気管・気管支結核は若年，女性，基礎疾患がないものに多い．3週間以上続く咳をみたら胸部X線撮影と喀痰抗酸菌検査を必ず行う．

文献

1) 結核予防会結核研究所疫学情報センター：性・年齢階級別，登録時結核病類別罹患数．結核の統計, 2014. http://www.jata.or.jp/rit/ekigaku/
2) Roper WH, et al：Primary serofibrinous pleural effusion in military personnel. Am Rev Tuberc, 71：616-634, 1955
3) 「胸膜疾患のすべて 改訂第3版」(Light RW/原著，家城隆次，他/監訳)，診断と治療社，2015
4) 永井英明，他：粟粒結核症の臨床的検討．結核, 73：611-617, 1998
5) 上田哲也，他：リンパ節結核23症例の臨床的検討．結核, 79：349-354, 2004
6) 塩田匡宣：忘れてはならない骨・関節結核．「結核 Up to Date 改訂第3版」(四元秀毅，倉島篤行/編)，pp140-144, 南江堂，2010
7) 黒岩義之，他：結核性・真菌性髄膜炎．日内会誌, 85：705-710, 1996
8) 田村厚久，他：気管支結核の現状―103例の解析―．結核, 82：647-654, 2007

結核編　第3章　結核をどう治療していくのでしょうか

1. 結核標準治療とは

鈴木純子

結核治療の基本原則

　結核の治療では治癒を目的とすることは当然であるが，**薬剤耐性菌を出現させない治療**を行うことも重要である．日本人に発生する多剤耐性結核の多くは，不適切な治療によりつくられたものだからである．

　薬剤耐性菌をつくらず，かつ治癒させるための結核治療の原則は下記の3つである．

> ①感受性薬を2剤（治療開始時は3剤）以上併用
> ②確実に薬剤を服用していることの確認
> ③一定期間の治療継続

治療失敗の原因としては，主に下記があげられる．

> ①不適切な処方（治療薬の併用数不足，各抗結核薬の投与量不足，菌陰性化が得られない例での1剤ずつの薬剤変更）
> ②患者の不確実な服薬（不規則内服，一部の薬剤の服薬中止など）
> ③早期の服薬中断
> ④化学療法の副作用出現に伴う治療の中断，変更
> ⑤初回耐性[※1]

　結核医療においては，前述のような結核治療の原則，治療失敗の原因を考慮した国が定める「結核医療の基準」に沿った治療に対して公費負担がなされる．「結核医療の基準」は，2015年7月にレボフロキサシン（LVFX）の「肺結核およびその他の結核症」に対する適応が薬事承認されたことを受けて，2016年1月に改正され，これまで基準の定める抗結核薬とされていなかったLVFXが，結核治療薬として追加された．

　ニューキノロン系薬であるLVFXが結核治療薬と正式に記載されたことで，「**結核の可能性がある患者ではニューキノロン系薬の処方を避ける**」という認識がすべての医師に浸透することを期待したい．肺炎疑いや発熱患者に対するニューキノロン系薬の単剤投与は，肺結核

 ※1　**初回耐性**　治療歴はないが治療開始当初より（はじめから）薬剤耐性がある．

表1 ● 抗結核薬のグループ化と使用の原則

	特性	薬剤名	略号
First-line drugs (a)	最も強力な抗菌作用を示し,菌の撲滅に必須の薬剤 RFP,RBT,PZAは滅菌的,INHは殺菌的に作用する	リファンピシン* リファブチン* イソニアジド ピラジナミド	RFP RBT INH PZA
First-line drugs (b)	First-line drugs (a) との併用で効果が期待される薬剤 SMは殺菌的,EBは主に静菌的に作用する	ストレプトマイシン** エタンブトール	SM EB
Second-line drugs	First-line drugsに比し抗菌力は劣るが,多剤併用で効果が期待される薬剤	レボフロキサシン*** カナマイシン** エチオナミド エンビオマイシン** パラアミノサリチル酸 サイクロセリン	LVFX KM TH EVM PAS CS
新薬	使用対象は多剤耐性結核のみ	デラマニド	DLM

表は上から下に優先選択すべき薬剤の順に記載されている.なお,リファンピシンとリファブチン,またストレプトマイシン,カナマイシン,エンビオマイシンの併用はできない.
*リファブチンはリファンピシンが使用できない場合に選択する.特にHIV感染者で抗ウイルス剤投与を必要とする場合にリファンピシンは薬物相互作用のために使用できない場合がある.
**アミノ配糖体は同時併用できない.抗菌力や交差耐性などからストレプトマイシン→カナマイシン→エンビオマイシンの順に選択する.なお,カナマイシンと同等の薬剤としてアミカシンがあり結核菌に有効であるが,カナマイシンと完全な交差耐性があり,また結核に対する保険適応はない.カプレオマイシンも結核に有効であるが,日本では販売されていない.
***レボフロキサシンはモキシフロキサシンと換えることができる.
文献1より転載

や初期のまだ粟粒影が単純X線写真ではわからないような粟粒結核患者では診断の遅れ,LVFXの耐性化につながり,後に述べる感受性検査提出のための菌確保を妨げる可能性もあるからである.

2 抗結核薬とその投与量

1) 抗結核薬の種類

「結核医療の基準」で抗結核薬とされるのは**表1**に示す13剤である[1].結核菌の状態別の有効薬剤は下記のように考えられている[2].

① (空洞壁などで) **さかんに分裂している菌** ⇒イソニアジド (INH) ≫ストレプトマイシン (SM) >リファンピシン (RFP) >エタンブトール (EB)
② (壊死巣,細胞内などの) **酸性の環境で分裂する菌** ⇒ピラジナミド (PZA) ≫RFP>INH
③ **散発的に分裂する菌** ⇒RFP≫INH
④ **古い乾酪巣などにみられる持続生残菌** (persisters) ⇒有効な薬はない

『「結核医療の基準」の見直し─2014年』[1]では抗結核薬をその抗菌力から**表1**に示すようにグループ化している.リファブチン (RBT) はHIV感染者で抗ウイルス薬投与を必要とす

表2 抗結核薬の標準投与量と最大投与量（成人）

薬剤名	標準量（mg/kg/日）	最大量（mg/body/日）
RFP	10	600
RBT	5	300
INH	5	300
PZA	25	1,500
SM	15	750（1,000）（週2〜3回）
EB	15（20）	750（1,000）（初期2カ月）
KM	15	750（1,000）（週2〜3回）
LVFX	8	500*

*体重40 kg未満では375 mgとする．多剤耐性結核の治療において必要な場合には適宜増量する．文献1より作成

る場合など，薬物相互作用のためにRFPが使用できない場合に選択する．アミノ配糖体は同時併用はできず，抗菌力や交差耐性などからSM→カナマイシン（KM）→エンビオマイシン（EVM）の順に選択する．LVFXは同等の抗結核作用があるモキシフロキサシンと換えることができるが，モキシフロキサシンは抗結核薬としての保険適用はない．

デラマニド（DLM）の使用は多剤耐性結核に限られ，一定基準を満たした医療機関で，症例ごとに使用申請し，使用が適性と認められた症例に限り使用される．

2）投与量：標準投与量・最大投与量と投与量不足への注意

『「結核医療の基準」の見直し―2014年』[1]では抗結核薬の標準投与量を**表2**のように設定している．INH，RFP，EB，PZAの体重当たりの投与量は5-10-15-25 mg/kgと覚えると覚えやすい．よく処方されるRFP 450 mgは45 kg，PZA 1,200 mgは48 kgの患者に相当する量であり，体重が60 kgの患者ではRFPは600 mg，PZAも1,500 mgとなる．

筆者が当院の標準治療可能例で菌の陰性化が遅れた症例の治療を調べたところ，体重換算での投与量が不足していた症例を複数認めた．**RFPやPZAは結核治療において特に重要な薬剤であり，投与量不足による耐性化は避けなければならない**．実際の投与に際してはできるだけカプセルや錠剤で確実に服用されやすい形で提供されることが望ましいため，患者の年齢，全身状態を考慮して，適宜繰り上げ，切り捨て投与量を決定する．

『「結核医療の基準」の見直し―2014年』[1]では体重当たりの投与量の他，副作用出現を最小限に抑えられるように，1日当たりの最大投与量（mg/body/日）も示されている（**表2**）．INHの最大投与量は300 mg/日であり，EBは最初の2カ月間は20 mg/kg/日，最大量1,000 mg/日としてよいが，3カ月目以降も継続する場合には15 mg/kg/日，最大量750 mg/日とするとされ，SM，KMは初期2カ月間は毎日投与してよいが，その場合には最大量は750 mg/日，週3回投与の場合は1,000 mg/日までとされている．LVFXは8 mg/kg/日で実際の投与は通常500 mg/日のことが多いが，体重40 kg未満では375 mgとするとされている．多剤耐性結核の治療においては逆に体重が多い場合など，必要な場合には米国胸部学会の指針ではLVFXの用量は500〜1,000 mgとなっていることを参考にして，日本の添付文書用量を超えることを了解のうえ使用する，とされている．

これらの抗結核薬は，パラアミノサリチル酸（PAS），エチオナミド（TH），サイクロセリン（CS），DLMを除きすべて**1日1回投与**である．稀にINHやRFPを3分割投与されている症例をみるが，耐性化の原因になりかねないため，高齢者で食欲低下のためやむを得ず3分割投与するときなどを除いては1日1回投与にしなければならない．

3）高齢者への投与の注意点

高齢者においては一般に老化に伴う諸臓器の機能低下，特に肝機能・腎機能の低下があり，1日当たりの最大投与量の減量も考慮する必要がある．例えば80歳以上の全身状態があまりよくない患者では体重換算の投与量のおよそ2/3量で治療を開始し，様子をみて全身状態回復後に場合によっては増量するなどである．また入院時発病に伴い痩せの強い患者が，治療に伴い食欲も回復し退院するころには体重が10kg近く増量していた，ということも経験する．このようなときにはもちろん，投与量を再計算して増量することも忘れないようにしなくてはならない．

3 結核標準治療

結核標準治療（図1）は原則として下記の（A）法を用い，PZA使用不可の場合に限り（B）法を用いる．標準治療は初期強化期の2ヵ月とその後の4〜9ヵ月の維持期からなる．

- （A）法：RFP＋INH＋PZA＋EB（またはSM）2ヵ月
  その後 RFP＋INH 4ヵ月　全治療期間6ヵ月（180日）
- （B）法：RFP＋INH＋EB（またはSM）2ヵ月
  その後 RFP＋INH 7ヵ月　全治療期間9ヵ月（270日）

標準治療の対象は，以下の患者である．
①初回治療で耐性結核が強く疑われず，感受性検査の結果判明までの期間の患者
②既治療患者で以前の治療において薬剤耐性が認められず，かつ治療を完遂しており感受性結果判明までの期間の患者

薬剤感受性検査の結果を確認し，使用薬剤に耐性が認められれば治療方針を再検討する必

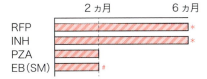
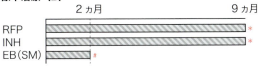

図1● 結核の初回標準治療

（A）法：RFP＋INH＋PZAにSMまたはEBの4剤併用で2ヵ月間
　　　→RFP＋INHで4ヵ月間
（B）法：RFP＋INH＋SM（またはEB）で2ヵ月間→RFP＋INH 7ヵ月

原則として（A）法を用い，PZA使用不可の場合に限り（B）法を用いる．

＃：初期強化期のEB（SM）は，INHおよびRFPに薬剤感受性であることが確認されれば終了する．

＊：重症結核（粟粒結核，中枢神経系，広汎空洞型など），結核再発，塵肺・糖尿病・HIV感染など免疫低下をきたす疾患，副腎皮質ステロイド薬などによる免疫低下をきたす治療時には維持期治療を3ヵ月延長する．

「日本結核病学会編：結核診療ガイドライン 改訂第3版，p.79，2015，南江堂」より許諾を得て転載．

要がある．このため結核治療開始にあたっては，開始前にできるだけ菌を確保し，培養陽性化後に感受性検査を行えるようにしておく必要がある．

> **Point** 結核の場合，一般細菌性肺炎などと違い，呼吸不全を伴う粟粒結核やⅠ型の重症結核でなければ，菌確保のために数日治療導入が遅れても大事には至らないため，3回の喀痰検査で抗酸菌塗抹・遺伝子検査が陰性の場合は胃液検査，気管支鏡検査，病変が胸膜炎のみの例では可能であれば胸腔鏡検査まで行い，菌を確保する努力を惜しまないようにする．

4 (A) 法か (B) 法か？

標準治療では原則として **(A) 法を選択**するが，副作用などのためPZAが投与できない場合に限り (B) 法を用いる．日本結核病学会治療委員会では，PZAの使用について慎重に検討すべき状況として以下の3つをあげている[3]．

①**肝硬変，C型慢性肝炎との肝障害合併患者**（肝障害が重篤化しやすい）：肝不全，非代償性肝硬変，またはそれに準じた状態．ASTまたはALTが基準値上限の3倍以上（おおむね100 IU/L以上）であるC型慢性活動性肝炎
②**妊娠中**（米国胸部学会は妊娠中のPZA使用の安全性が確認されていないので使用を勧めていないが，WHOは勧めている）
③**80歳以上の高齢者**（肝障害が起きた場合に全身状態が重篤化する可能性がある）

アルコール性肝炎の場合には，禁酒すれば大半の場合，肝障害は改善するので，入院時に肝障害を認めても禁酒によりある程度肝機能の改善が認められたらPZAを開始する．HB抗原陽性者には，PZAを含む化学療法を行ってよいとされる[4]．いずれも結核治療完遂の観点からは治療期間が短い方が有利であり，できるだけPZAを含む標準治療を行う．また，80歳以上の高齢者であっても臓器障害がなく，全身状態がよい場合は，短期治療の観点からPZAを使用することも検討する．

妊婦に使ってはいけない標準治療薬は，胎児に先天性難聴を引き起こす危険があるSMのみで，PZAの使用は日本結核病学会と米国胸部学会は勧めていないが，WHOでは勧めている．このため日本では妊娠合併結核は標準治療 (B) 法を選択する．授乳中の女性では抗結核薬のうちFirst-line drugs（表1）の使用であれば母乳中に移行する薬剤の量は少なく乳児に害はないため，授乳を止める必要はない[5]．

5 EBかSMか？

EBかSMのいずれを選択するかに際しては，『「結核医療の基準」の見直し―2014年』[1] では以下の条件を考慮して選択するとしている．
①抗菌力はSMが殺菌的，EBは静菌的とされておりSMが勝る
②日本における薬剤耐性率は，SMがEBよりも約5倍高い（2007年調査でSMの耐性率は未治療で5.6％，既治療で12.3％と報告されている）

③腎機能低下がある場合はSMの使用は避ける（ただし，血液透析下で腎機能の低下に配慮する必要がない場合には使用できる）
④聴力低下がある場合には原則としてSMの使用は避ける
⑤視力障害がある場合には原則としてEBの使用を避ける
⑥SMは胎児への第8脳神経障害のリスクが高いので妊娠中は使用してはならない
⑦SMは注射剤であるため，週2回の通院を要する

②や⑦を考慮して，実際の現場では内服可能症例では視力障害がある場合を除いてはEBが選択されることが多い．

EB（SM）は2カ月でやめてよいか？

（A）法，（B）法いずれにおいても，菌がRFPおよびINHに感受性である場合には，EBまたはSMを3カ月目以降の維持期に使用する意義は少なく，またこれらの薬剤は長期に使用することにより視力障害や聴力低下などの副作用の危険性も高まるので，原則として維持期においてはRFPとINHに感受性であることが確認された時点で中止する．ただし，3カ月目以降も感受性がまだ確認されていない場合には，RFPおよびINHの感受性が確認されるまで継続する方が安全である．RFPとINHいずれか一方に耐性があった場合，EBを3カ月目から使用しなくなると，INHもしくはRFP単剤で治療していることとなり，結核治療におけるキードラッグであるこれらの薬剤両方の耐性をつくってしまう可能性があるためである．

「培養陽性が得られず薬剤耐性が不明の症例ではどうするか？」については，『「結核医療の基準」の見直し—2014年』[1]では菌が薬剤耐性である可能性が低く，臨床的に改善が明らかであると確認された時点（おおむね2カ月後）で中止してよいとしている．薬剤耐性菌の可能性が考慮される場合（再治療例，耐性結核患者との接触歴，外国人結核患者など）は薬剤耐性菌であった場合も念頭に薬剤を選択する．

7 治療期間の延長が必要なのは？

標準的治療期間は，（A）法では6カ月間，（B）法では9カ月間であるが，以下の場合は維持期を3カ月延長し，（A）法は9カ月，（B）法は12カ月まで行う．以下の条件が複数重なっても延長期間は基本＋3カ月でよい．

①再治療例
②治療開始時結核が重症など〔広汎空洞例（Ⅰ型），粟粒結核，結核性髄膜炎，骨関節結核など〕
③菌陰性化遅延（初期2カ月終了後，3カ月目も培養が陽性）
④免疫低下を伴う合併症（HIV感染，糖尿病，塵肺，関節リウマチなどの自己免疫疾患など）
⑤免疫抑制作用をきたす可能性が高い医療（副腎皮質ステロイド薬の全身投与，その他免疫抑制薬，抗腫瘍薬など）

8 抗結核薬の相互作用

　標準治療で使用される薬剤のなかで，特にRFPは併用する薬剤との相互作用が多く，新しい薬を併用する場合は相互作用を確認する必要がある．抗結核薬と併用する場合に注意すべき代表的な薬剤を表3に記載する．

　またLVFXをはじめとしたフルオロキノロンを二価の陽イオン（カルシウム，鉄，亜鉛）の存在下に摂取すると，その吸収が著しく阻害される．このため，二価の陽イオンを含む制酸剤やスクラルファート，サプリメントやビタミン剤を併用する場合は，フルオロキノロンの内服から少なくとも2時間ずらすことにより影響をなくすことができる[5]．

9 腎機能障害患者での使用

　アミノ配糖体は腎機能障害を悪化させる可能性があるため，腎機能障害患者はアミノ配糖体の使用を避ける．『「結核医療の基準」の見直し―2014年』[1]では腎不全および血液透析時の主な抗結核薬の用法・用量を表4のように示している．

10 DOTS

　DOTS（ドッツ）（directly observed treatment, short-course：直接服薬確認療法）はWHOが打ち出した結核対策戦略のことであるが，通常日本の結核治療においてDOTSという場合はその戦略の一つである，「結核患者が薬を飲み忘れないように医療従事者の前で内服すること」を指す[6]．最初に「❶ 結核治療の基本原則」であげたように，定められた抗結核薬を正しい量で，毎日確実に，一定期間内服することが，薬剤耐性をつくることなく結核を確実に治癒させるためには重要である．治療開始時に患者には服薬の重要性をよく説明し，入院中であれば看護師や薬剤師が，外来では在宅医療や福祉施設のスタッフ，薬局の薬剤師，保健所の保健師などが服薬確認を行う．

11 結核治療開始後の検査

　結核編第3章-2「副作用への対策」でも詳述するが，抗結核薬の副作用の多くは治療開始2カ月の間に出現する．このため治療開始2カ月は最低でも2週ごとの診察，採血検査が必要であり，PZA使用時は最初の1カ月は週1回程度の採血間隔で肝障害の出現の有無を確認する方が安全である．受診の間でも肝障害を疑う倦怠感や，食欲低下，薬疹の出現などを認めた場合は受診するように説明する．EBによる視力障害は標準治療の2カ月の間だけの使用であれば出現することはあまりないが，EB使用開始時には眼科で視力測定などの必要な診察を受けてもらい，副作用が疑われる症状が出現したときに比較できるようにしておくと，後で不必要な中断などをせずにすむ．特に他の薬剤が副作用などで使用できない場合や，耐性結核などでEBを3カ月以上使用する必要がある患者では，服薬開始時に眼科の診察を必ず受けてもらう．標準治療が導入でき経過も良好な患者では，結核治療開始3カ月目以降に副作用が出現する可能性は減るので，3カ月目以降の抗結核薬内服中の採血検査はX線検査ととも

表3 ● 抗結核薬の相互作用

		INHとの併用で		RFPとの併用で
上昇		抗痙攣薬 ワルファリン	血中濃度をみて調節	
低下		イトラコナゾール シクロスポリン	シクロスポリン，イトラコナゾールの血中濃度が低下する可能性があるとされる	
				副腎皮質ステロイド	RFP併用時2～3倍量投与．
				ワルファリン	3倍量前後必要になることが多い．INR値をみながら調整する．結核治療終了時ワルファリンを減量することをくれぐれも忘れないようにする．
				DOAC（ダビガトランエテキシラートメタンスルホン酸塩，リバーロキサバン，アピキサバン，エドキサバントシル酸塩水和物）	これら薬剤の血中濃度が低下する．作用減弱の程度が判定できないため，RFPと併用時はこれらの薬剤をワルファリンに変更しPT-INRモニタリングすることを検討する．
				アゾール系抗真菌薬	RFPとの併用では血中濃度は著しく低下するため，ITCZ，ボリコナゾールは特に治療効果は望めない．
				抗痙攣薬	INHとの併用で血中濃度の影響は相殺～低下する．
				Ca拮抗薬	併用で血圧コントロールが悪化することあり．
				β-ブロッカー	併用で血圧コントロールが悪化することあり．
				経口血糖降下薬	糖尿病患者では結核治療開始後血糖コントロールの悪化に注意．
				シクロスポリン タクロリムス PDE-5阻害薬 各種抗癌薬 抗精神病薬	RFP併用時3倍程度必要[7]．

表4 ● 腎不全および血液透析時の主な抗結核薬の用法・用量

（体重60 kgの場合の標準的投与量示す．文献1の表2を参考に，体重および年齢を考慮して用量を調整する）

薬剤	主な排泄経路	1日投与量　投与間隔（間隔）				透析外液への移行
		正常時	腎不全時		透析時	
			Ccr 30 mL/分 以上	Ccr 30 mL/分 未満		
リファンピシン	肝	毎日600 mg	正常時と同じ	正常時と同じ	正常時と同じ	一部*
イソニアジド	腎 肝で代謝	毎日300 mg	正常時と同じ	正常時と同じ	正常時と同じ	一部*
ピラジナミド	腎 肝で代謝	毎日1,500 mg	毎日　減量	隔日または週3回 1,500 mg	透析後1,500 mg	あり*
エタンブトール		毎日1,000 mg	毎日　減量	隔日または週3回 1,000 mg	透析後750 mg	一部*
ストレプトマイシン カナマイシン	腎	週2～3回　1 g	使用は勧めない	使用は勧めない	透析後0.75 g	あり
レボフロキサシン	腎	毎日500 mg	<Ccr 50 減量**	隔日または週3回 500 mg	透析後500 mg	なし

＊文献8によれば，透析外液への移行はRFP 1.8～7.8％，INH 2.4～18.4％，PZA 30.5～76.5％，EB 0.9～4.2％である
＊＊結核患者における検討のデータはなく，添付文書による
文献1より転載

に1カ月に1回施行すればよい．喀痰検査は培養陰性化が確認できるまでは2週ごとに検査を行い，培養陰性化を確認後は基本，治療中は1カ月に1回検査する．

12 治療効果判定

1）治療経過良好

喀痰培養の陰性化が確認され，その後のX線所見などの悪化がなく，内服の継続を確認できる場合は治療経過良好と判断される．結核標準治療が導入できれば，喀痰の抗酸菌培養は多くは2カ月以内に陰性化する．空洞のある症例などでは塗抹は出ているが培養は陰性化しており，死菌が喀出されているために塗抹の陰性化は見かけ上遅れる場合もある．抗酸菌の培養検査は液体培地でも最終的には6週を要するため，2カ月以内に陰性化したかは4カ月目にならないと判断できない場合もある．

2）初期悪化

治療開始から3カ月頃までの間に画像所見の悪化，胸水貯留，縦隔リンパ節の腫脹などを認めることがあり，これを初期悪化というが，分離された結核菌が感受性菌で患者が規則的に間違いなく薬剤を服用している場合には，化学療法を変更する必要はない．ただこのように初期悪化も疑われる症例で3カ月目の喀痰検査で培養陽性になった場合は，培養陽性株をもう一度感受性検査に提出し，感受性に変化がないことを確認する．また治療開始時薬剤耐性のない全感受性菌で，治療経過の画像所見などで悪化がない場合でも，治療開始4カ月目の喀痰検査で培養陽性になる場合は，再度薬剤感受性検査を提出し，感受性に変化がないことを確認する．

> **Point** 薬剤感受性の再検査の結果が出る前に，治療効果不十分だからと他の薬剤1剤のみを追加することは絶対に行ってはならない．事実上追加薬剤による単独治療となり，その薬剤も耐性化させてしまう危険があるからである．

文献

1）日本結核病学会治療委員会：「結核医療の基準」の見直し—2014年．結核，89：683-690，2014
2）青木正和：医師・看護師のための結核病学 第3巻 治療1 結核化学療法の原則と実際，公益財団法人結核予防会，東京，2007
3）日本結核病学会治療委員会：抗結核薬使用中の肝障害への対応について．結核，82：115-118，2007
4）Lee BH, et al：Inactive hepatitis B surface antigen carrier state and hepatotoxicity during antituberculosis chemotherapy. Chest, 127：1304-1311, 2005
5）Blumberg HM, et al：American Thoracic Society/Centers for Disease Control and Prevention/Infectious Diseases Society of America：treatment of tuberculosis. Am J Respir Crit Care Med, 167：603-662, 2003
6）日本結核病学会 用語委員会編：新しい結核用語辞典，南江堂，東京，2008
7）松井芳憲，他：リファンピシンを含む結核治療におけるシクロスポリン投与量の検討．結核，82：563-567，2007
8）日本結核病学会保健・看護委員会：院内DOTSガイドライン．結核，79：689-692，2004

2. 副作用への対策

鈴木純子

抗結核薬には代表的な副作用がいくつかあり（表1），各薬剤にどのような副作用があるかを把握し，副作用が生じたときにどの薬が原因薬か推測できるようにしておく．抗結核薬は一般抗菌薬と異なり種類が限られており，本来は中断の必要がない軽度の検査値の変化での抗結核薬の中止は，薬剤耐性化や不必要な治療期間の延長をもたらし，ひいては治療の失敗につながる．どの程度の副作用が出たら薬剤を中止し（表2），再開可能な副作用とそうでない副作用はそれぞれ何か，減感作を含めた再導入方法についても述べる．

1 肝障害

いずれの薬剤でも肝障害は起こりうるが，多いのはイソニアジド（INH），ピラジナミド（PZA），リファンピシン（RFP）で，エタンブトール（EB），ストレプトマイシン/カナマイシン（SM/KM），レボフロキサシン（LVFX）では比較的少ない．INHの肝障害は通常，肝細胞障害型でありトランスアミナーゼ値が上昇するが，無症状でトランスアミナーゼ値が150 IU/L程度まで上昇し，そのまま継続していても自然に回復する場合もある．このため肝障害出現時は，トランスアミナーゼ値が150 IU/L程度までであればウルソデオキシコール酸などを併用しながら重症化しないかモニタリングを怠らないようにして治療継続する．

1）肝機能検査を行う頻度

肝障害出現後は最低週に1回は血液検査を行う．PZAの肝障害も肝細胞障害型でトランスアミナーゼ値が上昇するが，PZA使用中の肝障害出現時の採血間隔は1週間では長く，2〜3日おきの確認が必要である．PZAの肝障害では2桁だったトランスアミナーゼ値が，3日後には500を超えていた，ということも起こりうるからである．

2）肝機能と原因薬

INHでは薬剤中止により比較的すみやかにトランスアミナーゼ値は回復する一方，**PZAの肝障害では中止後もしばらく（1週間程度）数値の上昇が継続**し，肝障害が回復するまでに1カ月以上かかる場合もある．このため薬剤中止後もトランスアミナーゼ値が上がり続ける場合は肝障害の原因としてPZAが第1に疑われる．RFPによる肝障害はいずれのタイプもありうるが胆汁うっ滞型が多いとされ，**トランスアミナーゼ値の上昇に比しT-BilやALPの上昇が強い場合の肝障害ではRFPが原因薬剤として疑わしい**．

表1 ● 抗結核薬の副作用

INH	肝障害，末梢神経障害，薬疹，発熱，薬剤性肺炎，ループス様症候群
RFP	体液の赤色化，薬疹，肝障害，食欲不振，胃腸障害，発熱，血球減少，腎障害
PZA	高尿酸血症，肝障害，薬疹，発熱，関節痛
EB	薬疹，視神経障害，発熱，腎障害，末梢神経障害
SM/KM	腎障害，第8神経障害（耳鳴り・難聴平衡・感覚障害），薬疹，発熱
LVFX	関節痛，薬疹，発熱，腎障害，肝障害，血球減少

INH：イソニアジド，RFP：リファンピシン，PZA：ピラジナミド，EB：エタンブトール，SM/KM：ストレプトマイシン/カナマイシン，LVFX：レボフロキサシン

表2 ● 抗結核薬中止基準

T-Bil	2〜3＜
AST/ALT	150＜
Plt	5〜6万＞
WBC	2,000＞

3）投薬の中止基準

いずれにしても原因薬剤が何であれ，**血液検査でトランスアミナーゼ値が150以上に上昇する，T-Bilが3前後まで上昇してくる**ときはすみやかに中止する．このとき抗結核薬すべてを中止するかどうかは，肝障害の程度，患者の結核の重症度にもよる．肝障害の原因の可能性が高いINH，RFP，PZAのいずれか，もしくはすべてを中止し，肝障害が回復傾向になることが確認できたら，菌量が多い重症例では肝障害の起こる可能性が低いEBにLVFXやSM/KMを追加して，できるだけ3剤以上の薬剤を使用し治療を継続しながら肝障害の回復を待つ．しかし，被疑薬を中止しても回復傾向にならない場合は全薬剤をすみやかに中止し，結核が重症でなければ，トランスアミナーゼ値が2桁程度に回復するまでは，すべての薬剤を中止のまま待ってよい．下手に1〜2剤だけ残して治療を継続するのは逆に薬剤耐性化のリスクをつくってしまうからである．

4）投薬再開の指標

肝機能回復後は，まず肝障害のタイプ（肝細胞障害型か胆汁うっ滞型か），前述した薬剤中止後のトランスアミナーゼ値の動きなどから，INH，RFP，PZAのうちどれによる肝障害の可能性が高いかを推測し，EBやLVFXを開始したうえで（減感作に時間がかかりそうであったり，空洞病変が大きく耐性化が起こりやすいような大量排菌例の場合は，さらにSM/KMを追加し3剤投与にして），原因薬剤の可能性の低いものから再開する．再開する際，日本結核病学会治療委員会が示している「抗結核薬使用中の肝障害への対応について」[1]では可能性が低いものは常用量から開始してもよいとしているが，実際は原因薬剤を1剤に確定するのは難しいため，筆者は例えば胆汁うっ滞型でRFPが原因薬剤として疑われる場合は可能性が低いINHを1錠100 mgで開始し，採血結果を確認しながら3日目には200 mg，5日目には300 mgと短期間で漸増し肝障害が出ないことを確認後，PZAを同様に（例えば0.4→0.8→1.2 gのように）増量し，最後にRFPを日本結核病学会治療委員会が提言した「減感作療法の試案」（表3）に準じて25 mgから3〜5日おきに血液データを確認しながら増量する．日本結核病学会治療委員会の「抗結核薬使用中の肝障害への対応について」[1]で示されている肝障害出現時の対応をもとに筆者が作成したフローチャートを図1に示すので参考にされたい．

表3 ● INH, RFPに対する減感作療法の試案

	INH (mg)	RFP (mg)
第1日	25	25
第2日	25	25
第3日	25	25
第4日	50	50
第5日	50	50
第6日	50	50
第7日	100	100
第8日	100	100
第9日	100	100
第10日	200	200
第11日	200	200
第12日	200	200
第13日	300	300
第14日	300	300
第15日	300	300
第16日	300	450

文献2より転載

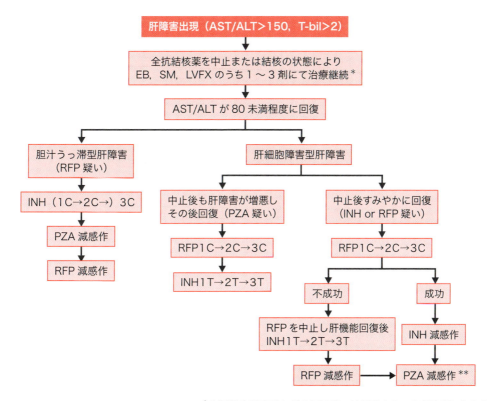

図1 ● 肝障害出現時の対応[1]

＊空洞例や重症例など大量排菌では経過中1〜2剤治療にならないように調整

＊＊肝細胞障害型では PZA が被疑薬の可能性がある場合，PZA の再導入は無理に行わない

2 薬疹

結核治療で多く遭遇する副作用に薬剤性の皮疹（薬疹）がある．軽度のものであれば，抗ヒスタミン薬を併用することで内服の継続が可能であるが，**全身性に紅斑が出現し特に粘膜疹や発熱を伴うなど，頻度としては少ないがStevens-Johnson症候群，中毒性表皮壊死症が疑われるような場合は直ちにすべての薬剤を中止**し，すみやかに適切な治療〔ステロイド全身投与，高用量ヒト免疫グロブリン静注（IVIG）療法，血漿交換療法など〕を行う．それ以外の抗結核薬による薬疹は多くは減感作療法で導入できる場合が多い．

頻度としては原因薬剤の同定が厳密には難しいため正確なデータはないが，日常診療の感覚としてはRFP・EB＞PZA＞INHである．EBによる薬疹は他の薬剤に比較し減感作でも導入困難な場合をときに経験する．表3に示す減感作療法で薬疹が再度目標治療量に達する前に出現するときは，さらに少量から減感作療法（超減感作療法）を行う．筆者らが行っている超減感作療法の例を下記に紹介する．

---

1 mg→2 mg→4 mg→10 mg→20 mg→40 mg→100 mg→200 mg→300 mg→450 mg（3～5日間隔で増量）

薬疹の出方や，血液検査で上昇をみることも多い好酸球数なども参考に増量幅を調節しながら行う．とはいえあまりに長期にわたる減感作は薬剤耐性化をきたす恐れがあるので注意が必要である．

INHやRFPを代替薬に変えると治療効果が弱くなり，内服期間も長期間必要になるため，超減感作でも導入困難な場合はプレドニゾロン（PSL）10～20 mg（RFP使用中であれば相互作用を考慮し20～40 mg）併用で減感作を行い，治療量内服可能となったら，できればPSL中止もしくは維持量を5 mg（RFP併用時10 mg）程度まで減量し，内服治療期間を3カ月延長するなどして治療を行うこともある．

いずれにしても日本結核病学会が示す表3の減感作療法で導入が困難な症例は，専門医療機関に紹介する方がよい．

3 消化器症状（嘔気，食欲不振，腹痛）

標準治療では**RFP，PZA**が消化器症状の副作用の原因となっていることが多く，他の抗結核薬では**PASとTH**で多く認める副作用である．RFP内服に伴う食欲低下は高齢者の治療においてしばしば経験する．RFPによる高齢者における食欲低下ではまず，投与量が体重換算に見合っているかを確認する．投与量が多ければまずは減量する．体重に見合っている場合，**80歳以上の高齢者であれば臓器機能低下を考慮し体重換算量の2/3量程度までの減量**を行い投与する．80歳未満で結核治療終了後の再発が社会的にも問題になるような場合は適切とはいえないが，高齢者ではやむを得ずRFPを3回に分服するなどして何とか内服可能となる場合もある．どうしても内服が継続できないときには内服期間は長くなるがRFPを使わないレジメンに変更せざるを得ない．

4 発熱

アレルギー機序による発熱であれば原因薬剤はいずれの薬剤の可能性もあるが，頻度として多いのはRFPである．入院時発熱を認めていた患者が，結核治療開始後いったん解熱を認めていたにもかかわらず，再び高熱が出るようになったなどというときは薬剤熱を疑い，2～3日RFPをはじめとした被疑薬1剤の内服を中止してみる．中止により解熱するようであれば原因薬ということになり，減感作療法にて当該薬剤の再導入を試みる．

5 血球減少

血球減少の機序としてはアレルギー機序がいわれており，RFPに対するIgG抗体やIgM抗体などによる機序の報告がある[3]．血球減少の副作用が生じた場合は通常再投与は行わない．原因薬剤は経験的には**RFPが多いが，他の薬剤でも起こりうる**．多少の血球減少での抗結核薬の中止は治療の中断となり，耐性化や治療の失敗につながるので，血球減少の中断の基準としては，**白血球であれば2,000/μL未満，血小板であれば5～6万/μL未満**になるくらいまでは，中止せずにそのまま注意しながら継続する．

6 腎障害

原因薬剤としてはSM/KM，RFP，EBによる場合がある．治療開始前のCRE値からの上昇が明らかで，**おおむねCRE値が1.5を超える場合**は抗結核薬をいったんすべて中止する．**RFPによる腎障害は再投与，間欠投与例**に多いとされ[4]，尿細管壊死と間質性腎炎が主な所見である[5]．被疑薬の中止のみで腎障害の回復が認められない場合は，ステロイドを投与することもある．

腎障害出現例では原因薬剤の再投与は通常行わないが，RFPは結核治療において重要な薬剤であるため，RFP以外の薬剤が腎障害の原因薬剤と考えられる場合は，例えばRFP3カプセルが治療量として必要な症例であれば，1カプセルから開始し腎障害が再燃するかどうかを確認する．再燃しなければ通常量まで注意して増量し腎機能が悪化しないこと，RFPが原因薬剤ではないことを確認する．

7 末梢神経障害

肝障害以外の**INH**の有名な副作用としては末梢神経障害があり，内服治療開始後に患者が四肢の末梢の痺れを訴える場合がある．日本ではINHを使った治療開始時に予防的にビタミンB_6製剤を積極的に併用することが多いためか，実際はあまり経験しないが，糖尿病やアルコール依存症，栄養障害や腎不全，妊婦や授乳中の女性では末梢神経障害のリスクが上昇する[6]ので注意が必要である．

また，稀ではあるがEBでも痺れを訴える場合があり，そのまま継続すると後遺症として治療終了後も痺れが残ってしまう場合があるので，症状が強い場合は中止し，EB以外の薬剤に変更する．

8 視神経障害

視神経障害はEBの代表的な副作用で，出現頻度としては1〜3％程度とされ[7〜9]，**不可逆的な場合もあるため出現したら直ちにEBを中止**する．症状の出方としては視力低下，視野の狭窄・欠損，色覚の異常などさまざまで，筆者が経験した症例では昼なのに夕方みたいに何となく暗いと訴えた患者もいた．

標準治療でのEB使用2カ月の期間中に出ることは少ないが，視神経障害出現例の10％は開始2カ月以内であったとの報告もある[10]．

耐性結核や副作用などからEBを半年以上長期に使用する例で特に注意が必要であるが，高齢者や糖尿病の合併患者も多い結核治療において，視力障害が出た場合に副作用なのか，他に原因があるのかの判断は内科医には難しい．そのため，**EB使用開始時には眼科の診察を受けて**，視力低下の訴えがあったときには開始時のデータと比較して副作用かどうかの判断ができるようにしておく．

また，治療開始時のみでなく経過中も症状出現時は直ちに報告するよう患者に注意を喚起しておく．副作用が出現してしまった場合はビタミンB_{12}などの投与を行うことで，多少症状が改善することがある．

9 高尿酸血症

PZAの使用時は尿酸値が上昇するが，もともと痛風がある患者でなければ通常は症状を呈さず，PZA終了とともにすみやかに尿酸値は低下するので特に処置は必要ない．尿酸降下薬使用による急激な血清尿酸値の低下は逆に痛風関節炎を発症させる場合もある[11]．

10 関節痛

関節痛の原因薬剤はPZAやLVFXであることが多い．多くはNSAIDsなどを併用して継続できることが多く，不可逆的な障害が残るとする報告はない[12]．

11 標準治療4剤で薬疹が出た場合の薬剤の再開順序は？

再開順序の方法は1通りではない．症例の菌量によっても4剤を1剤ずつ減感作していくのでよいか，空洞があり菌量が多く，1〜2剤での治療期間が続くと薬剤耐性化が懸念されるため，はじめに未使用のLVFXやSMを入れたうえで被疑薬を減感作していく方がよいのかも違ってくる．4剤のうち原因薬剤が推定できれば投与順序も変わってくるが，推定が困難な場合に筆者が経験上多く行う再開方法の1例を紹介する．

4剤のうち結核治療に必須の薬はINH，RFPであり，薬疹出現の頻度としてはRFP/EBが多くINHはやや少ないと思われるため，菌量が多くない軽症例ではINHを1錠で1日→2錠で1日→3錠と薬疹が出現しなければ増量し計3〜4日で導入する．次に重要なRFPを通常の減感作（表3）で2週間程度で導入，その後PZA→EBの順番でそれぞれ同様に表3に準じた減感作で導入する．

排菌が多い重症例では1～2剤での治療期間があるのは好ましくないため，LVFXまたはSM，もしくは両者をまず導入し薬疹が出ないことを確認後，軽症例と同様の順番で導入する．しかし，減感作の途中で薬疹が出現したら，原因と思われる薬剤以外を先にINHで示したような短期間の減感作で導入して，多剤併用療法を行えるようにしたのち，原因薬剤を通常の減感作よりもさらに少量から増量するなどして，再導入をトライする．

12 治療開始時の副作用の説明

標準治療開始時の患者への副作用についての説明のポイントは次の4つである．①RFPにより尿や汗が赤（オレンジ）色になるが心配のないこと，②倦怠感や食欲低下を認めるときは肝障害が出現している可能性，体に発疹が出た場合は薬疹の可能性があるので受診する，③治療開始時には，診療情報を提供したうえで眼科を受診し，視力・視覚障害出現時は同じ眼科を受診し，結果を報告する，④結核治療中はRFPによりアルコール代謝が阻害されるため，いわゆる二日酔いがひどい状態になるうえ，アルコールにより肝障害が出現した場合は抗結核薬の中断をしなくてはならなくなり，不要な治療期間の延長や耐性化のリスクが増大するため，内服期間中は禁酒する．

文献

1) 日本結核病学会治療委員会：抗結核薬使用中の肝障害への対応について．結核，82：115 118，2007
2) 日本結核病学会治療委員会：抗結核薬の減感作療法に関する提言．結核，72：697-700，1997
3) Lee CH, et al：Thrombocytopenia：a rare but potentially serious side effect of initial daily and interrupted use of rifampicin. Chest, 96：202-203, 1989
4) 黒田文信，他：Rifampicinの再投与により腎障害を来した肺結核の1例．結核，74：803-807，1999
5) Nessi R, et al：Acute renal failure after rifampicin：a case report and survey of the literature. Nephron, 16：148-159, 1976
6) Blumberg HM, et al：American Thoracic Society/Centers for Disease Control and Prevention/Infectious Diseases Society of America：treatment of tuberculosis. Am J Respir Crit Care Med, 167：603-662, 2003
7) Yang HK, et al：Incidence of toxic optic neuropathy with low-dose ethambutol. Int J Tuberc Lung Dis, 20：261-264, 2016
8) Lee EJ, et al：Incidence and clinical features of ethambutol-induced optic neuropathy in Korea. J Neuroophthalmol, 28：269-277, 2008
9) Ezer N, et al：Incidence of ethambutol-related visual impairment during treatment of active tuberculosis. Int J Tuberc Lung Dis, 17：447-455, 2013
10) 松本正孝，他：エタンブトール視神経症の発生割合と定期的視力検査の有用性．日呼吸誌，2：187-192，2013
11) 「高尿酸血症・痛風の治療ガイドライン第2版［2012年追補ダイジェスト版］（日本痛風・核酸代謝学会ガイドライン改訂委員会/編），p14，メディカルレビュー社，2012
12) 日本結核病学会治療委員会：レボフロキサシン使用中の関節痛に関する調査—「結核に対するレボフロキサシンの使用実態調査」における関節痛症例の追跡調査報告—．結核，89：727-729，2014

結核編 第3章 結核をどう治療していくのでしょうか

3. 薬剤耐性結核とその対応

鈴木純子

1 結核菌の薬剤耐性はどうしてできる？

　結核菌は抗結核薬を使用していなくても突然変異で自然に薬剤耐性化する．その頻度は**表1**のようになっている．

　例えば，空洞のない結節性病変には結核菌が $10^{2〜3}$ 個含まれるとされるが，空洞化した病変では空気に触れた結核菌は一気に増量し $10^{7〜9}$ 個含まれるといわれている．つまり，結節性病変では薬剤耐性菌が自然発生する可能性は低いが，空洞を有するようになり菌量が多くなった病変では，抗結核薬を使っていなくても数個〜数千個の薬剤耐性菌が生じている可能性があるということになる．

　菌量が多くなった結核に不適切な治療が行われた場合，薬剤耐性菌の選択的増殖を誘導することになる．**図1**に単剤治療により薬剤耐性菌がつくられる過程を示す．

　2014年度のイソニアジド（INH）耐性菌は全体の約3.4％である[1]．感受性がわからないまま治療を行い，効果が不十分との判断で1剤ずつ抗結核薬を追加して治療を行うと，結果的に機能的単剤治療をくり返したことになり，複数の抗結核薬に耐性をもつ結核をつくってしまうことになる（**図2**）．

2 日本の薬剤耐性結核

　日本における各抗結核薬に対する耐性率は2007年のデータで**表2**のようになっている[2]．結核のキードラッグであるINHとリファンピシン（RFP）の両剤に耐性の結核を**多剤耐性結核**（multi-drug resistant tuberculosis：MDR-TB）という．2007年以降に新登録された結核患者のデータには多剤耐性結核の割合，多剤耐性結核以外のINH耐性，多剤耐性以外のRFP耐性の割合が示されている．2014年度のデータでは培養陽性結核患者のうちそれぞれ0.5％，2.9％，0.2％で，多剤耐性結核は少数ではあるが，INH耐性率は合計すると3％以

表1 ● 抗結核薬に対する自然耐性菌

薬剤（濃度）	変異発生率	自然耐性菌の頻度
INH (0.2μg/mL)	1.8×10^{-8}	3.5×10^{-6}
RFP (1.0μg/mL)	2.2×10^{-10}	1.2×10^{-8}
SM (2.0μg/mL)	2.9×10^{-8}	3.8×10^{-6}
EB (5.0μg/mL)	1.0×10^{-7}	3.1×10^{-5}

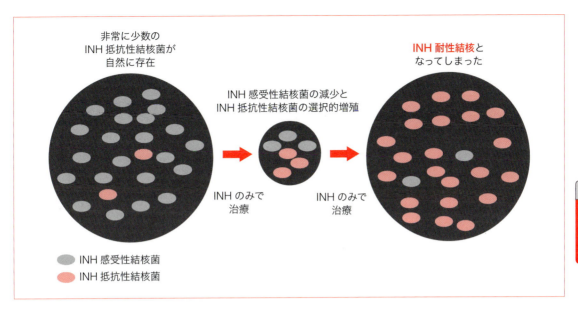

図1● 単剤治療での薬剤耐性化

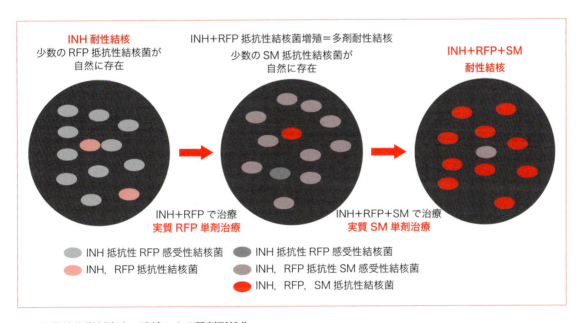

図2● 機能的単剤治療の連続による薬剤耐性化

表2● 日本の各抗結核薬耐性率

	初回耐性率（%）	既治療耐性率（%）
INH	3.1 %	12.3 %
RFP	0.7 %	6.7 %
EB	1.3 %	2.6 %
SM	4.5 %	5.6 %
MDR	0.4 %	4.1 %

上あることになる[1]．

　以前に結核治療の既往がある患者の場合，**既使用薬は耐性化している可能性があり過去の治療で使用した薬剤，内服期間，服薬状況（不規則内服の有無など），菌の感受性などをよく確認する**．再治療となる症例でも以前の結核が全感受性菌によるもので，標準治療を最後まで行うことができている例では，再治療時もまずは標準治療で開始し，薬剤感受性試験の結果を待つ．

　通常，液体培地 MGIT（mycobacteria growth indicator tube）のキットでの感受性検査結果は検体提出から1カ月前後でINH，RFP，エタンブトール（EB），ストレプトマイシン（SM）の感受性が判明するが，INHのMGITのキットでの感受性結果は，小川培地での感受性試験の結果と一部不一致が報告されており，MGIT耐性で小川培地感受性となる株が約30％存在するとされる[3]．このため**MGITでINH耐性と報告があった場合でも，直ちにINHを中止にはせず，INHが使用できない場合の治療法に従って薬剤の追加を行い，INHも継続し小川培地での感受性結果を待つ**．MGIT耐性，小川培地感受性の株はINH感受性ではあるので，治療は標準治療でよいが，INHに対する最小阻止濃度（minimum inhibitory concentration：MIC）が高いことが示されているため[4]，いずれにしてもMGIT感受性株に比較し治療反応が悪い可能性がある．

　ピラジナミド（PZA）の市販キットを用いた薬剤耐性検査結果は擬耐性が多くなる可能性が報告されており[5]，副作用がなければ検査結果が耐性であっても処方は継続してよいが，PZA耐性として治療期間の延長などの変更を考慮する．

　次にINH，RFPそれぞれに耐性の場合の治療法について説明するが，薬剤耐性結核については，比較的頻度の多いINH単独の耐性結核などを除いては，一般病院では無理に治療を自施設で行おうとはせずに，結核の専門病院に紹介することを検討されたい．

1）INHが使用できない場合の治療法

A. PZAが使用可能な場合

- RFP＋PZA＋EB＋LVFX＋SM（KM/EVM）➡ RFP＋EB（＋LVFX）

（LVFX：レボフロキサシン，KM：カナマイシン，EVM：エンビオマイシン）

RFP＋PZAを含む上記の処方のうち4剤以上で開始し6カ月以上（SM/KM/EVM投与は最大6カ月間），その後RFPを含む有効薬剤2剤以上で治療し，治療開始後9カ月，または菌陰性化後6カ月のいずれか長い期間．

B. PZAが使用できない場合

- RFP＋LVFX＋SM（KM/EVM）＋EB ➡ RFP＋EB（＋LVFX）

RFPを含む感受性薬剤4剤以上で開始し6カ月以上（SM/KM/EVM投与は最大6カ月間），その後RFPを含む感受性薬剤2剤以上で治療開始後12カ月，または菌陰影化後9カ月のいずれか長い期間．

2) RFPが使用できない場合の治療法

A. PZAが使用可能な場合

- **INH＋PZA＋LVFX＋SM（KM/EVM）＋EB ➡ INH＋EB（＋LVFX）**

INH＋PZAの2剤に上記の処方の中から2剤以上を加えた合計4〜5剤で6カ月以上，その後INHを含む有効薬剤2剤以上で全治療期間は菌陰性化後18カ月．

B. PZAが使用できない場合

- **INH＋LVFX＋SM（KM/EVM）＋EB ➡ INH＋EB＋LVFX**

INHを含む有効薬剤4剤での使用期間6カ月以上，その後INHを含む有効薬剤3剤で全治療期間は菌陰性化後18カ月．

3) RFPとINHの両剤が使用できない場合

抗結核薬の優先順位（結核編第3章-1の「表1　抗結核薬のグループ化と使用の原則」）に沿って薬剤を選択する．INHとRFPのみに耐性であれば**PZA＋LVFX＋EB＋SM＋エチオナミド（TH）**となり4〜5剤での治療が可能だが，多剤耐性結核例では2剤以外にも複数の抗結核薬に耐性のことが多く，使用できる薬が足りなくなる例も多い．INH，RFPに加えLVFXやMFLXなどのフルオロキノロン系薬，かつアミカシン（AMK），カプレオマイシン（CM），KMといった注射二次薬（日本ではAMKは結核治療での保険適用はなく，CMは販売中止）の一種以上にも薬剤耐性をもつ場合を**超多剤耐性結核**（extensively drug resistant tuberculosis：XDR-TB）といい，治療予後は不良となりやすい．これら多剤耐性・超多剤耐性結核はタイミングを逃すことなく**外科的治療**を積極的に考慮する必要もあり，**結核の治療専門機関に紹介**する．

文献

1) 厚生労働省：平成26年結核登録者情報調査年報集計結果参考資料11「新登録結核患者数　都道府県別・年次推移」
　http://www.mhlw.go.jp/bunya/kenkou/kekkaku-kansenshou03/dl/14sankou.pdf#page=11
2) Tuberculosis Research Committee（Ryoken）：Drug-resistant *Mycobacterium tuberculosis* in Japan：a nationwide survey, 2002. Int J Tuberc Lung Dis, 11：1129-1135, 2007
3) 御手洗聡, 他：バクテックMGIT960結核菌薬剤感受性検査用ミジットシリーズ（MGIT AST）および小川標準法によるイソニアジド低濃度薬剤感受性検査の判定不一致に関する検討．結核，82：449-454，2007
4) Abe C, et al：Biological and molecular characteristics of *Mycobcterium tuberculosis* clinical isolates with low-level resistance to isoniazid in Japan. J Clin Microbiole, 46：2263-2268, 2008
5) Simons SO, et al：Validation of pncA gene sequencing in combination with the mycobacterial growth indicator tube method to test susceptibility of *Mycobacterium tuberculosis* to pyrazinamide. J Clin Microbiol, 50：428-434, 2012

結核編 第3章 結核をどう治療していくのでしょうか

4. 結核の感染（潜在性結核感染症）への対応

鈴木純子

 潜在性結核感染症とは？

　　　結核は感染はしてもその後の生涯で発症するのは感染者のうち約10％のみである．しかし，ここに各種免疫抑制薬，最近増加している生物学的製剤などの使用やHIV合併，透析治療などの免疫抑制状態になる要因が加わると，結核を発症する割合は増加する．
　　　結核の感染診断としてのインターフェロン-γ遊離検査（interferon gamma release assay：IGRA）導入以前は，結核発症者の接触者健診ではツベルクリン反応（ツ反）が行われていた．日本ではBCG接種率が高く，結核の既感染率自体も現在よりも高かった．よって，ツ反陽性が最近の結核感染を意味しているかどうかの判断は難しく，以前は初感染結核と判断される29歳以下のツ反陽性者に限り，公費での予防内服が認められていた．
　　　近年は結核菌に感染していること自体が潜在的な疾患であるとの世界的な考え方から「**潜在性結核感染症**（latent tuberculosis infection：LTBI）」という言葉が使われるようになり，接触者健診が陽性で最近の結核感染と判断されて予防内服の対象となる感染者に限らず，過去に結核感染しており，発症のリスクがある免疫抑制状態にある感染者に対しても積極的にLTBI治療を行うことが勧められるようになった．日本でも2007年6月以降「潜在性結核感染症」は結核の届出基準に含まれるようになり，LTBI治療は年齢にかかわらず公費負担の対象となった．

 LTBI治療の対象

　　　対象者は**発症はしていないが今後発症するリスクが高い結核感染者**である．LTBIの治療は世界的に積極的に行われる方向にはあるが，内服治療を行った場合の副作用出現のリスク，副作用が重篤化する可能性や，内服を継続できる患者であるか，予防内服を行わず発病した場合の周囲などへの影響の程度，発病時の治療困難が予想されるかどうかなども含めてLTBI治療を行うかを総合的に判断する．
　　　LTBI治療に使用されるイソニアジド（INH）の副作用で一番多いのは肝障害であるが，**肝疾患合併例**，**アルコール多飲者**などでは慎重な対応が必要であり，INHと相互作用のある**抗痙攣薬**内服中の患者などについても適応を慎重に判断する．
　　　小さな子どもや免疫抑制状態の人に接する機会が多い職業や，合併疾患により結核を発病した場合に治療困難が予想される例などでは，LTBI治療を積極的に検討する．妊婦については発病に気づかず粟粒結核などに進展した場合，胎児にも臍帯血や羊水を通して感染し，胎

児・妊婦ともに危険な状態になる可能性があり，肝障害に気をつけて治療を行う．授乳中でも例えばINHを使用する場合は母子ともにビタミンB_6を補充しながら治療を行う[1]．

また，LTBI治療はINHなどの単剤で行うため，**対象者が発症していないことを治療開始前によく確認**することが必要である．発症していたことに気づかずにLTBI治療を行ってしまった場合，結核のINH単剤治療を行ったことになり，治療は失敗しINH耐性結核をつくってしまうからである．LTBI治療開始前には単純X線写真だけではなくCTでも単純X線写真では見落とす危険のある微小肺病変や少量の胸水などがないか確認し，頸部リンパ節などにリンパ節結核を疑うリンパ節腫脹がないか触診にて確認する．

③ LTBIの診断方法

これまでLTBIの診断はツ反またはIGRAで行われてきた．しかし，ツ反はBCG接種の影響を受けるため，BCG接種率が高い日本では，IGRAで行う方が正確に判定できるため，IGRAが主流となった．IGRAは現在日本ではクオンティフェロン®TBゴールド（QuantiFERON-3G：QFT-3G）とT-スポット®.TB（以下，T-SPOT）が使用可能である．免疫抑制状態の患者ではIGRAの陽性率は低下するため，免疫抑制薬などの導入前に測定しておくことが望ましい．結核発病者の診断においては，免疫抑制者ではQFT-3Gに比較しT-SPOTの陽性率が高いとされるが[2]，LTBIの診断においてはどちらがより適切かについてはわかっていない．なお，LTBIの診断については結核編第2章-3「結核の感染（潜在性結核感染症）を診断するには」も参照．

④ LTBI治療薬剤・期間とその効果

結核治療では多剤併用療法が原則であるが，LTBI治療では菌量が少ないと考えられることから，単剤治療が認められている．通常は**INH 5 mg/kg（最大300 mg/日）を6または9カ月投与する**（米国では効果がより高いということで9カ月治療を勧めており[1]，イギリスでは効果に大きな差がないことや副作用の点から6カ月を推奨[3]）．INH耐性結核の接触者や，副作用などでINHが使用できない場合は**リファンピシン（RFP）10 mg/kg（最大600 mg/kg）を4カ月または6カ月**投与する．LTBI治療の効果は100％ではなくおおよそ70％であるので[4]，治療開始前に患者にはLTBI治療を行っても結核が発症する場合があることを，よく説明しておく必要がある．

⑤ LTBI治療対象の具体例

現在発病がないことを確認したうえで，今後発病リスクが高くLTBI治療の対象となる例として，日本結核病学会は「潜在性結核感染症治療指針」のなかで**表1**をあげている[4]．

表1 ● 感染者中の活動性結核発病リスク要因

対象	発病リスク*	文献	勧告レベル	備考
HIV/AIDS	50-170	12)	A	
臓器移植（免疫抑制剤使用）	20-74	12)	A	移植前のLTBI治療が望ましい
珪肺	30	12)	A	患者が高齢化しており，注意が必要
慢性腎不全による血液透析	10-25	12)	A	高齢者の場合は慎重に検討
最近の結核感染（2年以内）	15	12)	A	接触者検診での陽性者
胸部X線画像で線維結節影（未治療の陳旧性結核病変）	6-19	12)	A	高齢者の場合は慎重に検討
生物学的製剤使用	4.0	12)	A	発病リスクは薬剤によって異なる
副腎皮質ステロイド（経口）使用	2.8-7.7	13) 14)	B	用量が大きく，リスクが高い場合には検討
副腎皮質ステロイド（吸入）使用	2.0	15)	B	高容量の場合はリスクが高くなる
その他の免疫抑制剤使用	2-3	15) 16)	B	
コントロール不良の糖尿病	1.5-3.6	12) 17) 18)	B	コントロール良好であればリスクは高くない
低体重	2-3	12)	B	
喫煙	1.5-3	19)～21)	B	
胃切除	2-5	22)	B	
医療従事者	3-4	23)～28)	C	最近の感染が疑われる場合には実施

*発病リスクはリスク要因のない人との相対危険度
文献4より転載

勧告レベル
A：積極的にLTBI治療の検討を行う
B：リスク要因が重複した場合に，LTBI治療の検討を行う
C：直ちに治療の考慮は不要

1) 積極的にLTBI治療を検討

A. 感染性のある結核患者との接触者

いわゆる接触者健診で見つかる症例が含まれる．結核は感染者のおよそ10％が一生の経過内に発症し，そのうちほとんどが感染2年以内に発症するため[5]，最近の感染が疑われる例ではLTBI治療の適応となる．

B. 免疫不全者

● HIV/AIDS

HIV感染者での結核発病の相対危険度は50～170倍と高く，HIV感染者に対するLTBI治療は有用であることが示されている[6]．またHIV感染者の結核治療では副作用が出やすく，治療に難渋することもしばしばであることからLTBI治療が勧められる．HIV感染者での結核患者のIGRAはQFT-3GよりもT-SPOTの陽性率が高いため[7]，HIV感染者での結核感染の診断にもT-SPOTが適していると考えられる．

● 慢性腎不全による血液透析および腎移植患者

結核発病は腎透析導入後1年以内が多く[8]，透析を導入する患者では導入以前にIGRAを施行し，陽性者にはLTBI治療をするか検討を行う．高齢者が多いため，副作用や全身状態などを考慮して適応を決める．

● その他の臓器移植および幹細胞移植患者

移植後に必要となる免疫抑制薬の多くは抗結核薬と相互作用があり，結核発症時の治療が複雑になる．移植患者は移植前にIGRAを行い，陽性者はLTBI治療を検討する．

● 生物学的製剤使用者

生物学的製剤は，インフリキシマブやアダリムマブでは結核発病リスクが高く，エタネル

セプトは低いなど，製剤により差があることが知られている．生物学的製剤導入前にCTなどで活動性結核の所見がないことを確認し，活動性結核の所見がなくても陳旧性結核を示す石灰化などがあり治療歴がない場合や，結核を疑う画像所見がなくてもIGRAが陽性で結核感染が疑われる場合はLTBI治療を検討する．治療する場合は生物学的製剤導入の3週間前から治療を開始する．

C．その他

- **珪肺**

    珪肺患者の結核発病の相対危険度は30倍と高いが，患者が高齢化し，減っていることから適応患者は少ないと思われる．

- **胸部X線画像で線維結節影（未治療の陳旧性結核病変）がみられる患者**

    未治療の陳旧性肺結核のLTBI治療の効果は確立しているが，以前に抗結核薬による治療を受けている者は対象にならない．既感染率が高く抗結核薬による治療が十分に行われていなかった可能性が考えられる超高齢者の世代が，施設入所時に画像検査などで陳旧性結核が指摘された場合などがこれに該当し，治療対象として検討される．しかし実際には副作用発現の可能性などもあることから，あまり積極的には行われていないと考えられ，高齢者結核が多い日本では今後の検討課題と思われる．

2）リスク要因が重複したときの治療の進め方

A．副腎皮質ステロイド（経口・吸入）使用

経口プレドニゾロン（PSL）15mgの1カ月以上の投与は結核発病のリスク要因とされる[1]．PSLはさまざまな領域の治療で用いられるがIGRAの反応を抑制するため，上記基準を超える量を使用予定の場合，PSL投与開始前にIGRAをチェックする．IGRA陽性の場合はPSL投与量や，他のリスク要因，副作用発現のリスクを考慮しLTBI治療の導入を検討する．吸入ステロイドも，特に高用量（フルチカゾン1,000μg/日以上）では使用していない人に比較して2倍程度のリスクがあるとされる[9]．

B．その他の免疫抑制薬使用

関節リウマチ患者でDMARDs〔メトトレキサート（MTX），シクロホスファミド，シクロスポリンA（CysA），アザチオプリンなど〕を投与されている場合の相対危険度は2～3倍とされている[10]．

C．コントロール不良の糖尿病

発病リスクは高血糖の程度と持続期間と相関し，HbA1cが7未満ではリスクは上がらないが，7以上では3に上昇する[11]．このためLTBI治療を行う前にまずは糖尿病のコントロールをよくすることが重要である．糖尿病のコントロールが難しく，他の要因が重複している場合にLTBI治療が検討される．

文献

1) Centers for Disease Control and Prevention: Targeted tuberculin testing and treatment of latent tuberculosis infection. MMWR Recomm Rep, 49 (RR-6): 1-51, 2000
2) Komiya K, et al: Impact of peripheral lymphocyte count on the sensitivity of 2 IFN-γ release assays, QFT-G and ELISPOT, in patients with pulmonary tuberculosis. Intern Med, 49: 1849-1855, 2010
3) National Institute for Health and Clinical Excellence: NICE clinical guideline 117. Tuberculosis: Clinical diagnosis and management of tuberculosis, and measures for its preventionand control, London, 2011
4) 日本結核病学会予防委員会・治療委員会：潜在性結核感染症治療指針．結核，88：497-512, 2013
5) Sutherland I: The ten-year incidence of clinical tuberculosis following 'coversion' in 2550 individuals aged 14 to 19 at the time of conversion. TSRU Progress Report 1968, KNCV, The Hague, 1968
6) Akolo C, et al: Treatment of latent tuberculosis infection in HIV infected persons. Cochrane Database Syst Rev, 1: CD000171, 2010
7) Cattamanchi A, et al: Interferon-gamma release assays for the diagnosis of latent tuberculosis infection in HIV-infected individuals: a systematic review and meta-analysis. J Acquir Immune Defic Syndr, 56: 230-238, 2011
8) Chia S, et al: Risk of tuberculosis in dialysis patients: a population-based study. Int J Tuberc Lung Dis, 2: 989-991, 1998
9) Brassard P, et al: Inhaled corticosteroids and risk of tuberculosis in patients with respiratory diseases. Am J Respir Crit Care Med, 183: 675-678, 2011
10) Bélard E, et al: Prednisolone treatment affects the performance of the QuantiFERON gold in-tube test and the tuberculin skin test in patients with autoimmune disorders screened for latent tuberculosis infection. Inflamm Bowel Dis, 17: 2340-2349, 2011
11) Leung CC, et al: Diabetic control and risk of tuberculosis: a cohort study. Am J Epidemiol, 167: 1486-1494, 2008
12) Landry J, Menzies D: Preventive chemotherapy. Where has it got us? Where to go next? Int J Tuberc Lung Dis, 12: 1352-1364, 2008
13) Jick SS, et al: Glucocorticoid use, other associated factors, and the risk of tuberculosis, Arthritis Care Res, 55: 19-26, 2006
14) Brassard P, et al: Rheumatoid arthritis, its treatments, and the risk of tuberculosis in Quebec, Canada. Arthritis Care Res, 61: 300-304, 2009
15) Brassard P, et al: Inhaled corticosteroids and risk of tuberculosis in patients with respiratory diseases. Am J Respir Crit Care Med, 183: 675-678, 2011
16) Bélard E, et al: Prednisolone treatment affects the performance of the QuantiFERON Gold In-tube test and the tuberculin skin test in patients with autoimmune disorders screened for latent tuberculosis infection. Inflamm Bowel Dis, 17: 2340-2349, 2011
17) Harries AD, et al: The looming epidemic of diabetes-associated tuberculosis: learning lessons from HIV-associated tuberculosis. Int J Tuberc Lung Dis, 15: 1436-1444, 2011
18) Dobler CC, et al: Risk of tuberculosis among people with diabetes mellitus: an Australian nationwide cohort study. BMJ Open, 2: e000666, 2012
19) Chan ED, et al: Should cigarette smoke exposure be a criterion to treat latent tuberculous infection? Am J Respir Crit Care Med, 182: 990-992, 2010
20) Bates MN, et al: Risk of tuberculosis from exposure to tobacco smoke. A systematic review and meta-analysis. Arch Intern Med, 167: 335-342, 2007
21) Slama K, et al: Tobacco and tuberculosis: a qualitative systematic review and meta-analysis. Int J Tuberc Lung Dis, 11: 1049-1061, 2007
22) Centers for Disease Control and Prevention: Targeted tuberculin testing and treatment of latent tuberculosis infection. MMWR, 49 (No. RR-6): 1-54, 2000
23) 鈴木公典, 他：医療従事者からの結核．結核，65：677-679, 1990
24) 鈴木公典, 他：産業衛生の観点からみた院内感染予防対策．結核，74：413-420, 1999
25) 宍戸真司, 森 亨：わが国の院内感染予防対策の現状と課題．結核，74：405-411, 1999
26) 井上武夫, 他：愛知県における看護師の結核発病．結核，83：1-6, 2008
27) 下内 昭, 他：大阪市における看護師結核患者発症状況の検討．結核，82：697-703, 2007
28) 大森正子, 他：職場の結核の疫学的動向—看護師の結核発病リスクの検討．結核，82：85-93, 2007

5. 専門医に紹介するタイミング

鈴木純子

結核治療においては，感染性の問題の他に耐性結核をつくらない治療を行う必要がある．そのため，隔離病棟をもつ施設や治療経験のある専門医に当初からもしくは途中で紹介した方がよい場合がある（表1）．以下に，それぞれについて，専門医に紹介するタイミングを解説する．

① 喀痰抗酸菌塗抹陽性の場合

喀痰の塗抹検査で陽性となれば，感染性があるため隔離病棟のある専門施設に紹介する．胃液のみでの抗酸菌塗抹陽性も結核菌を含んだ喀痰を飲み込んでいることによる陽性であるが，空洞病変がなく咳もない患者では感染性はないと判断され，入院勧告が下りないケースもある．

② 結核菌塗抹陰性だが排菌の可能性のある空洞病変がある場合

日を変えて3回の検痰で結核菌塗抹陽性とならなくても，X線写真上に空洞病変があり，咳をしている患者では，同居者に幼小児がいる場合などは特に感染の危険があり，専門施設に紹介する．しかし入院勧告にはならないことが多く，その場合は通常の保険診療での入院になることは紹介前に患者に説明する必要がある．

③ 耐性結核と判明した場合

イソニアジド（INH），リファンピシン（RFP）のいずれかに耐性がある，もしくはその両者に耐性がある多剤耐性結核（MDR-TB），多剤耐性に加えフルオロキノロン，注射二次薬の両者にも耐性がある超多剤耐性結核（XDR-TB）と判明した場合などは専門医へ紹介する．
耐性結核で一番多いINH単独耐性結核の場合，日本結核病学会が推奨する治療で副作用が出ず，トラブルなく完了できそうであれば，各施設での治療も可能とは思われる．

④ 再治療例の場合

結核治療の既往があり，前回の治療時の菌が全感受性菌であることが確認されており，かつ標準治療を完了している患者では，再治療例でも通常の標準治療で開始し今回検出菌の感受性の結果を待てばよい．しかし，前回の治療や菌の状況が確認できない再発例，もしくは治療中断例では，使用歴のある抗結核薬のいずれかに耐性となっている可能性があり，専門医に紹介する．

表1 ● 専門医への紹介を検討すべき症例

① 喀痰抗酸菌塗抹陽性
② 結核菌塗抹陰性だが排菌の可能性のある空洞病変がある
③ 耐性結核（多剤耐性結核・超多剤耐性結核など）
④ 再治療例
⑤ 重篤な合併症がある
⑥ 胸膜炎・リンパ節結核以外の肺外結核
⑦ 重篤な副作用を生じた症例

5 重篤な合併症がある場合

1）重篤な肝障害がある場合

INH，RFPいずれも使用できない場合もあり，専門医での治療導入を検討する．

2）中等度以上の腎障害がある場合

標準治療薬の変更，減量などが必要となり，また治療開始後に腎障害が進むことも多いため専門医への紹介を検討する．

3）HIV合併

HIV患者の結核治療では，抗ウイルス療法（antiretroviral therapy：ART）導入後の患者には抗結核薬とHIV薬の相互作用が出やすく，また導入前の患者では結核発症時の病状が重篤であったり，また全身状態は保たれていても結核治療の副作用が出やすいため専門医に紹介する．

4）呼吸不全

結核病変のために呼吸不全をきたしている症例，例えば粟粒結核では排菌がなくてもARDSとなり呼吸不全が急激に進む場合がある．そのため，大量の酸素吸入を要する粟粒結核などでは悪化傾向となれば搬送可能なうちに専門病院への転院を検討する．

6 肺外結核の場合

肺外結核で頻度の多い結核性胸膜炎，リンパ節結核は通常の標準治療・期間でよいので一般病院で治療可能である．その他の肺外結核，例えば結核性髄膜炎，結核性心膜炎などではステロイドの適応があり，骨関節結核では手術の適応の検討が必要となるため，専門医への紹介を考える．

7 重篤な副作用を生じた症例の場合

結核の標準治療で生じた副作用が重篤な場合，治療の中断が必要となるような血球減少や腎障害を生じた場合はその対応や回復後の抗結核薬の再導入のために，専門医の紹介を検討する．また薬疹や肝障害でも通常の減感作による再導入がうまくいかない場合は，専門医に紹介することを検討する．

6. 結核が治ったら（気をつけること）

鈴木純子

1 結核の再発

　結核の治療は症状・所見が改善した後も一定期間継続する必要があり，内服期間は「結核医療の基準」（厚生労働省）で，標準治療（A）法であれば6カ月，（B）法では9カ月とされている（結核編第3章-1「結核標準治療とは」を参照）．内服中断例や不規則内服例での再発はもちろん起こるが，標準治療を完了した例でも**2〜3％**[1〜5]**の患者が再発**する．再発は糖尿病（diabetes mellitus：DM）合併例や，培養陰性化遅延例，アルコール多飲者などに多いとされている．結核医療の基準でもそれらを考慮し広範空洞型，粟粒結核，結核性髄膜炎などの重症例，DMやHIV感染，免疫抑制薬の内服などの免疫低下例などでは維持期の内服期間を3カ月延長することを勧めている．

　治療完了例での再発時期としては，治療終了後2年以内が多いとされ，治療終了後は通常最初の1年間は3カ月ごとに，2年目の1年間は半年ごとにX線，喀痰をチェックし，再発がないことを確認した後に経過観察を終了する．

2 その他の疾患の発症

　結核治療終了後，結核自体の再発のほかにも発症を留意すべき病態がある．空洞のあった結核では治療後も空洞病変が残存する場合があり，そこにしばしば発症してくるのが**肺アスペルギルス症**である．イギリスの研究では，結核治療後に2.5 cm以上の遺残空洞が残った症例を追いかけると1年後に14％，3〜4年後に22％が肺アスペルギルス症を発症した[6,7]．空洞が大きいほど入る菌量も多くなるため，遺残空洞が大きいほど発症までの期間は短い傾向にある[8]が，小さい空洞でも早くに発症する例もある．このため，**空洞が残った患者**の観察期間中は肺アスペルギルス症の発症に注意し，通院終了後も肺アスペルギルス症の発症を疑う症状（咳，痰，血痰など）が認められるようなことがあれば受診するように患者に説明する．日本結核病学会病型分類のI型（広汎空洞型）の治療後で大きな空洞が残った患者などでは，観察期間終了後も定期的にX線検査を受けるように勧める．

　その他，気管支結核病変があった患者で治療後に気管支がピンホール状に狭窄して治癒した症例では，呼吸機能の低下や狭窄部の末梢に感染をくり返す場合もあるため注意が必要である．

文献

1) 和田雅子, 他：初回治療肺結核症に対する6カ月短期化学療法の成績—その効果, 副作用と受容性について 6年間の経験から. 結核, 74：353-360, 1999
2) Slutkin G, et al：The results of 9-month isoniazid-rifampin therapy for pulmonary tuberculosis under program conditions in San Francisco. Am Rev Respir Dis, 138：1622-1624, 1988
3) Singapore Tuberculosis Service, and British Medical Research Council：Five-year follow-up of a clinical trial of three 6-month regimens of chemotherapy given intermittently in the continuation phase in the treatment of pulmonary tuberculosis. Am Rev Respir Dis, 137：1147-1150, 1988
4) Fox W, et al：Studies on the treatment of tuberculosis undertaken by the British Medical Research Council tuberculosis units, 1946-1986, with relevant subsequent publications. Int J Tuberc Lung Dis, 3：S231-S279, 1999
5) 佐々木結花：肺結核再発例の検討. 結核, 84：777-778, 2009
6) Aspergillus in persistent lung cavities after tuberculosis. A report from the Research Committee of the British Tuberculosis Association. Tubercle, 49：1-11, 1968
7) Research Committee of the British Tuberculosis Association：Aspergilloma and residual tuberculous cavities-the results of a resurvey. Tubercle, 51：227-245, 1970
8) 倉島篤行, 他：肺アスペルギルス症の発症と進展. 「結核Up to Date改訂第3版」(四元秀毅, 倉島篤行/編), pp258-267, 南江堂, 2010

1.「感染症法」とは

佐々木結花

1 はじめに

「感染症法」は，正しくは「感染症の予防及び感染症の患者に対する医療に関する法律」[1]であり，本邦の感染症対策を顕すものとして平成10年（1998年）に制定された．本稿では感染症法と略して記載を行う．感染症法の冒頭に，「…感染症の患者等に対するいわれのない差別や偏見が存在したという事実」とあるように，過去の感染症対策への反省を込め，感染症の国際化に見合うよう定められた法律である．

2 結核予防法，そして「感染症法」への統合

結核は人類とともに古く長い歴史を有するが，本邦では大正8年（1919年）に旧結核予防法が制定された．昭和26年（1951年）に結核予防法が改正され，平成19年（2007年）には結核予防法は廃止されて感染症法に統合されることとなった．

結核予防法は，結核健診の実施，BCG接種の規定，治療指針などが主な柱であり，各種補則を加えても人権への配慮，国際感染症としての結核の公衆衛生学的積極的精査について記載を加えることには限界があった．しかし主たる統合理由は，一感染症名を法律名とすることは，ハンセン病への過剰な患者隔離の歴史を振り返ると，患者への差別を助長する可能性があると考えられることであった．そのため，感染症法は患者の人権への配慮を明確に示し，感染源となった場合に国益を考慮し人権の制限を加えるための法律的根拠，適正医療普及のために医療内容について結核診査協議会に診査権限をもたせること，などを明記している．

3 感染症法における結核

結核は，感染症法第六条に二類感染症として定められている．感染症の分類を表1に示す．結核は，国際的に広く問題となり現在も継続して積極的な対応をし続けねばならない感染症であること，社会経済的状況を反映し患者数が増減すること，空気感染で広域に感染し感染後潜伏期間が長いため対策が立てづらいこと，緩徐に進行すること，治療を開始してからも感染する期間が週の単位で継続すること，最短6カ月という長期間を要する治療期間であること，薬剤耐性結核症が存在し世界的脅威となっていること，など，さまざまな特徴を有する感染症である．そのため，二類感染症の規約に収まりきらず別項が設けられている．本稿では，条文の語句の定義などについて解説する．

表1 ● 感染症の分類

一類感染症	エボラ出血熱，クリミア・コンゴ出血熱，痘そう，南米出血熱，ペスト，マールブルグ病，ラッサ熱
二類感染症	急性灰白髄炎，結核，ジフテリア，重症急性呼吸器症候群*，中東呼吸器症候群**，鳥インフルエンザ***
三類感染症	コレラ，細菌性赤痢，腸管出血性大腸菌感染症，腸チフス，パラチフス
四類感染症	E型肝炎，A型肝炎，黄熱，Q熱，狂犬病，炭疽，鳥インフルエンザ（特定鳥インフルエンザを除く），ボツリヌス症，マラリア，野兎病，ジカウイルス感染症 前各号に掲げるもののほか，すでに知られている感染性の疾病であって，動物またはその死体，飲食物，衣類，寝具その他の物件を介して人に感染し，前各号に掲げるものと同程度に国民の健康に影響を与えるおそれがあるものとして政令で定めるもの
五類感染症	インフルエンザ（鳥インフルエンザおよび新型インフルエンザ等感染症を除く），ウイルス性肝炎（E型肝炎およびA型肝炎を除く），クリプトスポリジウム症，後天性免疫不全症候群，性器クラミジア感染症，梅毒，麻しん，メチシリン耐性黄色ブドウ球菌感染症 前各号に掲げるもののほか，すでに知られている感染性の疾病（四類感染症を除く）であって，前各号に掲げるものと同程度に国民の健康に影響を与えるおそれがあるものとして厚生労働省令で定めるもの

*病原体がベータコロナウイルス属SARSコロナウイルスであるものに限る
**病原体がベータコロナウイルス属MERSコロナウイルスであるものに限る
***病原体がインフルエンザウイルスA属インフルエンザAウイルスであってその血清亜型が新型インフルエンザ等感染症の病原体に変異するおそれが高いものの血清亜型として政令で定めるものであるものに限る．第五項第七号において「特定鳥インフルエンザ」という
文献1より作成

1) 患者，疑似症患者，無症状病原体保有者とは

「**患者**」は法律上文言の指定はなく，医療上発病したと診断した者である．

結核における「**疑似症患者**」とは，「結核の疑似症を呈している者」であり，結核を強く疑いうる病状を示し，診断根拠が明示できるまでの期間（例：喀痰抗酸菌塗抹陽性，結核菌同定検査未着の場合など），感染の蔓延を防ぐ予防措置をとる必要がある場合は，結核と診断された「患者」と同等の扱いを行う．

「**無症状病原体保有者**」とは，「結核菌を保有している者（感染しているもの）であって結核の症状を呈していない者」であり，「潜在性結核感染症」患者を指す．

2) 医療機関の分類と結核

「**感染症指定医療機関**」とは，特定感染症指定医療機関，第一種感染症指定医療機関，第二種感染症指定医療機関および結核指定医療機関を指す（**表2**）．

「**特定感染症指定医療機関**」とは，新感染症の所見がある者または一類感染症，二類感染症もしくは新型インフルエンザ等感染症の患者の入院を担当させる医療機関として厚生労働大臣が指定した病院である．「**新感染症**」とは，人から人に伝染すると認められる疾病で，既知の感染症と病状や治療が異なり，病状が重篤で，その感染症の蔓延により国民の生命および健康に重大な影響を与えるおそれがあると認められる疾患をいうが，結核は既知の病原体であるので，新感染症には該当しない．

「**第一種，二種感染症指定医療機関**」とは，一類感染症，二類感染症または新型インフルエンザ等感染症の患者の入院を担当させる医療機関として都道府県知事が指定した病院である．しかし，結核は特別で同じ二類感染症であるにもかかわらず，「**結核指定医療機関**」とし

表2● 感染症指定医療機関

特定感染症指定医療機関	新感染症の所見がある者または一類感染症，二類感染症もしくは新型インフルエンザ等感染症の患者の入院を担当させる医療機関として厚生労働大臣が指定した病院
第一種感染症指定医療機関 第二種感染症指定医療機関	二類感染症または新型インフルエンザ等感染症の患者の入院を担当させる医療機関として都道府県知事が指定した病院
結核指定医療機関	結核患者に対する適正な医療を担当させる医療機関として都道府県知事が指定した病院若しくは診療所（これらに準ずるものとして政令で定めるものを含む．）又は薬局

文献1より筆者作成

て「結核患者に対する適正な医療を担当させる医療機関として都道府県知事が指定した病院若しくは診療所（これらに準ずるものとして政令で定めるものを含む．）又は薬局」と別途扱われる．よって，第二種感染症指定医療機関であっても，「結核指定医療機関」とならなければ，結核患者の入院医療機関とはならない．ほかの二類感染症は，いずれも潜伏期間が短く，発症後急性の対応を要するが，肺結核は空気感染であっても緩徐な経過をたどり，長期の入院に対応する施設ないしは病床の整備が必要であること，長期の外来治療を要すること，など，その他の二類感染症と異なる事情があるため，別途取り扱いされている．

3）医療費

二類感染症患者に対しては，後に述べる入院の勧告または入院の措置を実施した場合，患者本人またはその保護者から申請があったときは，当該患者が感染症指定医療機関において支払う以下の①〜④の費用をすべて都道府県が負担する．
①診察
②薬剤または治療材料の支給
③医学的処置，手術およびその他の治療
④病院への入院およびその療養に伴う世話その他の看護

外来結核患者あるいは感染性のない結核患者の医療費に関しては，都道府県は，結核患者またはその保護者から申請があり，当該結核患者の居住地を管轄する保健所の結核診査協議会の意見でその医療が妥当であると判断した場合，結核指定医療機関において厚生労働省令で定める医療（保険診療内で，結核に関係する薬剤，画像検査の一部，喀痰検査，採血検査で結核に係るもの，結核に係る手術）を受けるために必要な費用の95％を負担することができる．申請後6カ月を経過した場合は，再度申請が必要である．

4）病原体としての分類と制限

「病原体等」とは，感染症の病原体および毒素をいう．「特定病原体等」とは，一種病原体等，二種病原体等，三種病原体等および四種病原体等をいうが，この分類は感染症の分類とは異なる（表3）．

従来，多剤耐性結核菌すべてを第三種と定めていたが，治療法の改善などを背景とし，平成27年（2015年）5月に「感染症の予防及び感染症の患者に対する医療に関する法律の一部を改正する法律の施行に伴う関係政令の整備等に関する政令」が施行され，超多剤耐性菌

表3 ● 特定病原体等

一種病原体等	ラッサウイルス，エボラウイルス属アイボリーコーストエボラウイルスなど
二種病原体等	エルシニア属ペスティス（別名ペスト菌），クロストリジウム属ボツリヌム（別名ボツリヌス菌），ボツリヌス毒素，ベータコロナウイルス属SARSコロナウイルスなど
三種病原体等	狂犬病ウイルスなど，超多剤耐性結核菌*
四種病原体等	多剤耐性結核菌

*超多剤耐性結核菌は所持，運搬などに届出が必要．文献1より著者作成

は第三種，多剤耐性菌は第四種病原体に変更された．この結果，多剤耐性結核である患者を診断した医療機関でのみ菌が得られた場合は菌株の移動が容易となったため，薬剤感受性検査の施行が容易となり，大きく治療に寄与するところとなった．

5）結核独自の条項―服薬支援

　結核治療は長期間に及び，継続して抗結核薬を内服し完了することが最も重要となる．そのため，感染症法においても，「保健所長は，結核登録票に登録されている者について，結核の予防又は医療上必要があると認めるときは，保健師又はその他の職員をして，その者の家庭を訪問させ，処方された薬剤を確実に服用する指導その他必要な指導を行わせるものとする．（中略）病院，診療所，薬局その他厚生労働省令で定めるものに対し，厚生労働大臣が定めるところにより，処方された薬剤を確実に服用する指導その他必要な指導の実施を依頼することができる」（第五十三条の十四）と定められた．他の感染症にはこの記載はなく，結核独自の条文である．患者の抗結核薬内服を確認するとともに，患者を支援し治療中断させないために，WHO（World Health Organization：世界保健機関）を中心としてDOTS（directly observed treatment, short-course：直接服薬確認療法）が行われ，成果を上げてきたことが背景となっている．本邦では平成16年（2004年）に「結核患者におけるDOTS（直接服薬確認療法）の推進について」とした厚生労働省健康局結核感染症課長通知により，日本版DOTSが示されたが，平成27年（2015年）に一部改正があり，院内，地域について詳細に具体的な方法が示された（図1）．

6）結核と法律

　結核は，いまだ年間に国内で2万人余の患者発生がある一大感染症である．正しい対策を行うため法令で定められた項目があるが，臨床上なじみにくい内容である．実務で解釈に困った際には，ぜひ保健所などの専門家に相談していただきたい．

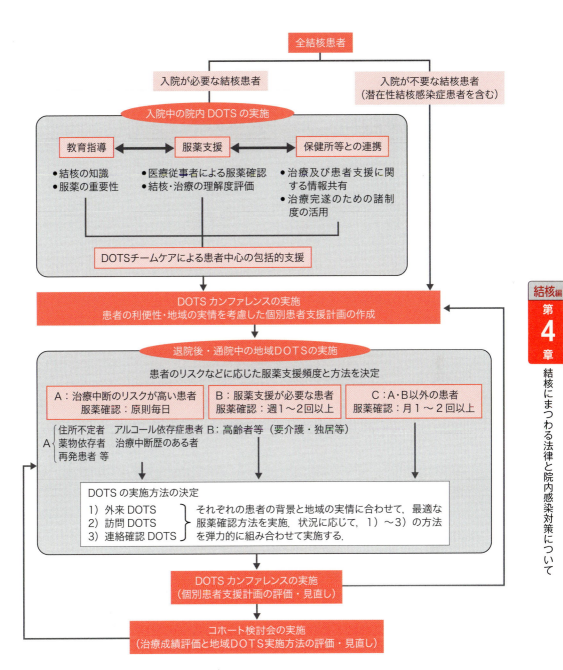

図1● 日本版21世紀型DOTS戦略体系図
文献2より作成（著者が一部改変）.

文献

1) 感染症の予防及び感染症の患者に対する医療に関する法律：http://law.e-gov.go.jp/htmldata/H10/H10HO114.html
2) 厚生労働省健康局結核感染症課長通知「結核患者に対するDOTS（直接服薬確認療法）の推進について」の一部改正について（健感発0521第1号 平成27年5月21日）：
http://www.mhlw.go.jp/file/05-Shingikai-10601000-Daijinkanboukouseikagakuka-Kouseikagakuka/0000098529.pdf

結核編 第4章 結核にまつわる法律と院内感染対策について

2. 結核と診断された後に必要な知識：入院の必要性の判断・届け出・就業制限

佐々木結花

1 結核と「入院」

　結核の分類は，大きく，呼吸器系の結核（喉頭，気管，気管支，肺），呼吸器外の結核（肺外結核で喀痰から菌が検出されず肺外結核と分類された結核，結核性胸膜炎で肺に病巣がないため肺外結核と分類された結核，骨関節結核，尿路結核，など）に分類される（**表1**）．呼吸器外の結核であっても菌の進入路は経気道性であり，肺に初感染病巣が生じる．発病する臓器が肺ではなく尿路のみの場合，尿から結核菌が検出されても空気中に菌が飛沫核として散布されないため他者への感染は生じない．このように空気中に飛沫核として散布されない病巣の場合は，隔離する必要はない．

　入院基準について，「感染症の予防及び感染症の患者に対する医療に関する法律における結核患者の入退院及び就業制限の取扱いについて」として，厚生労働省健康局結核感染症課長通達[1]がなされている（**表2**）．入院しなくてはならないのは，**呼吸器系の結核患者で喀痰塗抹検査の結果が陽性であるとき**，または，**喀痰塗抹陰性であっても喀痰ないしは胃液，気管支鏡検体の培養検査または核酸増幅法陽性で，他者への感染の危険が想定される**場合である．しかし，後者の場合は，医師がその必要性を認識するのみではなく，保健所および結核診査協議会が納得できる公正な所見でなければならない．

2 結核患者の入院の必要性を判断する条件と手続き

1）喀痰検査

A. 症状について

　肺結核患者は必ずしも呼吸器症状を主訴とはしない．呼吸器症状を有する結核患者は2015年では肺結核患者において，総数14,123例中呼吸器症状のみ3,706例（26.2％），呼吸器＋その他4,327例（30.6％）と，全体の56.8％に過ぎず，呼吸器症状の他のみ2,559例（18.1％），症状なしは健診発見も含め3,455例（24.5％）であった．喀痰塗抹陽性者（7,131例）（30.5％）であっても呼吸器症状を有する患者は2,175例に過ぎない[2]．

B. 適切な喀痰について

　喀痰検査は，提出された喀痰が適切であるかが最も重要である．喀痰は早朝起床時に軽いうがいを行い強い咳をして，3 mL以上を採取し，正確な診断のために1日1回3日間あるいは日を変えて3回検査を行うことが勧められている[3, 4]（**表3**）．

表1 ● 結核の分類

呼吸器系の結核	喉頭,気管,気管支,肺
呼吸器外の結核 (肺外結核)	粟粒結核で喀痰から菌が検出されないもの
	結核性胸膜炎で肺に病巣がないもの
	骨関節結核
	尿路結核 など

表2 ●「感染症の予防及び感染症の患者に対する医療に関する法律における結核患者の入退院及び就業制限の取扱いについて」(文献1より引用)

入院に関する基準

結核について,法第26条において準用される法第19条及び第20条の「まん延を防止するため必要があると認めるとき」とは,平成19年6月7日付け健感発第0607001号「感染症の予防及び感染症の患者に対する医療に関する法律第12条第1項及び第14条第2項に基づく届出の基準等の一部改正について」の2(3) ア「結核患者(確定例)」に該当する者(以下「患者」という.)が以下の(1)又は(2)の状態にあるときとする.
(1) 肺結核,咽頭結核,喉頭結核又は気管・気管支結核の患者であり,喀痰塗抹検査の結果が陽性であるとき.
(2) (1)の喀痰塗抹検査の結果が陰性であった場合に,喀痰,胃液又は気管支鏡検体を用いた塗抹検査,培養検査又は核酸増幅法の検査のいずれかの結果が陽性であり,以下のア,イ又はウに該当するとき.
　ア　感染防止のために入院が必要と判断される呼吸器等の症状がある.
　イ　外来治療中に排菌量の増加がみられている.
　ウ　不規則治療や治療中断により再発している.

表3 ● 喀痰検査別塗抹/培養陽性率

	1回目	2回目	3回目	4回目
塗抹	64%	81%	91%	98%
培養	70%	91%	99%	100%

文献4より作成

C. 喀痰塗抹陽性の場合

喀痰塗抹陽性の場合,感染性ありとされる.根拠は,抗酸菌塗抹検査の感度は1mL当たり5,000〜10,000個[5]であり,家族内のツベルクリン反応陽性率すなわち感染率は喀痰塗抹陽性者で最も高く[6]最も強力な感染源になると報告されていることによる.

D. 喀痰塗抹陰性培養陽性の場合

喀痰検査で塗抹陰性培養陽性であっても,呼吸器症状,特に咳嗽が強ければ感染源となることがある.施設などの集団生活の一員として長期居住することや,病院など免疫抑制患者と長期に接する状況,同居者に乳幼児がいる場合は,病院では個室への転床を,あるいは結核専門施設への転院が必要となる場合もあり,保健所への相談が必要となる.喀痰塗抹陽性例であれば患者の所得税額によって医療費は都道府県知事が負担するが,それ以外の患者の入院では医療費は結核に関する薬剤費,検査費用の一部が都道府県知事の負担となるのみで全額ではない[7].患者に誤解を与えないためにも,保健所への相談が必要である.

2) 結核患者診断時の届け出および「勧告入院」手続き

結核患者,あるいは結核疑似症患者,無症状病原体保有者と診断した場合,感染症法第十

表4 ● 結核の入院に関する法律（文献7より作成）

※感染症法第十九条について，筆者が第二十六条に従い，結核に合致した内容に変換した．変換した部分を下線で示す．

> 第十九条　都道府県知事は，二類感染症のまん延を防止するため必要があると認めるときは，当該感染症の患者に対して入院し，又はその保護者に対し当該患者を入院させるべきことを勧告することができる．ただし，緊急その他やむを得ない理由があるときは，第二種感染症指定医療機関の病院若しくは診療所であって当該都道府県知事が適当と認めるものに入院し，又は当該患者を入院させるべきことを勧告することができる．
> 2　都道府県知事は，前項の規定による勧告をする場合には，当該勧告に係る患者又はその保護者に対し適切な説明を行い，その理解を得るよう努めなければならない．
> 3　都道府県知事は，第一項の規定による勧告を受けた者が当該勧告に従わないときは，当該勧告に係る患者を第二種感染症指定医療機関（同項ただし書の規定による勧告に従わないときは，特定感染症指定医療機関若しくは第一種感染症指定医療機関以外の病院又は診療所であって当該都道府県知事が適当と認めるもの）に入院させることができる．
> 4　第一項及び前項の規定に係る入院の期間は，七十二時間を超えてはならない．
> （…以後略）

表5 ● 入院患者の医療費（文献7より引用）

> 第三十七条　都道府県は，都道府県知事が第十九条若しくは第二十条（これらの規定を第二十六条において準用する場合を含む．）又は第四十六条の規定により入院の勧告又は入院の措置を実施した場合において，当該入院に係る患者（新感染症の所見がある者を含む．以下この条において同じ．）又はその保護者から申請があったときは，当該患者が感染症指定医療機関において受ける次に掲げる医療に要する費用を負担する．
> 　一　診察
> 　二　薬剤又は治療材料の支給
> 　三　医学的処置，手術及びその他の治療
> 　四　病院への入院及びその療養に伴う世話その他の看護
> 2　都道府県は，前項に規定する患者若しくはその配偶者又は民法（明治二十九年法律第八十九号）第八百七十七条第一項に定める扶養義務者が前項の費用の全部又は一部を負担することができると認められるときは，同項の規定にかかわらず，その限度において，同項の規定による負担をすることを要しない．
> 3　第一項の申請は，当該患者の居住地を管轄する保健所長を経由して都道府県知事に対してしなければならない．

二条により医師は厚生労働省令で定める場合を除き，**直ちに**その者の氏名，年齢，性別その他厚生労働省令で定める事項を，**最寄り**の保健所長を経由して都道府県知事に届け出なければならない．届け出は都道府県ごとに特定の用紙が決められている．

　特に，他者への感染性があると判断された患者の場合は，結核指定医療機関の結核病床ないしは病棟に「勧告入院」[7]となる．勧告入院とは，感染症法第十九，二十条に従って，感染の蔓延を防ぐために都道府県知事が入院させることができる，という法律に基づいた対処である．医療機関の最寄りの保健所は届け出を受理後，患者住所地の管轄保健所に連絡し，患者住所保健所は入院後72時間以内に勧告入院対象の患者あるいは保護者に対し，適切な説明を行い，その理解を得るよう努めるとともに，都道府県知事が指定する職員に対して，患者あるいは保護者が意見を述べる機会を与えなければならない（**表4**）．勧告入院は，感染対策上患者の人権を一部制限するため，先に記したように患者の費用負担が条文に明記されている（**表5**）．

　入院期間30日を超える前に患者の排菌状況あるいは患者の病状，治療内容について，結核診査協議会において診査を受けねばならない．

表6● 退院基準および就業制限の解除（文献1より引用）

> **第2　退院に関する基準**
> 　結核について，法第26条において準用される法第22条の「当該感染症の症状が消失したこと」とは，咳，発熱，結核菌を含む痰等の症状が消失したこととし，結核菌を含む痰の消失は，異なった日の喀痰の培養検査の結果が連続して3回陰性であることをもって確認することとする．
> 　ただし，3回目の検査は，核酸増幅法の検査とすることもできる．その場合，核酸増幅法の検査の結果が陽性であっても，その後の培養検査又は核酸増幅法の検査の結果が陰性であった場合，連続して3回の陰性とみなすものとする．
> 　また，以下のアからウまでのすべてを満たした場合には，法第22条に規定する状態を確認できなくても退院させることができるものとする．
> ア　2週間以上の標準的化学療法が実施され，咳，発熱，痰等の臨床症状が消失している．
> イ　2週間以上の標準的化学療法を実施した後の異なった日の喀痰の塗抹検査又は培養検査の結果が連続して3回陰性である．（3回の検査は，原則として塗抹検査を行うものとし，アによる臨床症状消失後にあっては，速やかに連日検査を実施すること．）
> ウ　患者が治療の継続及び感染拡大の防止の重要性を理解し，かつ，退院後の治療の継続及び他者への感染の防止が可能であると確認できている．（なお，確認にあたっては，医師及び保健所長は，別紙に記載されている事項を確認すること．）

3　就業制限と解除

　都道府県知事は，結核患者発生時届出を受けた場合において，その患者が，喀痰塗抹，培養または核酸増幅法のいずれかが陽性で入院の必要がない場合，感染の蔓延防止目的として，厚生労働省令で定める「結核を公衆に蔓延させるおそれがある業務」（接客業その他多数の者に接触する業務）に一定期間従事してはならないと通知すること，と定められている[1]．この業務は，教師，保育士などの教育関係者，医療従事者，理・美容業，飲食店などを指す．就業制限の解除は退院基準とほぼ同様であり，咳，発熱，結核菌を含む痰などの症状が消失するまでとされている．結核菌を含む痰の消失の基準を**表6**に示す．

　治療開始時の喀痰検査または核酸増幅法の検査の結果が陽性であるために就業制限の通知がなされている患者については，**2週間以上の標準的化学療法が実施され経過が良好であれば，2週間以上の標準的化学療法を実施した後の異なった日の培養検査または核酸増幅法の検査の結果が2回連続で陰性であった時点で，結核菌を含む痰の消失が確認できたものとみなしてよいものとする．**と定められている．

文献

1) 感染症の予防及び感染症の患者に対する医療に関する法律における結核患者の入退院及び就業制限の取扱いについて（健感発第0907001号，平成19年9月7日，平成26年1月29日一部改正後）：http://www.jata.or.jp/dl/pdf/law/2014/2_2.pdf

2) 公益財団法人結核予防会：新登録肺結核患者数―登録時総合患者分類コード，症状の有無．「結核の統計2016」，p61，公益財団法人結核予防会，2016

3) 樋口武史：検査材料．「結核菌検査指針2007」（日本結核病学会抗酸菌検査法検討委員会/編），pp13-20，公益財団法人結核予防会，2007

4) Al Zahrani K, et al：Yield of smear, culture and amplification tests from repeated sputum induction for the diagnosis of pulmonary tuberculosis. Int J Tuberc Lung Dis, 5：855-860, 2001

5) Kent PT, et al：Isolation procedures.「Public Health Mycobacteriology：A Guide for the Level Ⅲ Laboratory」(US Department of Health and Human Services, et al), pp57-70, CDC, 1985

6) Grzybowski S, et al：Contacts of cases of active pulmonary tuberculosis. Bull Int Union Tuberc, 50：90-106, 1975

7) 感染症の予防及び感染症の患者に対する医療に関する法律：http://law.e-gov.go.jp/htmldata/H10/H10HO114.html

3. 感染を受けたかもしれない人々への対応：接触者健診

佐々木結花

1) 感染を受けたかもしれない人々に対しての配慮

「感染を受けたかもしれない人」とは，感染性がある結核患者とある程度接触があり，感染を受けた危険が高いと判断された人のことである．「感染を受けたかもしれない」ことを調査する段階では，結核感染に対して必要以上に恐怖心を抱かせないよう，また，周囲への感染を生じた可能性のある結核患者の個人情報の管理に配慮し，調査対象者は非常にデリケートな状況にあることを意識する必要がある．

2) 接触者健診

A. 定義

接触者健診は，感染症法第十七条[1]によって行う必要があることが明示されている「法定受託事務」であり，都道府県，保健所を設置する市または特別区が処理することとされている．「感染を受けたかもしれない人」の中から「潜在性結核感染」，「発病者」を診断する健診である．

B. 接触者とは

「接触」者とは，周囲への感染を生じる可能性のある結核患者（発端者）が結核を感染させた可能性のある期間に，発端者と同じ空間にいたことが明らかな者である．感染した場合に発病リスクが高い，あるいは重症型結核が発症しやすい「**ハイリスク接触者**」，感染を受けた危険が高い（長期間くり返し接触，患者の排菌量が多い，など）「**濃厚接触者**」，「**非濃厚接触者**」，「**非接触者**」（接触者検診対象外となる）の4つに分類される[2]．濃厚，非濃厚を分ける検討項目として，同居，環境因子（室内の広さ，空調，など），時間，頻度，医療行為（吸痰操作など，院内感染事例の場合）などがあげられている[3]．

C. 行政の対応

調査としては，保健所はまず発端者から情報収集し，接触した人の特定，接触状況を詳細に調査する（スポーツジムに通う，同じ店で食事をする，よく飲みに行く友人と店，など，発端者しかわからない情報が多いためである）．このときに個人情報の管理について言及し，公衆衛生学的に重要な調査であること，隠匿することは接触した相手のために不利益になること，などを説明する．

次に，発端者の入院医療機関から，発端者の症状および出現時期，喀痰検査成績，画像所見などの情報を得る．その後，発端者の感染性を保健所で検討し，健診の範囲や時期，内容を決定する．保健所において接触した人のリスク評価を行い，先に述べた接触度合いによる

分類を行う．

　そして，健診の優先度を決定するが，ハイリスク接触者および濃厚接触者を最優先とし，他に優先すべき事由がある接触者を選定する．接触者健診の説明を対象者に行い，優先度によって同心円上に順次健診（接触者健診）を行っていき，一般集団と同様の感染率となったところで終了する．

　接触者健診は，問診とともに感染の有無を確認するインターフェロン-γ遊離検査（interferon-γ release assay：IGRA）や，胸部画像検査を行う．検査のwindow期[※1]について幅をもって考慮し，おおむね発端者との最終接触の2～3カ月後に健診を開始する．発端者の咳嗽が長期である場合は，発端者発見直後に健診を開始する場合もある．なお発端者が無症状であった場合，発見から3カ月振り返った時点を発病時とすることが日本では行われている[4]．対象が乳幼児から小児である場合はツベルクリン反応を併用する場合もある．

3）感染後発病率

　BCG未接種者が結核に感染した後の発病率は，ツベルクリン反応陽転化1年以内は16.2％であった[5]．

　BCG既接種者の発病率は，集団感染事例における推定が報告されている．ツベルクリン反応による陽性者を母集団とした接触者健診施行中の発病率の検討ではあるが，中学生の集団感染事例で22.0％[7]，高校生の集団感染事例で20.5％[8]であった．このような報告から，結核の感染後発病率は15～20％程度とみなすことができるため，接触者に発病危険率の説明を行う．

4）接触者健診の後，何がはじまるのか

　事後措置として，感染したと確認された者には個別に**受診勧奨**を行い，潜在性結核症感染者としてイソニアジド（INH）6～9カ月投与（**潜在性結核感染症の治療：latent tuberculosis infection treatment, LTBI治療**）を行う目的で医療機関へ受診させる（LTBIについては，結核編第2章-3を参照）．万が一，発端者がINH耐性であった場合には後述のようにリファンピシン（RFP）を4カ月内服させる．治療終了まで定期的に血液検査を行い副作用に注意をする．投与終了時に胸部画像検査を行い，発病の有無を確認する．

　LTBI治療が終了した後の経過観察については，治療終了後**「結核回復者」として2年間保健所に登録**され，その間6カ月ごとに病状把握の対象となる[4]．

　治療を拒絶した対象者の場合には，結核発病リスクの危険を十分に説明したうえで6カ月に1回胸部画像健診を行い，発病の有無を確認するとともに，万が一発症した場合の**有症状受診**についてもさらに理解を得るよう，説明を十分に行う．

　※1　**window期**　感染したと推定される時点から検査の結果が正しい評価であるとみなされるようになるまでの時期．結核では2カ月程度とされる[6]．

5）LTBI治療の注意

> **Point**
> - 発端者の結核菌薬剤感受性検査の結果が判明していた場合，INH耐性の有無を必ず確認する．INHは成人は5 mg/kg（上限300 mg），小児10 mg/kg（上限300 mg）にて投与量を決める．
> - 肝障害，頭痛，末梢神経障害などの頻度の高い副作用について説明する．
> - 内服は活動性結核症と同様に**直接服薬確認療法**（directly observed treatment, short-course：**DOTS**）を行う．

　日本では2007年の調査で，INH耐性患者は初回治療3.1％，既治療例12.3％の割合で存在するため，INH耐性菌による潜在性結核症患者にはINHを用いず，RFP4カ月投与とする．RFPは結核治療のキードラッグであり，単剤投与が不確実になれば多剤耐性結核を生じるリスクがあるため，DOTSを厳重に行う．

　なお，現在のところLTBI治療によって明らかにIGRA検査が陰性になるという報告はないため，陰性化を期待する患者には事前に陰性にならないことについて注意をしておく必要がある．

文献

1）感染症の予防及び感染症の患者に対する医療に関する法律：
http://law.e-gov.go.jp/htmldata/H10/H10HO114.html
2）「Contact investigation guidelines」（California Department of Health Services Tuberculosis Control Branch & California Tuberculosis Controllers Association），California Department of Health Services, 1989
3）感染症法に基づく結核の接触者健康診断の手引き（改訂第5版）．厚生労働科学研究（新型インフルエンザ等新興・再興感染症研究事業）「地域における効果的な結核対策の強化に関する研究（研究代表者：石川信克），2014年：http://www.phcd.jp/02/kenkyu/kouseiroudou/pdf/tb_H25_tmp02.pdf
4）日本結核病学会予防委員会・治療委員会：潜在性結核感染症治療指針．結核，88：497-512, 2013
5）「結核初感染の臨床的研究：結核症の発生機序」（千葉保之，他），保健同人社，1948
6）Lee SW, et al：Time interval to conversion of interferon-γ release assay after exposure to tuberculosis. Eur Respir J, 37：1447-1452, 2011
7）高知市保健所結核感染症対策室：高知市結核集団感染報告書，第二報，高知市，2001
8）千葉県衛生部，県立O高校結核対策委員会，県立O高等学校結核多発調査報告書．千葉県衛生部，1988

4. 院内感染対策

佐々木結花

1 医療従事者の結核対策

院内感染事例の現状

結核院内感染対策は，空気感染で伝播していく．結核感染の特徴は以下の3点である．
①潜伏期間（潜在性結核感染）が長期である．
②発病率は10〜20％程度である．
③ワクチンは，成人では現在のところ発病予防には大きな効果は与えない．

厚生労働省健康局結核感染症課による調査では，発生件数は上下しており傾向は一定しないが，減少傾向にはなく[1]，結核への油断が結核集団感染を招く可能性は，現在でも続いている．医療従事者の結核感染リスクは一般に比し高率であり，相対危険度は2004年では女性看護師4.3，男性看護師3.8と報告されている[2]．そのため，医療従事者は施設としての結核感染対策，個人単位の感染予防対策を実施する必要がある．

2 医療機関における感染防止対策

1）医療機関における感染防止組織

院内感染防止対策の組織として，病院では院内感染防止対策委員会（infection control team：ICT）の設置が必須である．ICTは常に入院患者の動向に注意し，各医師が相談しやすい窓口をもつ必要がある．診療所や医療施設では，施設長である医師が感染対策について常に関心を有し，就労している看護師らとともに学ぶ機会を設けていくことを心がける必要がある．

2）院内感染対策

医療機関は，輸入感染症，ウイルス性疾患などさまざまな感染症に対応しなければならない．空気感染で感染が拡大する結核の場合は，すみやかに，以下の3つを行う．
①活動性結核患者の早期診断
②活動性結核患者の感染性の有無を早期に確認
③適切な治療選択（転院も含め）
④事後処置（接触者健診）
また日頃から，以下の2つを行う必要がある．
①定期検診の実施とその事後措置

②あらゆる感染に対策可能な環境整備および個人防御の教育

3) 結核早期診断

　　結核，特に感染性を有する呼吸器系結核（肺，喉頭，気管，気管支）の場合，早期の診断が必須である．呼吸器症状が2週間以上継続，ないしは喀痰などの精査がなく原因不明の呼吸器感染症，短期治療でいったんは改善したが（特にニューキノロン系抗菌薬の安易な投与）内服終了後再増悪した患者の，**早期の診断確定**は重要である．入院中であっても，**不明熱，胸部異常影を生じた患者，誤嚥性肺炎をくり返す患者**の場合は，「喀痰抗酸菌検査をする」ことを意識する必要がある．

3) 外来での感染防御

　　医療機関では，肺結核を疑いうる症状を有した患者の受診を避けることはできない．外来での感染防御の具体的な方策をあげる．

- 受付など施設に入ってすぐ目に付く場所に，「インフルエンザや結核を疑われて紹介になった患者さん，咳が2週間以上続く患者さんは，職員へお声掛けください」というポスターを貼り，トリアージを行う．
- 初診の患者に呼吸器症状があるようであれば，サージカルマスクを着けてもらう．
- 病院であればトリアージされた患者については通常の外来の動線に沿わせるのではなく，早期に診察を行い画像検査などでほかの患者と接触をしないよう配慮する．
- 紹介状を受けとる窓口担当者に，肺結核の疑いないしは血痰，長期の咳嗽など，結核を疑いうるキーワードを示し，紹介状を開けた時点でそれらの用語があればカルテ登録前に初診担当ブースに電話連絡をするよう周知し，連絡を受けた担当者はトリアージの準備をする．
- 救急外来ではトリアージが不十分となりやすいため，看護師や医療クラークは患者待合室に気を配り，咳嗽が頻回な患者がいないか注意を怠らないようにする．
- 放射線科技師は患者の画像が肺結核に類似していれば，担当スタッフに電話で速報する．

　　このように各部署が協力して入り口で結核患者の発見に努めるよう，連携を図る．クリニックなどでは，咳をしている患者が受付に来たときに，可能な限り他患者と座席を別にするよう準備し，咳嗽がある患者の受付，診療時には，スタッフはサージカルマスクだけでも着ける習慣をもつ．また職員用にN95マスクを準備しておく必要がある．

4) 飛沫核の拡散予防対策

　　喀痰室，ネブライザー処置を行う部屋，救急処置室，内視鏡室，気管支鏡室は，結核菌を飛沫核として空気中に散布させる可能性があるため，他診療室よりも陰圧とすることが望ましい．特に喀痰採取は洗面所などで行われがちであるが，たいへん危険である．可能であれば喀痰採取室を設け，周囲よりも陰圧にし，換気がすむまで採取室から患者が出ないような対応が望ましい．診療所では人気のない外のオープンスペースで痰を採取するよう指導する．

5) 感染対策—個人レベルの防御

空気感染はN95マスクの適切な装着で予防が可能である．装着の練習は機会があれば院内でくり返し行っておく．マスクは，**患者はサージカルマスクを，医療従事者はN95マスクを**装着するのが原則である．肺結核疑い患者でもN95マスクの装着は苦痛であり，マスクをずらしてしまうことが多く，また，咳の飛沫は水分が多くサージカルマスク内にとどまるため，肺結核疑い患者であってもサージカルマスクの装着で十分である．

3 職員の健康管理

1) 就労時健診

就労時健診は法律で定められた項目があるが，院内結核対策として，職員からの結核発病を防止するために，職員の結核感染の有無を知る必要がある．インターフェロン-γ遊離検査（interferon release assays：IGRA）を施行して結核感染の有無を記録しておくことが望ましい．もしIGRA陽性であれば，産業医ないしは呼吸器内科医・内科医が就労時健診の胸部X線の再読影，詳細な問診を行い，潜在性結核感染と診断された場合は，イソニアジド（INH）6〜9カ月の治療を行う．すでに発病している可能性がある場合は，INH単独投与による治療となるため，INH耐性を生じる危険を考慮し綿密に問診を行う．治療を拒否する場合は健康教育を行い，有症状時の受診，2年間は半年ごとに胸部画像検査を行うことを説明する．

最近の感染が疑われなければ，結核菌の感染を受けたことがあるという事実を伝え，健康管理と定期健診受診を必ず行うこと，有症状時の早期受診を勧める．

2) 定期健診

定期健診では，結核患者が院内に生じていない限り，あるいは結核病棟を有している，ないしは結核患者が受診しやすい医療施設でなければ，定期的にIGRAによる経過観察を行う必要はない．定期健診時，医療従事者は胸部X線撮影を受ける必要があり，受診率100％をめざす．胸部画像所見は必ず2人以上の医師が読影し，疑問があれば比較読影を行わねばならない．

3) 職員健康教育

職員に対し，感染予防策について日頃から十分理解を得る必要がある．また，呼吸器症状を有する職員は，早期に職場責任者に報告する必要がある．また，医療従事者という自覚をもち，症状を放置しないよう，健康教育を併せて行う必要がある．

4) 感染防止の作業環境管理

A. 病棟あるいは病床単位の空気感染対策

結核は空気感染する疾患のために，本来，陰圧個室の準備が必要である．現在，結核病棟は，主として喀痰塗抹陽性者を入院対象としており，以前よりも結核病棟内での結核感染の危険は高い．また，結核病棟は病棟単位の陰圧対応であって病室単位の陰圧化ではない．結

核未感染者の増加，免疫低下が背景にある場合が多いことなどから，「結核かもしれない」だけでの結核病棟への入院を勧めるべきではない．**「結核かもしれない」患者については，患者によく説明を行い，個室隔離し，医療者がN95マスクを着け入室し，迅速に喀痰検査（同定も含め）を施行し，対応を決定すべきである．**

室内空調機器は独立とし，室内の空気が1時間当たり12回程度換気することが望ましく[3,4]，空気を施設内に再循環使用する場合はHEPAフィルター（high efficiency particulate air filter）[※1]を通す必要がある．病棟単位での空調管理では，診察室，処置室，ナースステーションは陽圧とし，特にナースステーションは，勤務者がN95マスクを外すことができるよう，圧差維持に注意する．一般病棟内に隔離用個室を設置する場合は，他区域への空気の流出を防ぐため前室を設け，前室と一般区域間では前室が陰圧となるよう圧格差をもたせ，独立空調とすることが必須である．

B．検体の取り扱い

患者の喀痰の喀出は，**陰圧を保った個室**で行う．喀痰を検査室内で処理する際には，**バイオセーフティレベル（biosafety level：BSL）3以上**を確保し安全キャビネットを必ず用いる．手術検体を迅速診断し結核が疑われた場合は，手術室で標本を処理せず**安全キャビネット**内で行う必要がある．病理解剖室も同様に**陰圧**とし，解剖従事者は**N95マスク**を装着する必要がある．

C．注意すべき院内業務

患者の咳嗽を招く処置（ネブライザー，気管支鏡，内視鏡）の場合，他領域への室内気流出は防ぐ．呼吸器症状を有する患者が長時間同じ場所にとどまる検査（MRI，CT，RIなど）の場合，肺結核の可能性がある入院患者であればその日の最後にする．外来患者の場合は撮影後に結核を強く疑う場合もあるので，可動性のある空気清浄器の設置や室内の換気を行う必要がある．

文献

1) 厚生労働省健康局結核感染症課結核対策係長事務連絡：
   http://www.mhlw.go.jp/seisakunitsuite/bunya/kenkou_iryou/kenkou/kekkaku-kansenshou03/dl/renraku.pdf
2) 大森正子，他：職場の結核の疫学的動向―看護師の結核発病リスクの検討―．結核，82：85-93，2007
3) Sehulster L, et al：Guidelines for environmental infection control in health-care facilities. Recommendations of CDC and the Healthcare Infection Control Practices Advisory Committee (HICPAC). MMWR Recomm Rep, 52：1-42, 2003
4) Jensen PA, et al：Guidelines for preventing the transmission of Mycobacterium tuberculosis in health-care settings, 2005. MMWR Recomm Res, 54：1-141, 2005
5) 平成20年度厚生労働科学研究費補助金（新興・再興感染症研究事業）我が国における一類感染症の患者発生時の臨床的対応に関する研究　結核を想定した感染症指定医療機関の施設基準に関する研究：
   http://www.ns.kogakuin.ac.jp/~wwd1054/2008kekkaku.pdf

 ※1 HEPAフィルター　HEPAフィルターとは使い捨てフィルターで，0.3μmエアロゾルを99.97％捕捉できる[5]．

結核編 第5章 結核の症例

1. 典型例（肺結核）

川﨑　剛

症例　慢性骨髄性白血病の治療中に発症した高齢者肺結核の一例

【年齢・性別】84歳，女性

【主訴】食欲不振，労作時息切れ

【既往歴】4年前に慢性骨髄性白血病と診断され，分子標的薬のイマチニブ（グリベック®）が開始され治療開始4カ月後から寛解状態

【現病歴】3カ月前から食欲低下と労作時息切れを自覚し，しだいに増強していた．歩行時に転倒し，頭部と背部を打撲したため，近医を受診．頭部皮下血腫に加え，胸部X線にて両側肺野に浸潤影を認めたため，同日精査加療目的で当院へ紹介となった

【初診時身体所見】身長145 cm，体重33 kg，BMI 15.7 kg/m^2，体温37.2℃，血圧96/74 mmHg，脈拍98回/分，呼吸数26回/分，SpO$_2$ 90％（室内気下）．後頭部に皮下血腫あり，口腔内乾燥あり，表在リンパ節腫脹なし，心雑音なし，両側肺野にて水泡音（coarse crackles）および笛音（wheeze）を聴取，腹部は平坦かつ軟，神経学的異常所見なし

【入院時血液検査所見（表1）】白血球分画の左方移動を伴う血液炎症所見を認めた

【画像所見】
　入院時胸部X線写真（図1A）：両側上肺野および左下肺野に広範な浸潤影を認めた
　入院時胸部単純CT（図1B）：左舌区および両側下葉に背側優位の浸潤影，さらに左胸水を少量認めた

【入院後経過】入院後，胸部画像所見から肺結核を否定できないため，個室管理のうえ職員はN95マスク着用にて対応を開始した．そのうえで，市中肺炎，誤嚥性肺炎および肺結核などの抗酸菌症を念頭に，喀痰検査を提出した．

　治療は，酸素投与に加え，市中肺炎および誤嚥性肺炎に対して，スルバクタム/アンピシリン（SBT/ABPC；ユナシン-S®）3.0 g/回，1日3回 8時間毎点滴を開始した．入院2病日に喀痰抗酸菌塗抹が1＋，入院3病日に核酸増幅法検査にて結核菌群が陽性と判明したことから，高感染性の肺結核と診断し，最寄りの結核病床を有する二類感染症指定医療機関へ転院となった．一般細菌培養からは口腔内常在菌以外は検出されなかった．

　転院後，肺結核に対しては，年齢が80歳以上であることを念頭に標準治療B（p.105参照）が選択され，体重換算のうえ，「イソニアジド（INH；イスコチン®）150 mg 1日1回，リファンピシン（RFP；リファンピシン®）300 mg 1日1回，エタンブトール（EB；エブトール®）500 mg 1日1回 経口投与」による治療が開始された．治療開始28病日以降，喀痰抗酸菌塗抹がくり返し陰性となったことから感染性がほぼ消失し，保健所の服薬

表1 ● 入院時血液検査

WBC	7,500/μL	T.Bil	0.7 mg/dL
Neu	88.0 %	AST	26 IU/L
Lym	5.8 %	ALT	9 IU/L
Mon	5.4 %	LDH	274 IU/L
Eos	0.7 %	γGTP	10 IU/L
Bas	0.1 %	ALP	471 IU/L
RBC	2.99×10^6/μL	ChE	165 IU/L
Hb	9.7 g/dL	BUN	13.0 mg/dL
Ht	27.7 %	Cr	0.84 mg/dL
Plt	263×10^3/μL	UA	4.5 mg/dL
		Na	132 mEq/L
CRP	1.79 mg/dL	K	3.8 mEq/L
		Cl	95 mEq/L
TP抗体	(−)	TP	5.0 g/dL
HBs抗原	(−)	Alb	2.5 g/dL
HCV抗体	(−)	BS	123 mg/dL
HIV抗体	(−)		
		HbA1c	5.5 %

白血球分画の左方移動およびCRP値の上昇を認める．

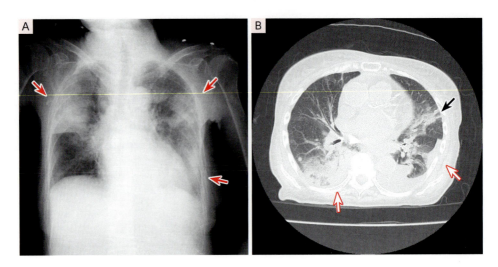

図1 ● 入院時胸部画像

A：胸部X線写真（臥位）．両側上肺野および左下肺野に広範な浸潤影を認める（➡）．
B：胸部単純CT（右中下葉枝分岐部レベル）．左舌区（➡）および両側下葉に背側優位の浸潤影，左胸水（⇨）を少量認める．

支援による自宅での治療継続の見込みが立ったことから，治療開始35病日に軽快退院となった．退院後は自宅に近い当院へ逆紹介のうえ，治療継続となった．

初診時に検出された結核菌は，薬剤感受性試験の結果，耐性なしと判明し，治療開始28病日以降の喀痰抗酸菌培養がくり返し陰性であったことから，治療開始3カ月後にはEBを中止し，INHおよびRFPによる治療を継続した．治療開始9カ月後には，胸部X線写真にて浸潤影の著明な改善を認め（図2），標準治療Bの治療期間である合計9カ月の結核治療にて治療を終了とし，再発の有無について定期的な経過観察の方針とした．

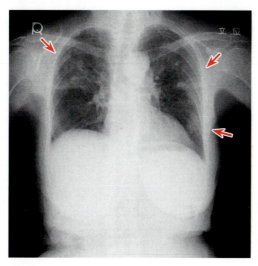

図2● 胸部X線写真（立位）
治療開始9カ月後．入院時に認めた両側上肺野および左下肺野の浸潤影は著明に消退している（→）．

解 説

1 診断の考え方

A. あらゆる症例に対して結核の可能性を考える

　肺結核のみならず，結核と診断するためには，**まず結核の可能性を念頭に置く**ことが最も重要である[1]．結核の発病臓器として，肺は約8割と大半を占めるが，消化管，脳神経，骨，皮膚など**あらゆる部位に発症しうる**ことに留意すべきである．「結核の統計2015」[2]によると，日本における結核罹患率は年々低下傾向にあるが，いまだに年間約2万人もの新規発病者が報告されている．発病者を年齢別に割合でみると，**60歳以上が約70％**，特に**80歳以上が約40％**と高齢者の割合が高く，近年もその傾向がさらに強まっている．その理由は，戦時中から終戦直後における結核の高蔓延環境の影響により，**高齢者の既感染率がきわめて高い**ためと推定されている．しかし，**60歳未満の発病者が約30％**存在しており，**あらゆる年齢において結核発病が起こりうる**ことを忘れてはならない．

B. 肺結核診断の基本

　肺結核の診断の基本は，**喀痰などの呼吸器検体に結核菌を証明し，胸部画像検査にて同菌による肺炎像に矛盾しない所見を確認すること**である[3]．肺結核の画像所見に関して，図3に胸部単純CTにて肺上葉および肺上下葉区（S6）内に小葉中心性陰影を呈した典型的な症例の画像を提示した．しかし実際には，このような典型的な画像所見を呈する症例ばかりではなく，本症例のように宿主の免疫や合併症などの影響により**多彩な所見を呈する**．したがって，非典型的であるからといって，**画像所見のみで肺結核を否定することはきわめて困難**である．そのため，肺結核が否定できない場合には，まず喀痰抗酸菌検査を実施する必要がある．

　喀痰抗酸菌検査は，回数を増やすほど菌検出の感度が上がるため，喀痰抗酸菌検査のうち塗抹および培養検査の組合わせを3回実施し，結核菌核酸増幅法検査をそのなかで1回組合わせることが一般的である[1]．

　胸部画像検査は，胸部X線検査および胸部単純CT検査により行う．胸部X線検査では指

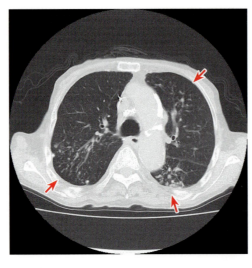

図3 ● 胸部単純CT
参考画像（別の肺結核症例より）．右上葉，左上下葉内に小葉中心性粒状影（→）を認める典型的な活動性肺結核の所見である．

摘できない軽微な所見を，胸部単純CT検査により検出できることもしばしば経験する．したがって，放射線被曝のリスクと患者のベネフィットとのバランスをよく考慮して，胸部X線検査のみならず胸部単純CT検査の実施も適宜検討すべきである．

C. 実臨床における肺結核への対応

　胸部画像所見から肺結核を疑い，喀痰抗酸菌検査を提出した後，抗酸菌塗抹の結果にかかわらず，核酸増幅法検査にて結核菌を同定し得た時点，あるいは抗酸菌培養が陽性となり結核菌を同定した時点で，肺結核と診断することが一般的である．本症例では，入院2病日に喀痰抗酸菌塗抹が陽性，3病日に核酸増幅法検査により結核菌陽性と判明し，結核に矛盾しない肺炎像も認めていたことから肺結核と確定診断した．結核の感染性の高さは，菌量と症状の期間により規定され，塗抹陽性の場合は高感染性に分類されるため，結核病床を有する専門病院での入院加療が必要となる．したがって，本症例のように，**喀痰中の結核菌が塗抹陽性と判明した場合には，培養結果を待たずに，感染性結核として結核病床を有する二類感染症指定医療機関へ紹介すべきである．普段から結核病床のある病院を把握しておき，必要時にすぐに相談できるよう備えておく**ことが望ましい．

　肺結核と診断する契機として，患者が何らかの症状を呈して受診する場合，あるいは健康診断や定期検査で胸部異常陰影が判明した場合などが多い．呼吸器症状を呈する場合には，肺結核を積極的に疑い検査を進めることは容易であるが，**呼吸器症状を伴わず発熱や倦怠感などの全身症状の持続のみを呈する場合にも，常に鑑別疾患のなかに結核を含めて検査を実施する**必要がある．喀痰検査をくり返しても結核菌が検出できず，肺結核が否定できない場合には，胃液採取や気管支鏡による精査などを検討すべきである．ただし，結核菌が検出できない場合にも，インターフェロン-γ遊離試験による結核菌感染検査や臨床経過などを総合的に勘案し，診断的治療を開始すべき場合もある．しかし，検体から結核菌を培養で検出できれば，薬剤感受性検査を行い適切な治療方針を決定できる点で意義が大きく，**できるだけ菌検出に努める必要がある．**

表2 ● ハイリスクグループとデインジャーグループ

■ ハイリスクグループ
結核を発病するリスクの高い者，あるいは発病して重症化するリスクの高い者．①〜④は既感染率が高く，結核発病の危険が高い者．⑤〜⑨は感染を受けた場合，発病しやすく，また，発病すると重症化しやすい者
　①高齢者収容施設入所者およびデイケアに通院する者
　②ホームレス，特定結核高度蔓延地域の住民
　③入国後3年以内の外国人，日本語学校に通学する者
　④結核治癒所見を持っている者
　⑤HIV感染者
　⑥珪肺，血液悪性腫瘍，頭頸部癌，人工透析などの患者，低栄養者
　⑦コントロールの不良な糖尿病患者
　⑧免疫抑制薬，長期ステロイド，抗癌剤，TNFα阻害薬などで治療中の者
　⑨BCG接種歴のない乳幼児（0〜4歳）

■ デインジャーグループ
結核発病率は高くないが，もし発病すれば若年者や抵抗力の弱い者に結核を感染させる恐れが高い者
　①高校以下の教職員
　②医療保健施設職員
　③福祉施設職員
　④幼稚園・保育園・塾の教師など

「日本結核病学会編：結核診療ガイドライン，改訂第3版, p.34, 2015, 南江堂」より許諾を得て転載

D. 結核発病のハイリスクグループを認識して診療を行う

本症例の結核発病には，高齢のみならず慢性骨髄性白血病という基礎疾患による宿主の細胞性免疫能低下が大きく影響していたと考えられる．表2にあげたようなハイリスクグループ者においては，結核発病について注意をはらい，早期発見，早期治療に努める必要がある．

E. 高齢者の肺炎をみたら，肺結核の可能性を積極的に疑う

本症例のように，日常診療において高齢者の肺炎をみた際に，その原因として市中肺炎や誤嚥性肺炎を疑うことは比較的容易である．しかし，先に記述したように日本の高齢者における結核の推定既感染率がきわめて高いこと，さらに加齢，基礎疾患および治療を原因とした免疫力低下により内因性再燃をきたす可能性が高いことを念頭に，高齢者の肺炎をみた場合には肺結核の可能性を積極的に疑って，精査を進める必要がある．市中肺炎，誤嚥性肺炎あるいは肺癌といった**他の呼吸器疾患と肺結核が合併していることも稀ではない**．

❷ 治療方針の考え方，思考過程

治療方針については，厚生労働省からの「結核医療の基準」[4]に標準治療の記載があり，これを原則とする（図4）．ただし，**結核治療歴がある場合には，耐性結核である頻度が高く薬剤選択は一様ではないため，結核専門医へ紹介**すべきである．

標準治療にはAとBの2種類がある．その違いは標準治療AにはINH，RFP，EB（SM）の他にピラジナミド（PZA；ピラマイド®）を含み，治療期間が最低6カ月である一方で，標準治療BではPZAを含めず，最低9カ月の治療を要することにある．治療開始2カ月間のPZA併用により，①服薬期間が短くすむこと，②薬剤耐性結核であった場合に新たな耐性発現を防止できる可能性が高いこと，③薬剤性肝障害の出現頻度は使用の有無により大差がない[5]ことなどから，**原則は標準治療Aで開始することが望ましい**．ただし，PZAの使用の可否を検討すべき対象として，「80歳以上の高齢者」，「治療開始時に肝障害がある場合」，「妊

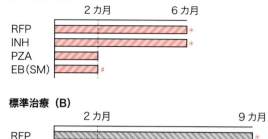

図4● 結核の初回標準治療

(A) 法：RFP＋INH＋PZAにSMまたはEBの4剤併用で2カ月間→RFP＋INHで4カ月間
(B) 法：RFP＋INH＋SM（またはEB）で2カ月間→RFP＋INH 7カ月

原則として（A）法を用い，PZA使用不可の場合に限り（B）法を用いる．

＃：初期強化期のEB（SM）は，INHおよびRFPに薬剤感受性であることが確認されれば終了する．

＊：重症結核（粟粒結核，中枢神経系，広汎空洞型など），結核再発，塵肺・糖尿病・HIV感染など免疫低下をきたす疾患，副腎皮質ステロイド薬などによる免疫低下をきたす治療時には維持期治療を3カ月延長する．

「日本結核病学会編：結核診療ガイドライン，改訂第3版，p.79，2015，南江堂」より許諾を得て転載．

婦」があり，留意する必要がある[1]．本症例は80歳以上の初回治療症例であったことから，標準治療Bの適応とした．

結核治療における治療成否要因の一つに，副作用への対処がある．結核診療ガイドライン[1]などを参考に可能な範囲で対処に努める必要があるが，**標準治療の継続に支障が出る場合には，結核専門医や保健所へすみやかに相談し，不適切な治療内容にならないよう留意すべき**である．

まとめ

- あらゆる症例において，結核を念頭に置く必要がある
- 結核発病リスクの高い集団（高齢者および免疫抑制宿主など）の認識が重要である
- 結核治療の基本は，標準治療の適応であり，再発例および副作用などによって標準治療の継続が困難な場合には，結核専門医や保健所へ相談すべきである

文献

1）「結核診療ガイドライン 改訂第3版」（日本結核病学会/編），南江堂，2015
2）「結核の統計2015」（公益財団法人結核予防会/編），公益財団法人結核予防会，2015
3）日本結核病学会教育委員会：結核症の基礎知識（改訂第4版）．結核，89：521-545，2014
4）厚生労働省：結核医療の基準（平成二十八年一月二十九日改正，平成二十一年厚生労働省告示第十六号）
5）和田雅子，他：初回治療肺結核症に対する6カ月短期化学療法の成績 その効果—副作用と受容性について6年間の経験から—．結核，74：353-360，1999

2. 非典型例（粟粒結核）

川﨑　剛

症例　HIV感染症に対する治療開始後，粟粒結核が顕在化した一例

【年齢・性別】 43歳，女性

【主訴】 発熱，呼吸困難

【既往歴】 今回の入院の4年前に，腹痛を主訴に近医を受診し，HIV抗体陽性と判明したため当院へ紹介．HIV感染症（HIV RNA 3,880 copies/mL，CD4陽性Tリンパ球 354/μL）と診断され，抗HIV治療（antiretroviral therapy：ART）を勧められたが治療を希望せず，外来にて経過観察の方針であったが，2年前から通院を自己中断していた

【現病歴】 入院1カ月前から38℃台の間欠熱，腹痛，下痢が出現したため，当院を受診．腹部精査などをした結果，HIV腸炎および腹腔内リンパ節腫脹を認め，HIV RNA $2.9×10^5$ copies/mL，CD4陽性Tリンパ球 51/μLと悪化を認めたことから，HIV感染症に対してロピナビル・リトナビル配合剤（LPV/RTV；カレトラ®）およびエムトリシタビン・テノホビル ジソプロキシルフマル酸塩（FTC/TDF；ツルバダ®）によるART治療（多剤併用療法）を開始した．しかし，その後も2週間以上解熱せず，sIL-2Rの著明高値（11,120 U/mL）を認めたことから，腹部リンパ節腫脹について悪性リンパ腫などの合併を疑い，精査加療目的で入院となった．入院14病日に呼吸困難が悪化したため，さらに要精査となった

【現症（入院14病日）】 身長 165 cm，体重 50 kg，BMI 18.4 kg/m²，体温 38.4℃，血圧 112/60 mmHg，脈拍 110回/分，呼吸数 24回/分，SpO₂ 90%（O₂ 2L カニューラ下）．口腔内に異常所見なし，頸部および腋窩リンパ節腫脹なし，心雑音なし，右優位の呼吸音減弱あり，腹部はやや膨満し臍周囲に圧痛あり，両側鼠径部に複数の小豆大リンパ節腫脹あり，両側下腿浮腫あり，神経学的異常所見なし

【検査所見（入院14病日）】

血液検査所見（表1）：リンパ球分画の著明な減少を伴う血液炎症所見，貧血，ART前と比してHIV RNA数の減少，CD4の著明低値および低Na血症を認めた

【画像所見】

胸部X線写真（図1）：入院1カ月前には，明らかな異常所見を認めなかったが，入院14病日には，両側肺野にびまん性粒状影，右肺野の透過性低下および右胸水を認めた

胸部単純CT（図2）：入院時には，右胸水を認めたが，肺野には明らかな異常所見を認めなかった．入院14病日には，両側肺野にびまん性粒状影，右胸水の増加および左胸水の出現を認めた

【入院14病日以降の経過】 HIV感染症に対するART治療中に肺野にびまん性粒状影を呈したこ

症例（続き）

表1 ● 血液検査所見（入院14病日）

WBC	6,600/μL	T.Bil	1.5 mg/dL
Neu	97.5 %	AST	18 IU/L
Lym	2.0 %	ALT	9 IU/L
Mon	0.5 %	LDH	378 IU/L
Eos	0.0 %	γGTP	15 IU/L
Bas	0.0 %	ALP	325 IU/L
RBC	3.05×10^6/μL	ChE	105 IU/L
Hb	7.4 g/dL	BUN	15.0 mg/dL
Ht	22.6 %	Cr	0.67 mg/dL
Plt	309×10^3/μL	UA	4.7 mg/dL
		Na	128 mEq/L
CRP	15.5 mg/dL	K	4.3 mEq/L
		Cl	96 mEq/L
TP抗体	（−）	TP	6.4 g/dL
HBs抗原	（−）	Alb	2.4 g/dL
HCV抗体	（−）	BS	101 mg/dL
HIV抗体	（＋）		
HIV RNA	2,700 copies/mL	HbA1c	4.9 %
CD4	4/μL		
β-Dグルカン	＜3.71 pg/mL		

リンパ球分画の著明な減少を伴う血液炎症所見，貧血，ART前に比して HIV RNAの減少，CD4の著明低値および低Na血症を認める

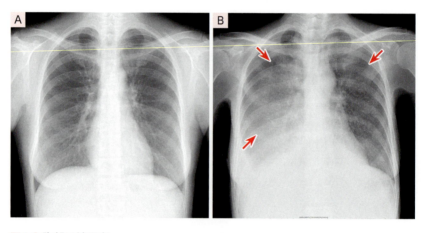

図1 ● 胸部X線写真
A：立位PA．入院1カ月前．明らかな異常所見を認めない．
B：坐位AP．入院14病日（呼吸困難出現時）．両側肺野にびまん性粒状影，右肺野の透過性低下および右胸水を認める（→）．

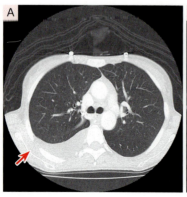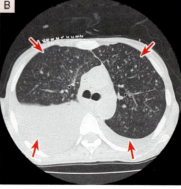

図2 ● 胸部単純CT（気管分岐部レベル）
A：入院時．右胸水を認めるが，肺野には明らかな異常所見を認めない（→）．
B：入院14病日（呼吸困難出現時）．両側肺野にびまん性粒状影，右胸水の増加および左胸水の出現を認める（→）．

とから，免疫再構築症候群による粟粒結核の発症を疑い，すみやかに喀痰検査を提出した．迅速診断にて喀痰抗酸菌塗抹が陽性であったことから，感染性結核を念頭に陰圧個室での対応を直ちに開始した．さらに，同日から粟粒結核と臨床診断のうえ，結核の標準治療A（図3参照）を選択し，「イソニアジド（INH；イスコチン®）200 mg，リファブチン（RBT；ミコブティン®）150 mg，エタンブトール（EB；エブトール®）500 mg，ピラジナミド（PZA；ピラマイド®）1.0 g，全剤1日1回朝，経口投与」による治療を開始した．治療開始翌日の入院15病日には，喀痰の核酸増幅法検査にて結核菌群が陽性，さらに胸水ADA（アデノシンデアミナーゼ）が高値（72.1 IU/L）と判明した．また，入院中に施行した超音波内視鏡下腹腔内リンパ節生検により，明らかなリンパ腫細胞は検出されず，壊死組織内に抗酸菌が多数検出された．

　以上の結果より，粟粒結核，結核性胸膜炎および腹腔内リンパ節結核と確定診断した．治療開始後に急性呼吸窮迫症候群の合併による呼吸不全が進行し，副腎皮質ステロイド投与および全身管理を行ったが，播種性血管内凝固症候群および多臓器不全を合併し，入院20病日に永眠となった

解説

 診断の考え方

　粟粒結核とは，結核菌が全身性に血行性播種し，2臓器以上に粟粒大の結核病巣がびまん性に散布した病態である．診断の契機としては，本症例のように胸部X線写真における肺野のびまん性粒状影，特に胸部CTにて粒状影のランダム分布を呈した場合がある．また，臨床症状として，発熱，食欲不振，倦怠感などの全身症状を呈する場合が多いが，ほぼ無症状の症例報告もある[1]．本症例は，呼吸困難の悪化の精査目的に施行した胸部CTにて肺野びまん性粒状影を認め，喀痰検査にて結核菌が検出されたことから，粟粒結核と確定診断した．

　結核診断には，結核菌の証明が基本[2]であり，粟粒結核を鑑別する際には全身性血行性播種の病態であることを念頭に，喀痰のみならず，尿，リンパ節，脳脊髄液，肺，肝，骨髄といったさまざまな部位からの検体採取による診断アプローチを検討すべきである．細菌学的検査における結核菌検出率は，喀痰，尿，リンパ節，脳脊髄液の順に低下するとの報告[1]や，気管支鏡検査，肝生検，骨髄生検が有用との報告がある[3]．粟粒結核症例の喀痰抗酸菌検査の陽性率は，喀痰塗抹が14〜36％，培養検査が43〜76％との報告があり[3]，**必ずしも菌が検出できるわけではないことに留意すべき**である．本症例では，喀痰から結核菌が検出されたうえに，腹腔内リンパ節における抗酸菌を伴う壊死組織といった結核に矛盾しない病理所見を得ていた．

　粟粒結核の死亡率は6.7〜24％と報告されており[3]，結核症のなかでもきわめて予後不良な病態である．したがって，背景，臨床経過および胸部画像所見などから**粟粒結核の可能性が否定できない場合には，菌の同定を待たずに抗結核薬の投与を開始し，治療的診断をすることを積極的に考慮すべき**である．本症例では，HIV感染症の経過中に粟粒陰影を認めた時点で抗結核薬の投与を開始し，結核菌の同定は治療開始後であった．

表2● 結核のリスクファクター

	発病の相対危険度（倍）
AIDS	170.3
HIV感染者	110
珪肺	30
頭頸部の癌	16
血友病	9.4
免疫抑制薬治療	11.9
血液透析	10〜15
低体重	2.2〜4
多量喫煙	2.2
胃切除	5
空腸回腸バイパス	2.7〜6.3
糖尿病	3
やせ型の人	3

健常者が結核に感染してから数年以上たった時のリスクを「1」とした時の各ファクターの発病リスクを表す（Rieder HL, et al：Epidemiol RevⅡ：79-98, 1989）
「日本結核病学会編：結核診療ガイドライン, 改訂第3版, p.34, 2015, 南江堂」より許諾を得て転載

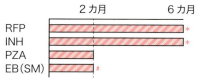

図3● 結核の初回標準治療

(A) 法：RFP＋INH＋PZAにSMまたはEBの4剤併用で2カ月間→RFP＋INHで4カ月間
(B) 法：RFP＋INH＋SM（またはEB）で2カ月間→RFP＋INH 7カ月

原則として（A）法を用い，PZA使用不可の場合に限り（B）法を用いる．

＃：初期強化期のEB（SM）は，INHおよびRFPに薬剤感受性であることが確認されれば終了する．

＊：重症結核（粟粒結核，中枢神経系，広汎空洞型など），結核再発，塵肺・糖尿病・HIV感染など免疫低下をきたす疾患，副腎皮質ステロイド薬などによる免疫低下をきたす治療時には維持期治療を3カ月延長する．

「日本結核病学会編：結核診療ガイドライン, 改訂第3版, p.79, 2015, 南江堂」より許諾を得て転載．

　粟粒結核を含む**結核の発症要因には，宿主の細胞性免疫能低下が大きく関与**している．基礎疾患別の結核発病リスクの高さについて**表2**に示した．特に本症例のように，HIV感染症ではCD4陽性Tリンパ球が減少し，重篤な細胞性免疫障害が生じるため，HIV感染者の結核発病リスクはきわめて高い．一方で，結核症例におけるHIV抗体陽性率については，結核患者全体で3.2％，粟粒結核では28.6％との報告[4]もある．したがって，**結核，特に粟粒結核の発病者においては，HIV感染のスクリーニング検査を実施し，HIV感染症合併の有無を評価すべき**である．

2 治療方針の考え方

A. 粟粒結核の治療方針

　粟粒結核の治療方針については，肺結核の治療方針と同様に，標準治療の適応が可能であるかをまず考慮する．全身状態が不良なことから内服治療が困難な症例も少なくないため，INHおよびニューキノロン系薬の点滴投与とリファンピシン（RFP）の経鼻胃管投与などを組合わせた治療内容にせざるを得ない場合もある．このように**標準治療が行えない場合には，結核専門医に相談する**のが望ましい．

　結核の治療期間については，**図3**に示したように，**再発率が高いために維持期の治療期間を3カ月延長すべき対象がある**ことを認識しておく必要がある[5]．本症例のような粟粒結核あるいはHIV感染症の合併は，治療期間を延長すべき対象であり，本症例は死亡転帰となったが，軽快した場合には治療延長を適応すべきである．

表3 結核治療において薬物相互作用への注意が必要な主な薬剤

抗結核薬		薬剤名
リファンピシン	併用禁忌	抗HIV薬（下記「併用注意」以外の薬剤），抗真菌薬のうちボリコナゾール，プラジカンテル，タダラフィル，テラプレビル
	併用注意	クマリン系抗凝固薬，副腎皮質ステロイド薬，シクロスポリン，テオフィリン，ジギタリス製剤，抗不整脈薬，血圧降下薬，三環系抗うつ薬，抗HIV薬（エファビレンツ，ラルテグラビル，マラビロク），アゾール系抗真菌薬，抗てんかん薬，抗精神病薬，経口糖尿病薬，抗悪性腫瘍薬，など
イソニアジド	併用注意	クマリン系抗凝固薬，シクロスポリン，イトラコナゾール，抗てんかん薬，血圧降下薬，三環系抗うつ薬，経口糖尿病薬，レボドーパ，など

併用注意薬には，比較的経験する頻度が高いもの，特に重要と思われる薬剤のみ挙げた．
「日本結核病学会編：結核診療ガイドライン，改訂第3版，p.88，2015，南江堂」より許諾を得て転載．

B. RFPの他薬物との相互作用への対応

表3に結核治療において薬物相互作用への注意が必要な主要な薬剤を示した．結核の標準治療薬のなかで，特に**RFPは他薬物との相互作用に留意すべき薬剤**である．RFPは，肝臓と腸管のチトクロームP450（特にCYP3A4）を誘導し，代謝を受ける多種薬剤の血中濃度を低下させ減弱させる．そのためRFPを投薬する際には，併用する薬剤によっては薬物血中濃度をモニターするなど，薬物相互作用に注意して使用する必要がある．例えば，副腎皮質ステロイド，テオフィリン，ワルファリン，イトラコナゾール，経口避妊薬，フェノバルビタール，フェニトイン，シクロスポリンなどを全身投薬している場合には，同剤を倍量にするなどの調整が必要である[6]．

本症例のようにHIV感染症に合併した結核治療の問題点の一つに，RFPなどのリファマイシン系薬剤と抗HIV薬の薬物相互作用がある．RFPと一部を除く抗HIV薬との併用は原則禁忌とされている．ただし，リファマイシン系薬剤の一つであるRBTは，RFPと比較して肝酵素の誘導が比較的軽度のため，薬物相互作用が軽度という特徴を有する．そのため，抗HIV薬使用時にRFPに代えて用いることが可能である．以上のことを念頭に，本症例では先行する抗HIV治療薬とRFPとの薬物相互作用の問題へ対処し，RFPの代わりにRBTを用いた．

まとめ

- 粟粒結核の病態は，結核菌の全身性血行性播種であり予後不良である
- 粟粒結核を否定できない場合には，診断的治療を積極的に検討すべきである
- 粟粒結核の治療は，肺結核の標準治療に準じて開始し，治療期間の延長を考慮すべきである
- RFPの使用に際しては，薬物相互作用に留意する必要がある

文献

1) 永井英明，他：粟粒結核症の臨床的検討．結核，73：611-617，1998
2) 日本結核病学会教育委員会：結核症の基礎知識（改訂第4版）．結核，89：521-545，2014
3) 加治木章：粟粒結核．「結核 第4版」（泉孝英/監，冨岡洋海/編，pp254-261，医学書院，2006
4) 永井英明，他：結核患者における抗HIV抗体陽性率の検討．結核，76：679-684，2001
5) 厚生労働省：結核医療の基準（平成二十八年一月二十九日改正，平成二十一年厚生労働省告示第十六号）
6) 「結核診療ガイドライン 改訂第3版」（日本結核病学会/編），南江堂，2015

これからの非結核性抗酸菌症の病診連携
―理想と現実，非結核性抗酸菌症外来でのつぶやき―

佐々木結花

　非結核性抗酸菌症（non-tuberculous mycobacteriosis：NTM症）患者さんは，中高齢者に多く，長期の経過をたどる．日本は超高齢社会に移行し，80歳以上のNTM症患者さんが存在する．NTM症は，診断に苦慮する場合が多く，また，自覚症状の少ない高齢者ではあっても，種類，量の多い内服薬を服用し続けても治るという保証がない．

　高齢者は本当に菌が消える治療を望んでいるのだろうか，と考えてみると，意外と今後の病診連携によって道が開けるのかもしれない．ただ，あくまでも医療者の思い込みだけでは道を開く決め手にはならない．適切な解説書などを用いて，ご本人の意思を確認し，ご家族にも念を押す．この手順が必須である．

　合併症や生理学的変化のために積極的な治療を行うことができないと医師が推定する高齢者は，慢性気管支炎患者さんと同様の対症療法が適しているのかもしれない．聴力，視力，腎機能は加齢とともに衰えていき，再生は不可能である．もてる機能を損なうような治療は患者さんの意思を確認せずに行うことはできない．経過観察や対症療法を行っていくと意思決定された場合は，地域の主治医となってくださる先生に引き継ぎ，細やかな対応をお願いする必要がある．

　積極的な治療を行うことで日常生活を維持できる患者さんの場合は，恒常的な観察によってちょっとしたエピソードとちょっとではないアクシデントを見極めてもらうために，かえって地域と専門施設両者による二人主治医体制が効果を発するかもしれない．日常的な変化は地域の主治医となった先生が観察し，病院は必要時にCTなどの精査を行い治療の路線を調整していく．そのなかで，副作用の発現や炎症反応から，他感染症の合併が疑われれば，病院側の主治医が精査を行い治療方向を再確認すれば，また，患者さんの好む道をたどっていける．時に，病院は予約日までに生じた患者さんの変化を見逃してしまう場合がある．日常に生じるさまざまな病状の変化について，増悪にいたらないよう対応してくださる「地域のもう一人の主治医」の先生方は，今後ますます重要な役割を担うだろう．

　積極的に手術などの集学的治療が可能な患者さんの術前術後，アスペルギルス症合併患者さんなどは，病院で安定期まで診療したら，地域の主治医の先生と病院の主治医の二人主治医制度を選択してみよう．病院でもNTM症診療を十分できる施設は限られている．医療資源は有効に使っていこう．

　前提は，NTM症診療の正しい理解と，患者さんおよび患者家族との交流である．会話が成り立たねば基礎は築けない．病診連携は，患者さんの適切な診療体制を保つことがすべてである．これはあくまで，一抗酸菌領域医師のつぶやきである．

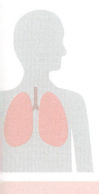

NTM症編

NTM症編　第1章　NTM症とはどのような病気でしょうか

1. NTM症とは

森本耕三

1 結核とNTM

　非結核性抗酸菌（nontuberculous mycobacterium：NTM）とは，抗酸菌（染色後に酸性アルコールなどを使っても脱色されない性質をもつ）のなかで，**結核やらい菌（ハンセン病の原因）以外の菌**のことをいう（図1, 2）．NTMは，土壌や水系などの自然環境に加えて，水道・貯水槽などの給水にかかわる生活（家庭）環境に広く生息している．NTMは，遺伝子の分析により，約300万年前に地球上に誕生したと推測されている．一方，ヒト-ヒト感染を起こす結核菌は，NTMのなかから2〜3万年前に分化した特殊な一群と考えられている．つまり，NTMと結核の決定的な違いは，NTMはきわめて稀な状況以外は，ヒト-ヒト感染をきたすことはない，という点にある．このため，結核のように感染症法で扱われていない．また，**菌種は160種以上**にも上り，年々増え続けている（2016年現在）．これは検査法の進歩により，存在している菌を容易に確認できるようになったためと考えられており，菌種自体が現在進行形で増えているわけではない．

　160種類以上確認されているが，日本で肺感染所として問題となる菌は，*Mycobacterium avium*（***M. avium***），*Mycobacterium intracellulare*（***M. intracellulare***），*Mycobacterium kansasii*（***M. kansasii***），*Mycobacterium abscessus* complex（***M. abscessus***）の**4菌種で，これらが全患者の95％を超える症例の原因菌となっている**．*M. avium*と*M. intracellulare*は性状や病気のタイプなどが似ていることから，古くからMAC[※1]とよばれている[※2]．

2 Runyon（ラニヨン）分類

　臨床では遺伝子検査が中心であるが，表1に示したように遺伝子検査をしなくても菌種を予測することができるため，Runyon分類は有用である．1950年以降，ストレプトマイシン（SM）やパラアミノサリチル酸（PAS）をはじめとする抗結核薬の開発によって，薬剤感受性検査を行うこととなった（つまり培養を行う）ことにより，培地の性状，発育速度により抗酸菌を把握するようになった．Runyonは，これらをまとめた抗酸菌分類を提唱した（Runyon分類，1959年）．

　まず，固形培地での発育の早さにより，7日以内にコロニーを形成する**迅速発育菌**（rapid

用語解説

※1　MAC：*Mycobacterium avium* complex
※2　欧米では，さらに*M. chimaera*という菌を加えてMACとすることが多くなってきている．*M. chimaera*はPCR法などでは*M. intracellulare*と同定されている．日本では稀である可能性が高い．

> 抗酸菌のなかで
> ①「結核菌（結核症）」
> ②「らい菌（ハンセン病）」
> 以外の菌のこと ⟶ ③「非結核性抗酸菌（NTM）」

図1● 抗酸菌と非結核性抗酸菌

抗酸菌とは：
- 一度染色すると酸性の脱色素剤を使っても脱色されない性質
- 結核と違って，人から人へ伝染しない．環境に広く生息している
- 以前は「非定型抗酸菌」とよばれていた
- 160種以上が報告されていて（2016年現在），毎年増え続けている

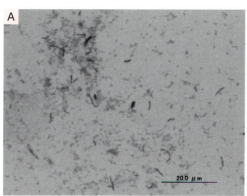 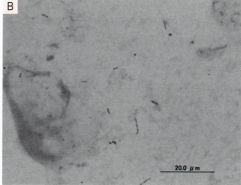

図2● 塗抹検査における結核とNTMの違い（チール・ネールゼン染色法）（Color Atlas ❶ 参照）

どちらがNTMなのかは目視では区別できない．このため抗酸菌が確認されたらまず遺伝子検査で結核か否かを確認する（A：結核，B：MAC）．写真は青野昭男氏提供による（公益財団法人結核予防会結核研究所）．

表1● Runyon分類

NTM		代表的な菌種	解説
遅発育菌 (SGM)	Ⅰ群 光発色菌	M. kansasii, M. simiae, M. marinum, M. asiaticum	培地に1時間ほど光を当て，培養を継続すると黄色に発色する．コロニー形成に7日以上
	Ⅱ群 暗発色菌	M. gordonae, M. scrofulaceum, M. szulgai, M. flavescens	光を当てなくても，コロニーが橙色に発色する．コロニー形成に7日以上
	Ⅲ群 非光発色菌	MAC, M. xenopi, M. ulcerans, M. malmoense, M. shimoidei, M. terrae, M. haemophilum, M. gastri, M.genavense	光を当てても，当てなくても灰白色を呈する．コロニー形成に7日以上
迅速発育菌 (RGM)	Ⅳ群	M. abscessus, M. fortuitum, M. chelonae, M. smegmatis, M. phlei	発色はしない．7日以内にコロニーが形成される

- 日本では，以下の4つの菌が重要となる．
 Ⅰ群（光発色菌）：M. kansasii，Ⅱ群（暗発色菌）：M. gordonae，Ⅲ群（非光発色菌）：MAC，Ⅳ群（迅速発育菌）：M. abscessus complex
- Ⅰ～Ⅲ群菌は遅発育菌でコロニー形成に7日以上かかる．結核も遅発育菌である
- M. leprae（ハンセン病の原因菌）は，培地に生えない

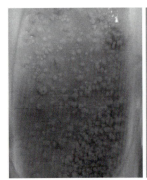 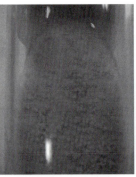 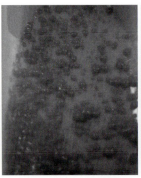 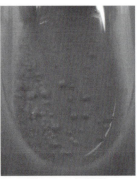

M. tuberculosis　　　M. kansasii（Ⅰ群菌）　　　M. gordonae（Ⅱ群菌）　　　M. avium（Ⅲ群菌）

図3● Runyon分類各抗酸菌のコロニー（Color Atlas ❷参照）

M. tuberculosis（結核菌）は，表面が粗で光沢なく乾燥したコロニー［ラフ（R）型］だが，M. avium（MAC）は表面がなめらかで湿潤柔軟なコロニー［スムース（S）型］を呈している．表1内の解説参照．写真は青野昭男氏提供による（公益財団法人結核予防会結核研究所）．

growing mycobacteria：**RGM**）と7日以上かかる**遅発育菌**（slow growing mycobacteria：**SGM**）の2つに分けられる．遅発育菌は，培養中に光を当てたときの反応によりⅠ～Ⅲ群に分けられる．**Ⅰ群菌は光発色菌**（photochromogens）といい，ふ卵器の培地をとり出して1時間ほど光に当ててから培養を続けるとコロニーが黄色になる（図3）．**Ⅱ群菌は暗発色菌**（scotochromogens）とよばれ，ふ卵器のなかに置いたままでも（光を当てなくても）コロニーが橙色に着色する．**Ⅲ群菌は非光発色菌**（nonchromogens）で，培養中に光に当てても当てなくても，結核菌と同様にコロニーは発色しない（図3）．最も頻度の高い**MACはⅢ群菌**（非光発色菌），2番目の**M. kansasiiはⅠ群菌**（光発色菌）に，3番目の**M. abscessusはⅣ群菌**（迅速発育菌）に分類される．また，同定頻度は高いが，99％がコロナイゼーションと判断される**M. gordonaeはⅡ群菌**（暗発色菌）である．かつて，各菌の分離頻度を調べようとしたところ，図3のように，コロニーが目立つⅡ群菌が過剰評価されたという．

抗酸菌塗抹陽性かつPCR-TB陰性，MACも陰性であった場合，同定を外注検査（DDH法※3）に依頼している場合は結果が出るまでに1～7日が必要だが，この分類を理解していれば，固形培地で7日以内にコロニー形成があれば迅速発育菌，光発色が確認できていればM. kansasii，暗発色であればM. gordonaeである可能性が高いと判断できる．

3　菌名の由来，病原性の違い

NTMは大きく，**頸部などのリンパ節炎，皮膚軟部組織病変，播種性感染症，肺疾患**をきたす．日本で問題となるほとんどが肺疾患であることから，ここからは肺に絞って記載する．

A．菌名について

肺に病気を起こしていることが確認（診断）された場合，病変部位である「肺」に原因菌

用語解説　※3　**DDH法**　DDHマイコバクテリア'極東'（DNA-DNAハイブリダイゼーション法）．結核菌，MAC，M. kansasii，M. abscessusを含めた18菌種の同定が可能である．

図4 ● 各抗酸菌における病原性

注：各菌種の病原性は，菌の分離頻度に占める診断割合から推定したもので，定量化したものではない．
MACは，中間よりもやや低いところに位置する．つまり同定される3〜4割が診断に至ることを示している．

の名前（例えば「MAC」）を付け，最後に「症」とつなげて「肺MAC症」などと記載する．肺NTM症という場合は，菌名が特定できていない，または特定しない場合の総称となる．また，ほとんどが肺病変とわかっているため，一般には「肺」を省略して単にMAC症とよぶことが多い（*M. kansasii*などの場合は，マイコバクテリウムのMを省略して，カンサシ症という）．各菌種の名前には由来がある．*M. avium*はラテン語で鳥を，*M. abscessus*は膿瘍（abscess），*M. kansasii*は米国のカンザス州からきている．その他，日本で同定された菌として，杏林大学の名前に由来する*M. kyorinense*や発見者の下出久雄博士の名に由来する*M. shimoidei*などが知られている．

B. 病原性について

菌種ごとの病原性は，菌の分離頻度に占める診断割合から推測される．**病原性が高いとされるのは*M. malmoense*，*M. kansasii*，*M. szulgai*で，中間に*M. abscessus*，*M. xenopi*，MACが，そして低病原性として*M. gordonae*などがあげられる**（図4）．

4 病型

肺NTM症は，**線維空洞型**（fibrocavitary type：FCタイプ），**結節気管支拡張型**（nodular-bronchiectatic type：NBタイプ），**hot tub lung**※4 の3つに分けられる．また特殊例として，画像からは癌と区別困難な結節陰影を呈する，**孤立結節型**（結核の場合は結核腫とよぶ）もある．臨床上はほとんどが前二者であるが，注意すべきは両者が混在することも稀ではないうえ，2つの病型には分けられない陰影を呈することもある点である．そのような症例は，混合型，分類不能などと表現される．病状の進行予測として，病型ではなく，空洞の有無を重視する意見も多い（結節気管支拡張型でも空洞を伴う場合は，進行性，難治性であることが多い）．

A. 結節気管支拡張型（図5）

一般に中年以降の非喫煙者の女性に認められる病型として，1980年代から認識されるようになった．高分解能CT（HRCT）で中葉舌区を中心に，気管支拡張像と小粒状陰影の併存が認められた場合には，肺MAC症である可能性は高い．臨床上，咳嗽や喀痰を主訴に来院し

 ※4 **hot tub** 米国の大きな風呂桶で循環式．ここに入った健常者が過敏性肺炎様の病態をきたしたことから名付けられた．日本では稀．

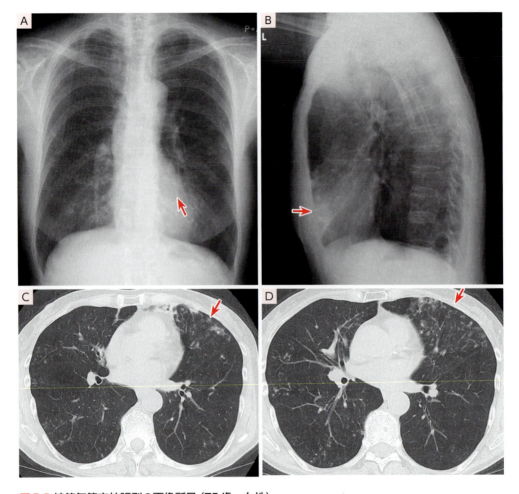

図5● 結節気管支拡張型の画像所見（75歳，女性）
A：胸部X線正面像，B：胸部X線側面像．心陰影に接する陰影（A：➡）があり，側面では中葉に一致して索状浸潤陰影（B：➡）が認められる．
C, D：胸部CT．中葉舌区を中心にびまん性に小粒状陰影（C, D：➡）を認める．中葉舌区には気管支拡張像を伴っている．

た症例には，胸部単純X線写真を撮影するが，このとき，中葉舌区のわずかな変化を確認し，HRCTをオーダーする判断には習熟が必要である．このためにも，患者背景から肺MAC症を鑑別にあげ，意識的に**中葉舌区をチェック**する．また，正面像ではわかりにくい陰影も，側面で判別しやすい場合があるため，**2方向撮影でオーダー**することが重要となる．進行はゆるやかであるが，前述のように，空洞を伴ったり，気管支拡張所見が強くなると進行性，治療抵抗性となる．

> **Point 結節気管支拡張型の典型例**
> - 中高年の非喫煙女性，明らかな肺基礎疾患をもたないことが多い
> - 主に咳を主訴にするが，無症状で検診発見される頻度も高い
> - 喀痰検査で診断がつかないことがあり，時には気管支鏡検査を必要とする
> - MAC症で頻度が高いが，M. abscessus complexでも認められる

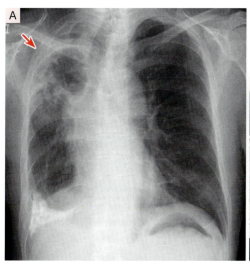
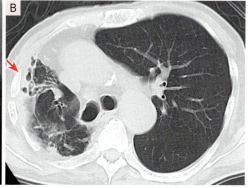

図6● 線維空洞型（結核類似型）の画像所見（肺結核の既往のある75歳，男性，ガフキー5号，*M. avium* 陽性）
A：胸部X線写真．右上肺野胸膜側優位に浸潤影と気管支拡張を示唆する所見を認める．
B：胸部CT．胸膜肥厚（→）および気管支拡張と浸潤陰影を認める．

B. 線維空洞型（結核類似型，図6）

1940年代に肺NTM症がはじめて報告されて以来，長く肺MAC症の主たる病型として認識されてきた．COPD，陳旧性肺結核，塵肺，術後などの既存肺疾患をもつ症例に発症し，結核と類似した画像所見を呈する．基礎疾患の背景からか喫煙歴のある中高年男性が多い．この病型は比較的進行が早いうえ，治療反応性も悪く，予後は結節気管支拡張型に比べて悪い．結節気管支拡張型の頻度が増し，線維空洞型は減少傾向にあるという報告もあるが，**結核との鑑別や早期治療介入の必要性から依然重要な病型**である．

> **Point　線維空洞型の典型例**
> - 中高年男性．喫煙歴を有し，肺結核後遺症やCOPDなどの肺基礎疾患をもつことが多い
> - 結節気管支拡張型と同様にMACや*M. abscessus*で認められるが，*M. kansasii*症での割合が高い
> - 咳痰などの自覚症状があり，通常喀痰検査で診断がつくことが多い
> - 症状の悪化は，NTM症の悪化でもCOPDなどの基礎疾患によるものでも起こりうる

C. 孤立結節型（図7）

結核腫（tuberculoma）は，内部壊死傾向が強いために造影CTで辺縁がリング状に造影されることが多い．一方，孤立結節型（NTMoma；tuberculomaに対する筆者造語）は，結核に比して壊死傾向が強くないために，造影効果を認めることが多く，**肺癌との鑑別がより困難となる．分布は中葉舌区などへの偏りはなく，上葉，下葉にも認められる**．部分切除術

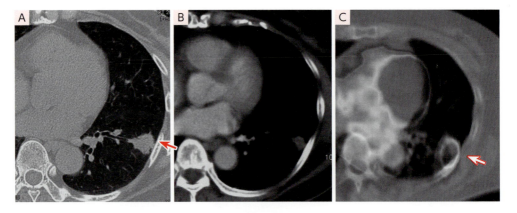

図7● 孤立結節型の画像所見（68歳，女性，健診発見）（Color Atlas ❸参照）
A，B：胸部CT（A：肺野，B：縦隔条件）．Aの左S⁹末梢に辺縁不整な結節性病変を認める．C：PET．SUV_{max}5.56の集積を認めた．

で残存病変がなければ，化学療法は不要という意見が多い．

> **Point** 孤立結節型の典型例
> - 肺癌（合併含め）との鑑別は困難であり，部分切除されることが多い
> - 造影CT，PETでは肺癌との鑑別が困難である

5 臨床症状

　慢性咳嗽，喀痰，倦怠感，息切れ，発熱，血痰，体重減少など，結節気管支拡張型と線維空洞型とも臨床症状は多彩であるうえ，特異的なものはない．病変の進行により体重減少や発熱，息切れなどの全身症状を伴うようになる．**血痰は軽症例でも認められ**，血痰を主訴にする患者は，肺NTM症であることが多い．

　また，線維空洞型は，COPD，気管支拡張，陳旧性肺結核，塵肺などの既存肺疾患をもつことが多いため，訴える症状が**原病の悪化による症状なのか，MAC症による症状なのか，判断が難しいことも稀ではない**．既存肺疾患をもつこと自体が肺MAC症のリスクとなることを念頭に置き，胸部画像検査，一般細菌も含めた細菌学的検査を行う必要がある．

　一方，結節気管支拡張型は，中年以降のやせ型，非喫煙者の女性に多いことから，リスク群と考え診療にあたる．日本では，臨床症状は伴わないが健診により初期の段階で疑われ，喀痰や気管支鏡検査により同菌を検出する症例は多い．一方，症状があり，画像が特徴的でも菌が同定されない症例も経験する．この場合は，他疾患による可能性も考慮しつつ菌検査を続ける．確定するまでは**診断的治療は行ってはならない**．

文献

1) Griffith DE, et al：An official ATS/IDSA statement：diagnosis, treatment, and prevention of nontuberculous mycobacterial diseases. Am J Respir Crit Care Med, 175：367-416, 2007

2. NTM症の患者は増えているのでしょうか

森本耕三

日本の疫学

　日本では国立療養所非定型抗酸菌症共同研究班（国療研究班）により，非結核性抗酸菌症（NTM症）・結核の患者数の比と国の結核罹患率との積からNTM症の罹患率を推定する手法が1970年代より行われてきた（1971年：0.89/10万，1980年：1.51/10万）．2000年以後は，非定型抗酸菌症研究協議会による調査で，2007年罹患率は5.7/10万と，その増加傾向が確認されていた．2014年AMED（Japan Agency for Medical Research and Development：日本医療研究開発機構）支援により，7年ぶりの調査（阿戸班：御手洗分担）が実施され，**罹患率は14.7/10万と菌陽性結核罹患率を超えた**ことが明らかとなった[1]（図1）．菌種は**MAC（*Mycobacterium avium* complex）が88.8％を占め，*M. kansasii*, *M. abscessus*がそれぞれ4.3％，3.3％**であり，***M. abscessus*の増加傾向**が疑われた．また，*M. avium*は東日本に，*M. intracellulare*は西日本に多いことが確認された．さらに主要検査会社の抗酸菌検査データ分析により，菌種分布（図2）に加え，性別（図3）は男性35％，女性65％で，年齢中央値は男性77歳，女性73歳と中高年女性に多いことが報告確認されている．

　日本のNTM症の死亡者数は，1970年にはじめて3例が報告され，以後1980年30例（男性22/女性8），1990年158例（男性76/女性82），2000年608例（男性295/女性313），2010年1,121例（男性409/女性712）と明らかに上昇を示し，特に2000年頃から女性優位の傾向を示している（図4）．死亡統計から推定される**有病率は，2014年で約100/10万**と推定される．**日本の推定罹患率・有病率（死亡数）は世界で最も高い数字であり，早急な対策が望まれている**[2]（図5）．

1）肺 *M. kansasii* 症

　*M. kansasii*症は地域差の明らかな菌種である．国療研究班の調査により，1970年代はじめには東京周辺に多いことが確認されていたが，1970年代後半から，福岡，次いで大阪，1980年には高知でも認められ，1987年には北海道で同定され全国的な広がりが確認されている．また，1980年代はじめより，近畿地方で突出して増加し東京を上回り，現在までその状況が続いている（全国的に都市部に多いが，近畿地方が突出している）．1990年以降は，*M. kansasii*罹患率自体の増減を示すデータはないが，肺MAC症の増加により相対的な頻度は低下しているものと考えられている．2000年以前の報告では，50歳代前後の粉塵吸入歴を有する男性に，線維空洞型の所見を呈することが多いとされていたが，近年は若年女性や

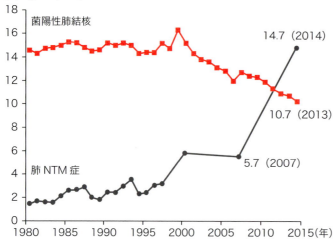

図1● 日本のNTM罹患率推移

2014年に呼吸器専門病院を中心とした施設を対象に全国調査が実施された．NTM罹患率は14.7/10万と菌陽性結核罹患率を超えたことが明らかとなった（阿戸班：御手洗分担，AMED支援による）．
菌種はMACが88.8％と最も多く，*M. kansasii*，*M. abscessus* complexと続いた．今回の調査により*M. abscessus* complexの増加傾向が疑われている．
1990年代までは国立療養所非定型抗酸菌症共同研究班（国療研究班），2001年，2007年は非定型抗酸菌症研究協議会の調査による．文献1より改変して転載．

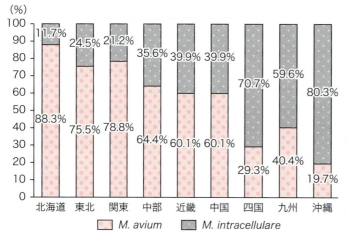

図2● 菌種分布（地域ごとの*M. avium*症と*M. intracellulare*症の割合）

東日本で*M. avium*が，西日本で*M. intracellulare*の割合が大きい．
注：1990年代から指摘されていたが，当時との比較は困難（阿戸班：御手洗分担，AMED支援による）．

高齢女性の*M. kansasii*症も報告されている．高齢女性では肺MAC症と同様の結節気管支拡張型が多いという報告もある．

2）肺*M. abscessus*症[3]

近年*M. abscessus*が増えているという意見が多くなっていたが，2014年調査（前述）により*M. kansasii*に迫る勢いであることが示されている．*M. abscessus*症がMAC症に合併，続発する例が一定割合存在することから，同症が増加してきているとしても不思議ではない．治療反応性が全く異なることから，亜種である*M. abscessus* subsp. *abscessus*（***M.***

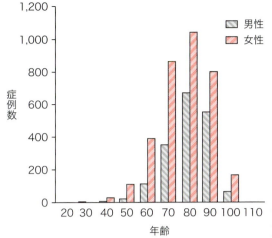

図3● 肺MAC症の性年齢構成（5,221例）

肺MAC症の性別年齢構成：男性34.5％，女性65.5％．年齢中央値：男性77歳（IQR 69-83），女性73歳（IQR 64-82）．
Reprinted with permission of the American Thoracic Society. Copyright ⓒ 2017 American Thoracic Society.
Morimoto K, et al : A Laboratory-based Analysis of Nontuberculous Mycobacterial Lung Disease in Japan from 2012 to 2013. Ann Am Thorac Socm, 14 : 49-56, 2017.
Annals of the American Thoracic Society is an official journal of the American Thoracic Society.

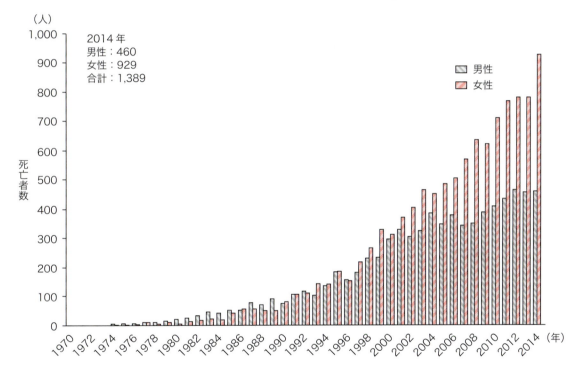

図4● 日本のNTM症死亡者数の推移
NTM症による死亡者数は1990年代より増加が顕著となっており，2000年代からは女性優位となっている．文献2より作成．

abscessus），M. abscessus subsp. bolletii（**M. bolletii**），とM. abscessus subsp. massiliense（**M. massiliense**）とは分けて考えなくてはならない．前二者はマクロライド療法に反応が乏しく，後者は治療反応が良好である（図6）．広く用いられている菌種同定法であるDDH法では，両者の区別ができないうえ，日本では国際的な標準感受性試験（Clinical Laboratory Standards institute：CLSI）を行うことができない状況にある（2017年3月現在）．画像は，結節気管支拡張型，線維空洞型などMAC症に類似する．M. abscessus症の診断，治療は難渋することが多いため，**専門医へのコンサルト**が必要である．

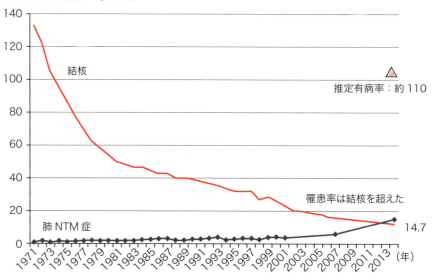

図5 ● 肺NTM症の罹患率と有病率
NTM症の患者は，軽症では経過観察されること，治療期間は長期に及ぶこと，再排菌（再感染や再発）が稀ではないことから症例の累積が起こる．1年当たりの罹患率（新規診断）は結核を上回る程度であるが，2014年度の有病率は推定で100/10万を超えており，重要な疾患となっている．

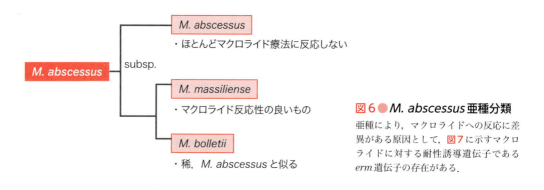

図6 ● *M. abscessus* 亜種分類
亜種により，マクロライドへの反応に差異がある原因として，図7に示すマクロライドに対する耐性誘導遺伝子である*erm*遺伝子の存在がある．

3) *M. abscessus*（*M. abscessus* subsp. *abscessus*）

　マクロライド耐性誘導遺伝子である*erm*（erythromycin ribosomal methylase）遺伝子が同定されており，これが発現するとマクロライドの効果は期待できない（図7）．海外ではamikacin, imipenem/cilastatin, CAM（clarithromycin）などの感受性試験結果を参考にしてマクロライドとの長期投与を行うことが推奨されているが，国内では保険適用などの問題が生じる．日本よりfaropenemが有効であった症例が報告されているが，多数例の報告はない．内科治療の限界はMAC症以上に明らかであるため，限局性病変であれば外科切除が望ましいという意見がある．

4) *M. massiliense*（*M. abscessus* subsp. *massiliense*）

　*M. massiliense*では前述の*erm*遺伝子は欠失により発現しないため，マクロライドが有効である．菌陰性化は多剤併用療法により80％以上に期待できる．*M. abscessus* subsp.

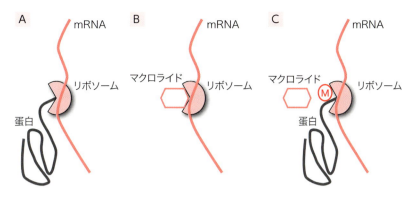

図7● マクロライド作用の機序と耐性誘導遺伝子（*erm*遺伝子）
リボソームでmRNAから蛋白質が合成される（A）．マクロライドは23SリボソームRNAに結合して蛋白合成を阻害するが（B），マクロライドによって*erm*遺伝子が誘導され，マクロライド結合部位のメチル化（図中の⒨）が起こるとマクロライドが作用できない（C）．文献4より引用．

*abscessus*に準じた治療が行われているのが現状であるが，内服薬のみで改善が得られたという報告もあり，多数例での報告が期待される．

2 海外の動向

　外国籍の患者も増えつつあり，国や地域ごとの情報把握が必要となる．北米は，有病率が5〜8/10万と高くはないが，日本と同様に中高年女性の増加が指摘されている．地域としては，主に南部が高いことが知られている[5]．菌種分布は，カナダのオンタリオ州において*M. xenopi*が2割を占めるという例外があるが，その他の地域ではMACが8割を占め，*M. abscessus* complexを中心とした迅速発育菌，*M. kansasii*が続くという日本と似た傾向である．ヨーロッパは，MACが主であることが共通しているが，北米や日本ほど比率が高くなく，*M. kansasii*, *M. fortuitum*, *M. xenopi*, *M. malmoense*, *M. abscessus* complexが種々の割合で占め，多様性が認められる[6]（図8）．COPDに合併するMAC症の増加が報告されているが，全体で罹患率が2を超えたとする報告は乏しい．アジアからは人口ベースの罹患率・有病率の報告はないとされているが，レビューにより，菌種はMACが多いが他地域よりも*M. abscessus* complexが目立つこと，男性の肺結核後遺症が多いことが指摘されている[7]．近年注目されるのが，結核（特に多剤耐性結核疑い）に占めるNTMの割合である．これは，結核高蔓延国が多いアジアやアフリカ地域では，塗抹陽性や臨床経過のみで結核と診断し治療が導入されるため，NTMについて把握されていなかったためである．中国山東省からの報告では，再発結核の4%，多剤耐性結核疑いの実に30.7%はNTMであったことが報告されている[8]．

3 まとめ

　2014年の調査により，肺NTM症の罹患率は結核を超えたことが明らかとなり，日本の抗酸菌症は新しい時代へ移った．MACが90%と高率で，*M. abscessus* complexの増加傾向も示唆されている．公衆衛生上重要な疾患であり，サーベイランス体制の確立が望まれている．

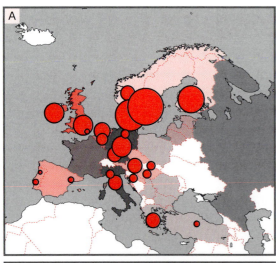
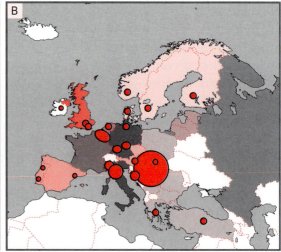
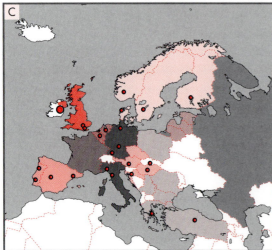

図8 ● ヨーロッパにおける非結核性抗酸菌の分布
A：*M. avium*，B：*M. xenopi*，C：*M. malmoense*．
呼吸器検体からの分離頻度．MACが多いが他の菌の占める割合も国ごとに異なる．Jakko van Ingenらによる，2011年のEuropean Respiratory Societyの発表スライドより引用．

文献

1) Namkoong H, et al：Epidemiology of pulmonary nontuberculous mycobacterial disease, Japan. Emerg Infect Dis, 22：1116-1117, 2016
2) Morimoto K, et al：A steady increase in nontuberculous mycobacteriosis mortality and estimated prevalence in Japan. Ann Am Thorac Soc, 11：1-8, 2014
3) Koh WJ, et al：Clinical significance of differentiation of *Mycobacterium massiliense* from *Mycobacterium abscessus*. Am J Respir Crit Care Med, 183：405-410, 2011
4) Stout JE, et al：Treatment of *Mycobacterium abscessus*：all macrolides are equal, but perhaps some are more equal than others. Am J Respir Crit Care Med, 186：822-833, 2012
5) Adjemian J, et al：Prevalence of nontuberculous mycobacterial lung disease in U.S. Medicare beneficiaries. Am J Respir Crit Care Med, 185：881-886, 2012
6) Hoefsloot W, et al：The geographic diversity of nontuberculous mycobacteria isolated from pulmonary samples：an NTM-NET collaborative study. Eur Respir J, 42：1604-1613, 2013
7) Simons S, et al：Nontuberculous mycobacteria in respiratory tract infections, eastern Asia. Emerg Infect Dis, 17：343-349, 2011
8) Jing H, et al：Prevalence of nontuberculous mycobacteria infection, China, 2004-2009. Emerg Infect Dis, 18：527-528, 2012
9) Morimoto K, et al：A Laboratory-based Analysis of Nontuberculous Mycobacterial Lung Disease in Japan from 2012 to 2013. Ann Am Thorac Socm, 14：49-56, 2017

3. NTMはどこにいて、どうやって感染するのでしょうか

森本耕三

1 「どこにいるのか」を知る重要性：再感染の問題

1996年に多剤併用化学療法を確立し、1997年のATS（American Thoracic Society：米国胸部学会）ガイドライン作成の中心人物であったWallaceらは、ガイドラインの妥当性検証のために、標準治療（菌陰性1年で治療を終了）を行った結節気管支拡張型180例の分析を報告している[1]。その結果、喀痰菌陰性化は154/180（86％）と高率であり、現行治療法の有効性を示している。この報告で注目されたのが、投与中の再排菌は14％に起こり、そのうち73％が再感染、27％が真の再発であり、さらに治療終了後の再排菌は71/155（46％）例に起こり、うち75％が再感染、25％が真の再発であったというものである。この結果より、**投与中、終了後の再排菌の多くは、再感染によるもの**だと結論付けている。標準治療を行っても再排菌が多いことが指摘されていたが、その多くは再感染であるとすれば、感染源の調査は欠かせないものといえる。

2 感染の原因：風呂場と土壌曝露

非結核性抗酸菌（NTM）の環境調査では、日本から感染源に関する重要な報告が相次いでいる。西内らは家庭環境調査をMAC症患者と健常者宅で行い比較検討している。MAC症患者宅では菌同定率が有意に高く、同定された場所はキッチンやリビングルームではなく風呂場であったこと、またPFGE（pulsedfield gradient gel electrophoresis：パルスフィールド電気泳動法）により患者由来株と環境株が同一であったことから、**風呂場が感染源の一つである**と報告した[2]。Maekawaらは、結節気管支拡張型のMAC症患者106例とMAC症のない気管支拡張患者53例を、NTM症の危険因子について比較し、患者群で土壌曝露の頻度（2回/週以上）が有意に高かったことを報告し、**農業やガーデニングなどの土壌曝露が感染の要因**となっていると主張している[3]。

一方、疫学的分析により、有病率には明らかな地域差が認められることから、NTMをより大きなエコロジーでとらえる必要もある。NIH（National Institutes of Health：米国国立衛生研究所）のグループは、メディケアという健康保険制度のデータ分析で得られた疫学データに地理空間解析を行い、危険因子となる環境因子を分析した。これにより、患者密度の高い地域は、有意に人口密度、蒸発散量、また土壌中の銅、マンガン、ナトリウムが高いことなどを報告している[4]。

これまでの報告から、風呂場や土壌曝露が感染の原因となっている可能性があると考えら

れるが，特定の環境介入（風呂場の掃除やシャワーヘッドのとり換え）が臨床経過に及ぼす影響はまだわかっておらず，長期的な検討が必要である．また，日本における地域差の分析も今後の課題である．

文献

1) Wallace RJ Jr, et al：Macrolide/Azalide therapy for nodular/bronchiectatic *Mycobacterium avium* complex lung disease. Chest, 146：276-282, 2014
2) Nishiuchi Y, et al：The recovery of *Mycobacterium avium-intracellulare* complex（MAC）from the residential bathrooms of patients with pulmonary MAC. Clin Infect Dis, 45：347-351, 2007
3) Maekawa K, et al：Environmental risk factors for pulmonary *Mycobacterium avium-intracellulare* complex disease. Chest 140：723-729, 2011
4) Adjemian J, et al：Spatial clusters of nontuberculous mycobacterial lung disease in the United States. Am J Respir Crit Care Med, 186：553-558, 2012

NTM症 編 第2章 NTM症の診断の方法は

1. NTM症を診断するための検査法とは

南宮 湖, 長谷川直樹

1 はじめに

本稿を目にしている読者には大きく分けて，以下の3つのタイプの方がいるのではないかと想定している．

①提出した抗酸菌の培養検査で非結核性抗酸菌（NTM）が陽性となったが，どのように解釈・管理したらよいかわからない．

②胸部CTを施行したところ，肺NTM症の疑いという読影結果が返ってきたが，どのように検査を進めたらよいかわからない．

③臨床像から肺NTM症を強く疑うが，なかなか検査で菌をつかまえることができない．

ここでは，抗酸菌検査の基本となる考え方に重点を置いて解説する．肺NTM症の診療は，クリアカットに説明できない部分が多く，呼吸器内科医・感染症医でも敬遠しがちな領域であるが，本稿を通じて一人でも多くの方にこの分野に興味をもっていただきたい．

抗酸菌検査には，さまざまな培地を用いた培養検査，遺伝子検査を含む多数の専門的な検査がある．呼吸器専門医であってもこれらの知識を網羅するのは困難であり，もちろん，臨床の第一線で活躍するジェネラリストの医師がこれらを暗記する必要はない．むしろ，実臨床と結び付けて，自施設で行っている検査・外注している検査の特徴を把握し，検査結果が手元に返ってくるまでの時間軸を意識しながら，検査をオーダーし，検査結果を臨床的に解釈することが重要である．

NTMも結核菌と同様に抗酸菌であるため，結核編第2章-1「結核の診断法：細菌検査」と重なる検査が多い．また，結核を疑う臨床像において，抗酸菌検査を提出し，NTM症が判明することもある．まずは，時間軸を意識しながら，抗酸菌検査に関する全体像を把握する（図1）．

2 検体の提出法

NTMは結核菌と同様，全身に感染巣をつくる．臨床的には，呼吸器感染症が圧倒的に多いことから，検査材料の多くは喀痰である．喀痰の質は，検査結果に直結するため，良質な喀痰が提出できるよう，積極的に排痰指導を行う必要がある．実臨床では困難なことが多いが，喀痰は一般的に早朝に採取することが望ましい．採取前には唾液や鼻汁の混入を最小限にするために，患者にうがいを行ってもらう．ぜひ，**Miller & Jones分類**（表1）で自分が提出した検体を振り返っていただきたい（抗酸菌では顕微鏡下での品質評価法であるGeckler

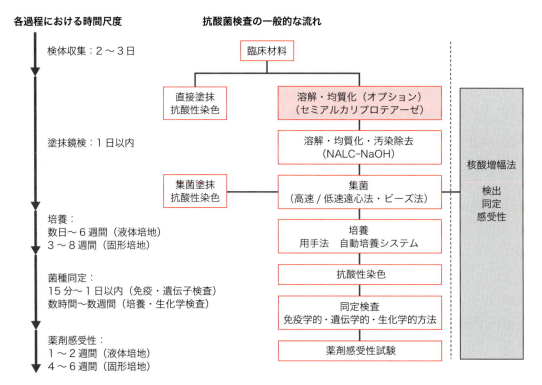

図1● 抗酸菌検査の流れ

「御手洗聡：抗酸菌検査概要，抗酸菌検査ガイド2016（日本結核病学会 抗酸菌検査法検討委員会 編），p.3, 2016, 南江堂」より許諾を得て転載.

表1● 喀痰の肉眼的品質評価（Miller & Jones 分類）

表記	喀痰の性状
M1	唾液，完全な粘性痰
M2	粘性痰のなかに膿性痰が少量含まれる
P1	膿性痰で膿性部分が1/3以下
P2	膿性痰で膿性部分が1/3〜2/3
P3	膿性痰で膿性部分が2/3以上

M：mucous，P：purulent

分類よりも肉眼的品質評価法である Miller & Jones 分類が使用されることが多い）．

　肺NTM症を疑う場合には，喀痰検査において診断基準上2回の培養陽性が必要である．これはNTMが環境に存在しており，コンタミネーションと区別するためである．私見ではあるが，培養には時間を要するため，1回目の検査結果を待たずに，早めに2回目の検査を提出することを勧める．

　また，抗酸菌の塗抹検査が陽性であっても，雑菌汚染で培養不能となる可能性を考え，筆者は診断時に2回の検体を採取してもよいと考えている．つまり，抗酸菌感染を想定した時点で，複数回の良質な喀痰を提出することがその後の診療の質の向上につながるため重要である．

> ⚠️ **Pitfall** 「保険適用」に注意
> 抗酸菌検査で「PCR（核酸増幅法）」の遺伝子検査を出すことができるのは保険適用上は月に1回までである．特に2回目の検査提出の際には，電子カルテ上で1回目の検査の「コピペ」をしてしまいがちであるので，「PCR」のチェックは外すようにしよう．

> 👉 **Point** 喀痰が出なくても，誘発喀痰手技などを駆使して，何度も培養検査を提出しよう
> 喀痰が出せない場合には，3％食塩水の吸入などを行い，良質な喀痰の提出に努めよう．誘発しても採取できない場合は，喀痰の吸引も検討する．検体が採取できない場合には，必要に応じて気管支鏡による検体採取を検討しよう．

❸ 塗抹検査―集め方と染色法にそれぞれ種類がある―

塗抹検査は古くから使用されている最も迅速な抗酸菌検査である．しかし，検体のなかに一定の菌量が存在しないと陽性にならない．具体的には，直接法では喀痰1 mL当たり5,000〜10,000個の菌が必要といわれている（集菌法の場合にはさらに少ない菌量でよい可能性もある）．そこで，菌の集め方と染め方を工夫しているのが現状である．

1) 集め方について

菌の集め方として，「直接法」と「集菌法」がある．

A. 直接法

直接法は，採取した検体（喀痰）の一部を直接スライドグラス上に塗抹・染色して標本を作製し，顕微鏡で抗酸菌を調べる検査である．その結果は「**ガフキー0〜10号**」で表記される．直接法は，次に述べる集菌法とは異なり，前処理をしないため感度が落ちるが，検査時間は集菌法よりも短くてすむという利点もある．

B. 集菌法

集菌法は，N-アセチル-L-システイン・水酸化ナトリウム（N-acetyl-L-cysteine-sodium hydroxide：NALC-NaOH）法により検体の前処理を行い，遠心機にかけ，その沈渣を染色する方法である．

「直接法」は至急時や検体が均等化できない場合に限り行い，基本的には「集菌法」を使用する．「集菌」するための遠心機がないといった理由から「直接法」を採用している施設もあるので，自施設の塗抹法を確認してほしい．

2) 染色法について

染色法には，蛍光法（オーラミン染色，アクリジンオレンジ染色）やチール・ネールゼン（Ziehl-Neelsen：Z-N）法，キニヨン法などがあるが，一般的に**蛍光法**が使用される．蛍光法では蛍光染色標本を200倍拡大で30視野を観察して判定する（Z-N法では1,000倍拡大

表2 ● 鏡検における検出菌数記載法

記載法	蛍光法 (200倍)	Z-N法 (1,000倍)	備考 (相当するガフキー号数)
−	0/30視野	0/300視野	G0
±	1〜2/30視野	1〜2/300視野	G1
1+	1〜19/10視野	1〜9/100視野	G2
2+	>20/10視野	>10/100視野	G5
3+	>100/1視野	>10/1視野	G9

「樋口武史,伏脇猛司:抗酸菌塗抹検査,抗酸菌検査ガイド2016(日本結核病学会 抗酸菌検査法検討委員会 編),p.36,2016,南江堂」より許諾を得て転載

で300視野).その結果は「−,±,1+,2+,3+」で表記される.「ガフキー」は「直接法」においてのみ表記される方法で,現在,広く使用されている「集菌法」では使用されていなかった.しかし,「ガフキー」という用語は広まっており,これでは混乱を招くため,**表2**のような対応表が使用されている.

臨床的に重要な点として,塗抹検査では「直接法」であっても「集菌法」であっても,また「蛍光法」であっても「Z-N法」であっても,「結核菌」と「NTM」の鑑別はできない点があげられる.感染管理の観点から,両者の鑑別は重要であるので,NTM症が疑われるときには,後述する核酸増幅法を活用する.

また,塗抹検査の特徴として,生菌でも死菌でも同様に陽性という結果が出る点があげられる.また,ガフキー1号など,菌数が少量のときには,患者の食物残渣やスライドグラスのキズが赤く染まって抗酸菌陽性とされることも稀にあるため,臨床的には抗酸菌感染症が疑われないが,ガフキー1号と報告された場合は,再検査も検討する必要がある.

> **Point 迅速に塗抹検査の結果を確認したいのに,なぜ,待たされるのか?**
>
> 日々,忙しい臨床のなかで,突然,結核が否定できない患者さんがやってくると,医師だけでなく周囲の医療従事者も巻き込んで,慌しくなる.すぐにでも塗抹検査の結果を知りたいが,検査室から「塗抹検査の結果まで,あと○○分待ってください」,「今日は担当の検査技師が不在です」という連絡が来て,「もっと早くしてよ!」とついついフラストレーションがたまりがちである.しかし,前述のように塗抹検査の感度を上げるためには,「前処理」をして「遠心」を行い,「集菌」して「蛍光顕微鏡で検鏡」するという工程を要するため,時間がかかるのである.

培養検査

培養検査に使用される抗酸菌の培地には,液体培地と固形培地がある.液体培地はミドルブルック7H9培地をベースとした,発育インジケーター(菌が発育すると発色する)付きの培地が多く用いられ,固形培地としては卵をベースとした小川培地が広く用いられている.以下にその概要について説明する.

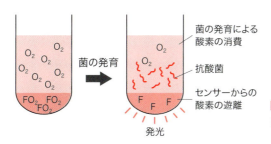

図2● MGIT法の原理
日本ベクトン・ディッキンソン社Webサイトより改変して転載．

1) 液体培地について

　一般的に液体培地は感度および迅速性に優れていると言われており，自動機器を用いて培養および観察が可能なものがある．具体的には，BDバクテックMGIT960（日本ベクトン・ディッキンソン社）を用いたMGIT法が広く使用されており，これは試験管の底部に蛍光化合物が包理されている．抗酸菌の増殖がなければ，培地中の酸素により発光が抑制され蛍光は検出されないが，抗酸菌の増殖に伴い，酸素が消費されると蛍光を発色し，菌の検出が可能となる（図2）．

　注意点としては固形培地と違いコロニーを形成しないため，複数の菌を検出した場合に検出が難しい点があげられる．また，培養菌量は測定できないため，菌量は培養陽性までの日数で推定することになる．

2) 固形培地について

　固形培地は，液体培地に比較して，感度および迅速性の点で劣るが，コロニーを形成するため，その性状を直接確認できる．コロニーの性状は菌種の同定に役立ち，また，複数菌が存在していても目視で確認できる．さらに雑菌の混入があっても，少数の場合には雑菌の影響が回避できる可能性がある（液体培地の場合には雑菌が少数でも混入した場合には培地全体に影響がおよぶ）．培養結果は，4週目で中間報告を行い，8週目に最終報告される．

5　同定検査

　培養可能な抗酸菌は，結核菌とNTMに大別される．さらにNTMは，先に述べた小川培地などの固形培地において，コロニーの形成に7日以上を要するものが**遅発育抗酸菌**（slow growers）と定義され，7日以内であるものが**迅速発育抗酸菌**（rapid growers）と定義される．近年，難治性で臨床的に問題なることが多い，M. abscessusは迅速発育菌に分類される．

　抗酸菌の培養が確認されると，結核菌とNTMを鑑別するために，**キャピリア®TB**を用いることが多い．キャピリア®TBは，結核菌群が産生するMPB64という菌体外に分泌される蛋白質を検出する検査であり，操作が簡単である．

　キャピリア®TBにより，結核菌でなくNTMと判断された場合，**アキュプローブ法**というDNAプローブ法を用いた検査により，Mycobacterium avium complex（MAC）の同定を行う（米国では，M. kansasiiやM. gordonaeを同定するキットも使用可能である）．MACは日常診療で遭遇するNTM症の約9割を占める．

　このアキュプローブ法でも同定が困難な場合には，**DDHマイコバクテリア法**を使用する

ことが多い．DDHマイコバクテリア法は，結核菌，MAC，*M. kansasii*，*M. abscessus*を含めた18菌種の同定が行える．日常的に診療するNTMの大部分が同定可能である．

ただし，菌種同定のフローチャートは各施設の事情で異なるため，こちらも自施設の特徴をよく確認する．

> **Point 同定不能な抗酸菌**
>
> 臨床現場においては，NTMの菌名を同定するためにDDHマイコバクテリア法が使用されるが，時折，同定の不能な菌に遭遇する場面がある．温度などの発育条件により培養が困難な菌など，DDHマイコバクテリア法では同定できない菌であることがある．そのような場合，公益財団法人結核予防会結核研究所抗酸菌レファレンス部において塩基配列解析により，詳細な菌を同定することができる．

> **Point Runyon分類**
>
> 専門的な分類になるが，NTMはRunyon分類により，Ⅰ群菌・Ⅱ群菌・Ⅲ群菌・Ⅳ群菌に分類される．Ⅰ～Ⅲ群菌は遅発育菌であり，Ⅳ群菌は迅速発育菌である．
> Ⅰ群菌は，暗所内培養では灰白色ないしクリーム色であり，増殖器の菌の集落に光を当て，再び暗所に戻して培養を続けると24時間以内にレモン色に発色するという特徴がある．Ⅱ群菌は，暗所内培養でも黄色ないしオレンジ色に着色しているという特徴がある．Ⅲ群菌は，コロニーが灰白色ないしクリーム色で，光発色性に欠くという特徴があり，日常診療で最も高い頻度で遭遇するMACは，このⅢ群菌に分類される．
> 遺伝子検査が発達する前の時代に，先人たちが詳細な観察をもとに，このような分類・検査法を確立していたことを考えると感慨深いものがある．

6 遺伝子検査

前述の培養検査は，数日～数週間の時間を要す．特に結核症とNTM症を鑑別することは，治療方針だけでなく，院内感染対策上，非常に重要である．このような背景から，近年，迅速かつ簡便で高感度の遺伝子の検出法が開発された．

検体から菌の遺伝子を直接検出する核酸増幅法検査は，現在，結核菌のほか，*M. avium*と*M. intracellulare*（これら2つの菌を合わせてMACとよばれる）も検出・同定できる．核酸増幅法検査の感度は培養検査よりも低いため，PCR陰性でも培養で菌を確認できることもある．

7 薬剤感受性検査

NTMに対する薬剤感受性検査のエビデンスは非常に少ないのが現状である．まず，日本において，薬剤感受性検査の*in vitro*の結果を結びつけてよいのは，MACにおけるクラリス

ロマイシン（CAM）のみである（アミカシンの薬剤感受性検査の解釈はエキスパートの領域であるため，本稿では割愛する）．また，結核菌に対する薬剤感受性検査は *M. kansasii* におけるリファンピシン（RFP）の感受性試験のみに有用であるが，NTMの薬剤感受性検査に使用することは推奨されていない．

　日本で使用されているNTMに対する薬剤感受性試験はブロスミックNTMとなる．ブロスミックNTMは，9個の薬剤（CAM，ストレプトマイシン，エタンブトール，カナマイシン，RFP，リファブチン，レボフロキサシン，エチオナミド，アミカシン）の最小発育阻止濃度（minimum inhibitory concentration：MIC）を7日間で測定できる．くり返しになるが，9つの薬剤に対してMICの結果が出るが，ブロスミックNTMで測定した *in vitro* の結果を結びつけてよいのは，MACにおけるCAMのみである．

　Helicobacter pylori 菌には初回治療時のCAMの耐性菌が報告されているが，MACの場合には，初回治療時のCAMの耐性菌は基本的には存在しないと考えられている（ただし，少量マクロライド療法が入っていた症例は別である）．

　難治性の肺MAC症や再発した肺MAC症にはブロスミックNTMを提出して，CAMの感受性検査をチェックするように努める．

> **Point　忘れた頃に返ってくる抗酸菌検査の結果**
> 「抗酸菌の培養検査の結果を見逃してしまった！」，「じつは前の外来の担当医が培養陽性に気づいていない！」という体験は枚挙にいとまがない．初回の抗酸菌検出の場合には，検査室から担当医に結果を電話報告するようなシステムにしておくと，見逃しが少なくなるかもしれない．

> **Point　胃液からNTMが見つかったとき**
> 臨床的には胃液からNTMが検出されることはあるが，NTMは環境中にも存在する菌であり，診断基準としては現在認められていない．

8　おわりに

　抗酸菌感染症の臨床はクリアカットに説明できない部分が多く，わかりづらい．特に，抗酸菌の検査は多岐におよび，研修医や専門医でない方には，馴染みの薄い内容であったかもしれない．しかし，NTM症の患者は近年，急激に増加しており，臨床現場で遭遇する頻度はますます増えていくだろう．

　感染症における検査のゴールドスタンダードは培養検査であることは間違いないが，臨床の現場で求められる検査の理想形は「迅速・低コスト・正確」である．時間軸を意識する必要がある抗酸菌の検査は，まだまだ検査として改善の余地がある．今後，検査のゴールドスタンダードが変わっていく可能性もある．本稿を通じて一人でも多くの先生方にこの分野に興味をもっていただければ幸甚である．

NTM症編 第2章 NTM症の診断の方法は

2. 肺NTM症の画像診断の特徴

朝倉崇徳, 長谷川直樹

1 はじめに

　日本における肺非結核性抗酸菌（nontuberculous mycobacteria：NTM）症の罹患率は2007～2014年にかけて2.6倍に上昇している[1]．慢性疾患であるため，呼吸器専門医以外でも今後，診療機会が増えることが予想される．肺NTM症は喀痰から菌を複数回検出することにより診断されるが，喀痰検査を行うきっかけは胸部画像に陰影を認めることと考えられる．そのために典型的な胸部単純X線・胸部CT画像の理解は必須である．肺NTM症は，無治療経過観察で対応可能な症例がある一方で，治療抵抗性の進行例も存在するため，診断だけでなく経過観察のポイントも知っておきたい．本稿では肺NTM症のなかでも8～9割を占める肺*Mycobacterium avium* complex（MAC）症に焦点を当て，典型的な画像の特徴と臨床的な位置づけを整理し，非専門医であっても日常診療に役立つように解説していく．

2 病型について

　肺MAC症における病型の正確な頻度と，予後を含めた臨床像についての大規模研究は少ない．現状では過去の臨床的な報告をもとに分類されることが多く，頻度が多い病型と稀な病型がある．頻度が多い病型としては，肺MAC症の大部分を占める①**結節・気管支拡張**（nodular bronchiectatic：NB）型，結核と類似する②**線維空洞**（fibrocavitary：FC）型，③**分類不能**（unclassified）型に分けられる．稀な病型として，急性～亜急性に発症する④**過敏性肺炎型**，高度の免疫不全患者に発症する⑤**全身播種型**，⑥**孤立肺結節型**がある（表1）．①～③は臨床的な意義として，②のFC型や③の分類不能型は，①のNB型に比べ予後不良であることが日本より報告されている（図1）[2]．実際にはFC型であってもNB型に代表される中葉舌区の病変がみられる症例も存在し，明確にNB型・FC型を分けられないことが多く，"空洞があると予後が悪い"と考えられている．以下に①～③に関して画像を提示しながら，解説を進める．④過敏性肺炎型，⑤全身播種型，⑥孤立肺結節型に関しては，頻度が稀であるため，本稿では省略する．

1）結節・気管支拡張（nodular bronchiectatic：NB）型について

　NB型は最も頻度が高く，また健診時の異常などをきっかけに無症状で受診する可能性が高い．患者背景として非喫煙・やせ型・中高年の女性が多いことが特徴である．典型的な胸部単純X線・胸部CT写真を示す（図2）．典型的な胸部単純X線写真では，中下肺野に**索状**

表1● 肺MAC症における画像の病型

頻度が多いもの	稀な病型
結節・気管支拡張（NB）型 線維空洞（FC）型 分類不能型	過敏性肺炎型 全身播種型 孤立肺結節型

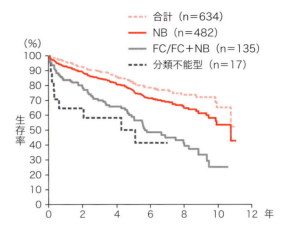

図1● 病型における生存予後
NB：結節・気管支拡張型，FC：線維空洞型．
文献2より引用．

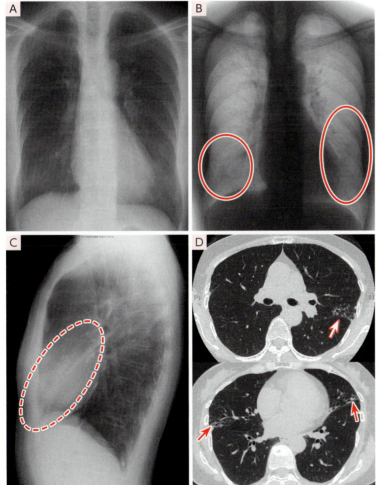

図2● 結節・気管支拡張（nodular bronchiectatic：NB）型の典型像
A：胸部単純X線写真，B：Aの白黒反転画像，C：胸部単純X線写真（側面像），D：胸部CT．

人間ドックで異常陰影を指摘された，自覚症状のない63歳，女性．両側下肺野に淡い浸潤影を指摘された（A）．本例では陰影を観察することは容易であるが，白黒反転画像を用いることで観察しやすくなることがある（B：◯）．
側面像で中葉舌区の陰影は比較的観察しやすい（C：⋯）．胸部CTでは末梢に粒状影を呈している（D：⇨）．また中葉・舌区の末梢では拡張した気管支が観察される（D：→）．気管支拡張の明確な定義はないが，各葉に分岐した気管支全体を3分割し，最も末梢側の1/3の範囲で気管支内腔が観察できれば気管支拡張と定義してよいと考える．

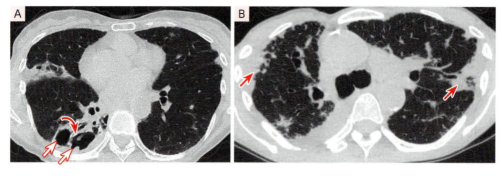

図3● 進行した肺MAC症の画像所見
A：10年前に診断された肺MAC症の67歳，女性．多剤抗菌化学療法を他院で行われるも塗抹陽性が持続し，当院へ紹介された．中葉の浸潤影に加え，右下葉に空洞影がみられた（⇨）．空洞周囲には粒状影があまりみられず，気管支拡張ならびに空洞内へ向かう所見（→：feeding bronchus appearance）と周囲の軟部陰影の広がりを確認できる．
B：多剤抗菌化学療法が行われるも治療抵抗性の76歳，女性．本症例では胸膜肥厚や浸潤影がみられる（→）．その後経過中に気胸を合併し，治療に長期間の入院を要した．

影や粒状網状影，淡い浸潤影を示す（図2A）．心臓と接する部位に病変があればシルエットサインが陽性となるため，異常がわかりやすいものの，病変が心臓と接さない末梢領域のみにあれば，胸部単純X線写真ではわかりにくいことも多い．白黒反転画像（図2B）や側面像（図2C）を参照することで，病変部位を検出できることがあるが，胸部単純X線写真では軽微な病変の検出には限界があるため，肺MAC症が疑われる場合には肺病変の評価に胸部CT，特に高分解能CT（high-resolution CT：HRCT）を行う．

肺MAC症は病理像では呼吸細気管支や周辺肺胞領域を中心に乾酪性もしくは非乾酪性肉芽腫を形成する．CTでは，小葉中心性の粒状影，気管支拡張像・気管支壁肥厚像などの気道を中心とした病変が描出される（図2D）．進行例では乾酪壊死や空洞形成を伴う場合や（図3A），胸膜病変や浸潤影を認める場合がある（図3B）．❸に画像を評価するにあたって重要な点を述べる．

2）線維空洞（fibrocavitary：FC）型について

NB型は非喫煙・やせ型・中高年の女性が多いが，FC型は**喫煙・肺気腫や陳旧性肺結核症などの既存肺疾患を有する者・男性**に多い．典型的な胸部単純X線・胸部CT写真を示す（図4）．肺結核と比べ，**上葉の空洞，および空洞周囲の気道散布巣が乏しい**ことが特徴である．また，気管支が空洞に直接向かう所見（feeding bronchus appearance）を特徴として指摘する報告がある[3]．くり返しにはなるが，実際には空洞病変に加えて中葉舌区の病変がみられる症例もあるものの，"空洞を有する肺MAC症は予後が悪い"と認識することが重要である．肺結核と画像上鑑別が困難な場合があるものの，空洞の分布において肺MAC症ではS^2，S^3，S^9，S^{10}に多く，肺結核症ではS^1，S^6に多いとする報告がある[4]．また，肺MAC症では結核よりも気管支拡張や病変の広がりが多いとの指摘もある[5]．FC型はNB型に比べ頻度は少ないものの，**予後不良かつ再燃・再発のリスクが高い**ことが報告されており[6]，診断がつきしだい，治療を考慮すべきである．

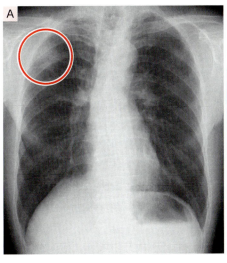
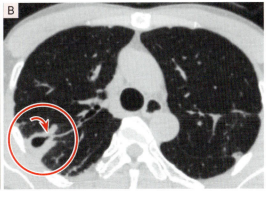

図4 ● FC型の典型像

喀痰・咳嗽が持続し，胸部異常陰影を指摘され紹介された70歳，男性．胸部単純X線写真では右上肺野末梢に辺縁不整，内部が不均一な腫瘤がみられた（A）．胸部CTでは空洞陰影と，空洞内部に入り込む気管支拡張像（➡：feeding bronchus appearance）を確認できる．

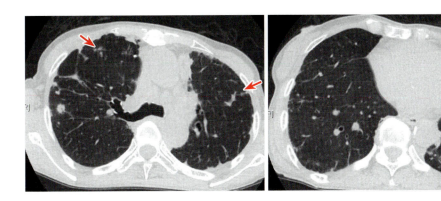

図5 ● 分類不能型の例

中葉・舌区を含め肺野には小粒状影が散在している（➡）．しかし，左下葉に巨大空洞病変を伴い，気管支拡張・気管支壁肥厚像も観察される（◯）．本症例の病型分類は明確なものではないため，分類を理解するよりも"空洞の存在"が予後不良因子であることを強調しておきたい．

3）分類不能（unclassified）型について

　明確に分類不能型へ分類する基準は確立されていないものの，NB型に代表される中葉舌区の病変や，FC型に代表される上葉の空洞病変を呈さない肺MAC症が一部存在する．図5に画像例を示す．本症例では左下葉が中心病変となっている．この病型に関しても予後不良であることが報告されている[2]．また，気胸を合併した肺NTM症は予後不良であるが，分類不能型が多いとする報告がある[7]．

3 肺MAC症の画像評価

1) 多葉に病変が分布することは肺MAC症を示唆する

　韓国において肺NTM症疑いの患者105人に対して胸部CTを施行し，肺NTM症の診断率上昇に寄与する画像所見を検討した報告がある[8]．半数は菌が検出されず，3割が肺NTM症と診断されたが，その他にびまん性汎細気管支炎，肺結核，原発性線毛運動障害，免疫不全症に伴う気管支拡張症が含まれていた．これらの肺NTM症と類似する画像所見を呈する疾患に比べ，**5葉以上に広がる細気管支炎・気管支拡張像・浸潤影や空洞の存在**が肺NTM症を示唆する所見として重要であった．この研究では肺MAC症以外の肺NTM症も含まれており，NB型・FC型などの病型に関する記載がないものの，"**多葉に病変が分布すること**"は肺NTM症を疑う所見として重要である．

> **☞Point　気管支拡張症をきたす他疾患の鑑別**
>
> 　気管支拡張症がNTM感染により起きたのか，他疾患による既存の気管支拡張症の部位にNTM感染が生じたのかを区別することは，経過を追えていない症例では難しい．欧米と異なり日本には気管支拡張症を惹起する嚢胞性線維症は稀少であり，日本の気管支拡張症は，非嚢胞性線維症に由来するもの（non-cystic fibrosis bronchiectasis）が大部分を占める．原因は**表2**のように多岐にわたる．報告によって疾患頻度が異なるものの[10]，特に膠原病（Sjögren症候群や関節リウマチ），免疫不全，線毛運動障害，アレルギー性気管支肺アスペルギルス症を鑑別にあげる必要がある．非嚢胞性線維症由来の気管支拡張症において，やせ型の女性を中心に半数以上にNTMが検出され，3割が診断基準を満たしたとする報告があり[11]，気管支拡張症を診るうえで抗酸菌の定期的な検査は必須である．また，気管支拡張症において緑膿菌の定着は予後不良因子であり[12]，一般細菌にも留意する必要がある．

表2● 非嚢胞性線維症の気管支拡張症における基礎疾患

・感染後 　-重症肺炎後 　-結核後 ・粘膜線毛運動障害 　-原発性線毛運動障害 　-Young症候群 ・免疫不全 　-分類不能型免疫不全症 ・免疫反応の異常 　-アレルギー性気管支肺アスペルギルス症 　-移植片対宿主病 　-炎症性腸疾患	・気管支壁の先天異常 　-Marfan症候群 ・炎症性刺激 　-誤嚥 ・機械的閉塞 　-異物 　-腫瘍 ・その他 　-肺MAC症 　-膠原病 　-肺分画症 　-黄色爪症候群

文献9より作成

2) 空洞は予後不良因子である

　これまでの研究において，空洞の存在は，肺機能の増悪因子であること[13]，無治療経過観察中のNB型において治療が必要となる危険因子であること[14]，あるいは予後不良因子

であることが報告されている[15]．その理由としては，空洞の存在が肺内の菌量の多さを反映するとともに，空洞内部は血流が乏しいため抗菌薬の移行性が悪く，化学療法の効果を得にくいためと考えられている．肺MAC症の各病変に対するCTスコアリングを用いて，抗菌化学療法による画像の変化を検討した報告がある[16]．抗菌化学療法による画像所見の改善は細気管支炎病変に比べ，気管支拡張や空洞病変では乏しいことが示されている．よって，肺MAC症患者の経過観察において，無症状であっても気管支拡張像や空洞病変が新たに出現した際には，筆者は抗菌化学療法を積極的に開始するようにしている．また，空洞を有する肺MAC症患者は難治性となる可能性が高く，手術も念頭に置きながら集学的に治療する必要があるため，積極的に専門医への紹介を検討すべきである．

4 長期の経過観察が必要である

　無治療の肺MAC症患者をどのように経過観察すべきかについては明確な指針はない．日本からは無治療群，治療導入群を含め胸部単純X線写真で経過観察を行った報告がある．5年間追跡した72例では22.2％，10年間追跡した30例では53.3％に画像上の増悪がみられた[17]．また，韓国からは無治療の肺MAC症患者265人を，平均32カ月間，胸部CT検査を含めて経過観察した報告がある[14]．265人中126人（47.5％）で自覚症状・画像所見の増悪により，治療が開始された．多変量解析では，空洞と浸潤影の有無が，肺MAC症の増悪と治療必要性に関与する独立した因子であった．これらの研究は，個々の症例で違いはあるが，無治療で経過観察すると，肺MAC症は増悪することを示している．なかには無症状だが画像のみ悪化する例が存在するため，症状の有無にかかわらず，定期的な画像検査が望ましい．経過観察に胸部単純X線写真を用いるか，胸部CTを用いるかについては意見が分かれる．筆者らは胸部単純X線写真で検出できない空洞病変が出現し，難治性の経過をたどった症例も経験しているため，胸部CTを年に1回程度，定期的に行うことが多い．

5 最後に

　NB型・FC型という病型分類が頻用されるが，実際には明確に分類・区別できない例も多い．病型を問わず，臨床医として押さえておきたい画像所見のポイントを以下に示す．本稿が明日からの診療に役立てば幸いである．

> **Point**
> - 中葉・舌区の病変は胸部単純X線写真で検出できないことがあり，疑わしい場合には胸部CTを検討する．
> - 多葉にわたる広い病変の分布は肺NTM症を示唆し，肺尖部における空洞の存在は結核を示唆する．
> - 空洞を有する症例では難治性かつ予後不良な可能性があり，専門医への紹介や早期の治療導入を検討する．
> - 長期経過観察中に治療が必要となる症例があるため，定期的な経過観察が必須である．

文献

1) Namkoong H, et al : Epidemiology of pulmonary nontuberculous mycobacterial disease, Japan(1). Emerg Infect Dis, 22 : 1116-1117, 2016
2) Hayashi M, et al : Prognostic factors of 634 HIV-negative patients with *Mycobacterium avium* complex lung disease. Am J Respir Crit Care Med, 185 : 575-583, 2012
3) Kim TS, et al : Hypothesis on the evolution of cavitary lesions in nontuberculous mycobacterial pulmonary infection : thin-section CT and histopathologic correlation. AJR Am J Roentgenol, 184 : 1247-1252, 2005
4) 倉島篤行, 他 : 肺*Mycobacterium avium* complex（MAC）症における空洞画像の分布とその経過の検討. 結核, 87 : 397-402, 2012
5) Primack SL, et al : Pulmonary tuberculosis and *Mycobacterium avium-intracellulare* : a comparison of CT findings. Radiology, 194 : 413-417, 1995
6) Boyle DP, et al : Comparison of Clinical Features, Virulence, and Relapse among *Mycobacterium avium* Complex Species. Am J Respir Crit Care Med, 191 : 1310-1317, 2015
7) Ueyama M, et al : Pneumothorax associated with nontuberculous mycobacteria : A retrospective study of 69 patients. Medicine (Baltimore), 95 : e4246, 2016
8) Koh WJ, et al : Bilateral bronchiectasis and bronchiolitis at thin-section CT : diagnostic implications in nontuberculous mycobacterial pulmonary infection. Radiology, 235 : 282-288, 2005
9) Feldman C : Bronchietasis : new approaches to diagnosis and management. Clin Chest Med, 32 : 535-546, 2011
10) Dimakou K, et al : Non CF-bronchiectasis: Aetiologic approach, clinical, radiological, microbiological and functional profile in 277 patients. Respir Med, 116 : 1-7, 2016
11) Mirsaeidi M, et al : Non-tuberculous mycobacterial disease is common in patients with non-cystic fibrosis bronchiectasis. Int J Infect Dis, 17 : e1000-e1004, 2013
12) Loebinger MR, et al : Mortality in bronchiectasis: a long-term study assessing the factors influencing survival. Eur Respir J, 34 : 843-849, 2009
13) Song JW, et al : High-resolution CT findings of *Mycobacterium avium-intracellulare* complex pulmonary disease : correlation with pulmonary function test results. AJR Am J Roentgenol, 191 : 1070, 2008
14) Lee G, et al : Nodular bronchiectatic *Mycobacterium avium* complex pulmonary disease. Natural course on serial computed tomographic scans. Ann Am Thorac Soc, 10 : 299-306, 2013
15) Gochi M, et al : Retrospective study of the predictors of mortality and radiographic deterioration in 782 patients with nodular/bronchiectatic *Mycobacterium avium* complex lung disease. BMJ Open, 5 : e008058, 2015
16) Lee G, et al : Serial CT findings of nodular bronchiectatic *Mycobacterium avium* complex pulmonary disease with antibiotic treatment. AJR Am J Roentgenol, 201 : 764-772, 2013
17) Kitada S, et al : Long-term radiographic outcome of nodular bronchiectatic *Mycobacterium avium* complex pulmonary disease. Int J Tuberc Lung Dis, 16 : 660-664, 2012

3. 診断基準について

八木一馬，長谷川直樹

1 はじめに

近年，肺非結核性抗酸菌症（肺NTM症），特に肺 *Mycobacterium avium* complex症（肺MAC症）が増加しており，外来診療などにおいて呼吸器領域非専門医が同疾患に遭遇する機会も増えてきた．本稿では，肺NTM症の診断基準の歴史的変遷を俯瞰するとともに，現在使用されている2008年に発表された日本の診断基準[1]の概要とその問題点について解説する．

2 肺NTM症の診断基準のあゆみ

非結核性抗酸菌（NTM）は水や土壌といった環境に普遍的に存在するため，喀痰などの臨床検体から検出されても環境菌混入の可能性を否定できないため，その臨床的意義を検討する必要がある．この点は，喀痰などの臨床検体から一度でも菌が検出されれば診断を確定できる肺結核症と考え方が異なる．

日本においては，1985年に発表された国立療養所非定型抗酸菌症共同研究班の「非定型抗酸菌症（肺感染症）の診断基準」[2]が臨床現場において使用されてきたが，同基準では，気管支鏡採取検体の取り扱い，核酸増幅法（PCR法）による菌検出の取り扱い，結節・気管支拡張（中葉舌区）型NTM症や胸部CT画像所見などに関する記載がなかったため，臨床現場に適応しやすい診断基準への改訂が求められていた．

米国では，1990年にはじめて米国胸部学会（American Thoracic Society：ATS）からNTM症の診断基準が発表され，その後改訂が2回（1997年，2007年）行われてきた．1990年の診断基準では，空洞性病変を重視しており，空洞性病変がある場合には固形培地を用いた培養検査で中等量以上の排菌を2回以上認めるもの，非空洞性病変の場合には2週間の気道クリーニングと抗結核薬療法を実施しても菌の消失をみないものとしており，定着（colonization）例への留意を重要視した記載となっていた．1997年に改訂された診断基準では，高分解能CT（high resolution CT：HRCT）などの画像診断技術の進歩により，胸部単純X線写真では判読が難しい中葉舌区を中心とした気管支拡張所見と，結節影および粒状影の散布を特徴とする非空洞性病変が容易に認識されるようになり，真のNTMの定着は稀と考えられるようになった点，などが反映された．同診断基準では，対象が①肺局所障害のある群，②軽度の全身性免疫低下状態の群，③HIV感染がありCD4リンパ球数200/μL以下の群，の3つの群に分類し，おのおのの群につき，①臨床的基準，②画像的基準，および③細菌学的

表1 ● 肺非結核性抗酸菌症の診断基準（日本結核病学会・日本呼吸器学会基準（2008年））

A. **臨床的基準（以下の2項目を満たす）**
1. 胸部画像所見（HRCTを含む）で，結節性陰影，小結節性陰影や分枝状陰影の散布，均等性陰影，空洞性陰影，気管支または細気管支拡張所見のいずれか（複数可）を示す．
ただし，先行肺疾患による陰影がすでにある場合は，この限りではない．
2. 他の疾患を除外できる．

B. **細菌学的基準（菌種の区別なく，以下のいずれか1項目を満たす）**
1. 2回以上の異なった喀痰検体での培養陽性．
2. 1回以上の気管支洗浄液での培養陽性．
3. 経気管支肺生検または肺生検組織の場合は，抗酸菌症に合致する組織学的所見と同時に組織，または気管支洗浄液，または喀痰での1回以上の培養陽性．
4. 稀な菌種や環境から高頻度に分離される菌種の場合は，検体種類を問わず2回以上の培養陽性と菌種同定検査を原則とし，専門家の見解を必要とする．

以上のA, Bを満たす．

文献1より転載

基準が設定され，この3つの基準をすべて満たすことを必要条件とする複雑な内容であったが，その後国際的に頻用されるようになった．その結果，日本の当時の診断基準[2]との差異が問題となり，2003年に日本結核病学会より「肺非結核性抗酸菌症診断に関する見解—2003年」[3]が発表された．これは，1997年のATS診断基準を踏襲し，菌量の表示方法の差異を修正したものであった．

その後，ATSは2007年に米国感染症学会（Infectious Disease Society of America：IDSA）と合同でNTM症の診断基準を改訂し（以下，ATS/IDSA基準）[4]，診断基準の大幅な簡略化が図られた．臨床症状と画像所見は一体化され，また細菌学的所見においては，液体培地の普及を鑑みて培養検査における定量要件が除かれ，異なった喀痰から2回以上の培養陽性であること，組織検体については，抗酸菌感染症を示唆する組織学的所見だけでなく同組織の培養から菌が検出されることが必要要件となった．

3 現行の肺NTM症診断基準〔日本結核病学会・日本呼吸器学会基準（2008年）〕の概要

2007年のATS/IDSA基準を受けて，日本では2008年4月に日本結核病学会と日本呼吸器学会から合同で新しい肺NTM症の診断基準が発表された（表1）．「肺非結核性抗酸菌症診断に関する見解—2003年」に比べて内容は簡潔となり，臨床現場で使用しやすくなった．

2008年の診断基準の重要な点として，倉島は①治療開始時期，②細菌学的基準，③菌種による差，④画像所見の記載の問題，の4つに分類して列挙している[5]．以下にそれに基づいて診断基準を俯瞰してみることとする．

1) 治療開始時期

従来は診断基準に「臨床症状あり」と記載されているため，診断基準を満たした時期が治療開始時期とみなされることがあった．しかし，近年の健康診断や人間ドックにおける胸部

CTの普及など，画像診断の進歩，気管支鏡検査，および核酸増幅法（PCR法など）の普及や併用などにより，臨床症状が出現する前にNTM症の存在を確定できるようになった．このような背景を考慮し，2008年の診断基準からは「臨床症状あり」の記載が除かれた．その結果，日本の診断基準は国際的に最も簡便なものになった．また，診断基準を満たした時期と治療を開始するべき時期は独立した別個の問題として，今後検討されるべき事項となった．しかし，これらの問題はいまだ解決されておらず，現時点では治療開始時期に関する明確な基準はない．

2) 細菌学的基準

2008年の診断基準では，2007年のATS/IDSA基準との整合性のため，細菌学的基準の簡略化が図られ，塗抹と培養を含む菌量の定量要件が外された．それは，検体中の菌量については，NTM（特に迅速発育菌）は検体前処理過程で傷害されることによる影響が大きく，各施設で前処理過程が異なるとその影響もばらつくため，施設間で菌量を比較することが困難であること，培養菌量の定量性を判定できない液体培地が普及したこと，などが考慮されたためである．また，**PCR法のみ陽性の場合には診断基準は満たさない**ことにも注意したい．また，2003年の診断基準[3]では記載のあった塗抹陽性例と塗抹陰性例の扱いの差異についても撤廃された．その結果，**塗抹検査および培養検査における菌量への配慮は不要で，培養検査で菌が検出されることが重要**となったのである．

3) 菌種による差

菌種による差も撤廃され，統一簡略化された．日本の2003年の基準では，「MACおよび*Mycobacterium kansasii*（*M. kansasii*）以外の菌種での細菌学的基準は"原則3回以上の培養陽性"」，「*M. kansasii*は"2回以上の培養陽性"」と菌種による区別を設けていたが，2007年のATS/IDSA基準では，MACにおいても「原則2回以上の培養陽性」となった点を受け，「**すべての菌種において原則2回以上の培養陽性**」に統一された．

4) 画像所見の記載の問題

1997年のATS基準では，HRCTによる画像所見において，"Multiple small nodules."および"Multifocal bronchiectasis with or without small lung nodules."の2項目が記載されていたが，2007年のATS/IDSA基準では，"Multifocal bronchiectasis with multiple small nodules"と簡略化されている．しかし，早期発見例や既治療例においてはその2つの所見のうち片方の所見だけが認められる場合があること，結節性陰影や均等性陰影，空洞性陰影などさまざまな所見を呈する例もあるため，日本の2008年の診断基準では，画像所見に関する記載が充実した．また，臨床現場では，前述の画像所見からNTM症がきわめて疑われるものの，NTMの細菌学的検出がない症例に遭遇することが時々あるが，同診断基準では"画像所見単独で診断をしない"としており，今後の検討課題の一つといえるであろう．

4 おわりに

　日本の新しい肺NTM症の診断基準は，以前に比べて内容が簡易かつ実用的となり，国際的な基準にも矛盾のないものとなった．また自覚症状のない軽症例の診断も可能になったが，その一方で治療開始時期の基準の問題や，画像所見は本症にきわめて類似するものの細菌学的基準は満たさない症例の臨床的な取り扱いなど，今後検討していくべき問題点が存在していることも忘れてはならない．

文献

1) 日本結核病学会非結核性抗酸菌症対策委員会，日本呼吸器学会感染症・結核学術部会：肺非結核性抗酸菌症診断に関する指針—2008年．結核，83：525-526，2008
2) 国立療養所非定型抗酸菌症共同研究班：非定型抗酸菌症（肺感染症）の診断基準．結核，60：51，1985
3) 日本結核病学会非定型抗酸菌症対策委員会：肺非結核性抗酸菌症診断に関する見解—2003年．結核，78：569-572，2003
4) Griffith DE, et al：An official ATS/IDSA statement：diagnosis, treatment, and prevention of nontuberculous mycobacterial diseases. Am J Respir Crit Care Med, 175：367-416, 2007
5) 倉島篤行：非結核性抗酸菌症の診断基準とその運用．「肺MAC症診療 Up to Date—非結核性抗酸菌症のすべて」（倉島篤行，他/編），pp60-66，南江堂，2013

NTM症編 第3章 NTM症をどう治療していくのでしょうか

1. 肺MAC症ではどのように治療しますか

中川　拓

1 肺MAC症治療総論―肺結核治療との違い

　肺MAC（*Mycobacterium avium* complex）症の治療の考え方は他の感染症とは異なる点が多い．その特徴をわかりやすくするため，肺結核の治療と比較してみた（表1）．

　まず肺結核の場合は他者への感染性があるため，感染性が高い場合には隔離入院を要する．肺結核の治療は患者本人のためだけではなく周囲への感染リスクを減らす意味もある．肺MAC症にはヒト-ヒト感染はないため，治療は患者本人のみのために行われる．

　肺結核は発熱，咳，痰，体重減少などの自覚症状を伴う場合が多く，治療開始が遅れて重症化すると高齢者では死亡に至ることも多い．肺MAC症の自覚症状は慢性の咳，痰が主体で高熱が出ることは稀であり，無症状の場合も多い．治療しなくてもすぐに死亡することは考えにくい．つまり，**肺MAC症の治療には緊急性はない**．

　肺結核の治療効果は良好であり，治癒可能な薬物治療が確立しているのに対し，肺MAC症に対する現行の薬物治療は一定の効果はあるが限定的であり，根治可能とはいえない．一部の症例では治療しても悪化が止められない場合もある．

　結核治療における薬剤感受性試験は必須のものとして確立しているが，肺MAC症治療において**クラリスロマイシン（CAM）以外の薬剤の感受性試験結果は臨床効果と相関しない**とされており，あてにならない[1)]．

　肺結核の治療は通常6〜9カ月で終了するが，肺MAC症の治療期間は長期にわたり，症例によっては何年も内服を継続せざるを得ない場合がある．さらに肺MAC症はいったん治療を終了しても，再発して再治療を要することが少なくないため，定期的な経過観察が必要となる．

　このように肺MAC症の治療の特徴は，根治可能とはいえない抗菌薬の多剤併用療法を長期にわたって継続しなければならないことであり，副作用やコスト，耐性菌のリスクなど多くの問題を抱えている．

2 肺MAC症を治療するべきかどうか―治療の意義と目的について

　そもそも肺MAC症という疾患は治療しなければいけないものなのか，治療する意義は何なのだろうか．治療せずに長期間放置した場合，多くの症例は徐々に悪化していき，慢性の咳や痰，血痰・喀血，体重減少などの症状が出現する．一般に生命予後は良好であるが，なかには在宅酸素療法を必要として死亡に至るような症例も一定の割合で存在する．

表1● 肺結核と肺MAC症の治療の違い

	肺結核	肺MAC症
ヒト-ヒト感染	する	しない
自覚症状	強い	弱い
生命予後	高齢者では死亡率が高い	比較的良好
治療効果	良好 治癒可能	不良 治癒可能とはいえない
薬剤感受性試験	確立している	CAM以外はあてにならない
治療期間	6～9カ月	長期にわたる
再発再燃	稀に起こる	しばしば起こる

CAM：クラリスロマイシン

　肺MAC症を治療することによって，自覚症状の改善，菌培養陰性化，画像所見の改善が期待され，病状の進行悪化を遅らせることができる．肺MAC症を治療する目的は**自覚症状の改善**と，**病状進行を防ぐことによる長期予後の改善**にある．

3 治療開始時期について

　前述の背景から，**肺MAC症の確定診断は必ずしも即治療開始を意味しない**．治療開始時期は年齢，自覚症状，画像所見，基礎疾患などをふまえた臨床医の総合的な判断に委ねられている．治療した場合と治療しなかった場合のリスクベネフィットを患者一人ひとりに対して考慮する．陰影が軽微な症例は薬物治療に反応して改善しやすい一方，高度に進行した症例は治療効果が得られにくいという点から，一般に早期診断・早期治療が望ましい．

　また空洞や高度気管支拡張病変が限局している患者を無治療で経過観察とした場合，対側肺に新たな空洞が生じて手術困難になってしまうことがある．そのため，このような症例は診断後すぐの治療開始が原則であり，専門医に手術適応も含めて相談することが望ましい．

　日本結核病学会の「非結核性抗酸菌症診療マニュアル」[2]に記載されている治療開始時期の考え方のフローチャートを**図1**に示す．

4 肺MAC症の標準治療

　日本結核病学会と日本呼吸器学会が合同で作成した「肺非結核性抗酸菌症化学療法に関する見解―2012年改訂」[3]（以下，2012見解）に推奨されている肺MAC症の標準治療を**表2**に示す．**リファンピシン（RFP）**，**エタンブトール（EB）**，**CAM**を組合わせた3剤治療を基本レジメンとして，必要に応じて**ストレプトマイシン（SM）**，**カナマイシン（KM）**などのアミノグリコシド系薬を併用する．

　2012見解で述べられているとおり，この標準治療は肺MAC症に対するエビデンスに基づくものではなく，AIDSに合併する全身播種性MAC症を対象として行われた数多くの臨床試験から得られた治療法を，肺MAC症に応用したものである．

　CAMは唯一単剤でも肺MAC症に有効な薬剤であるが，**CAM単剤による治療は数カ月以内にCAM耐性を誘導するため行ってはならない**[1,3]．2008年に肺非結核性抗酸菌症に対するCAMの保険適用が認可され，1日800 mg投与が可能となった．400 mg/日や600 mg/日

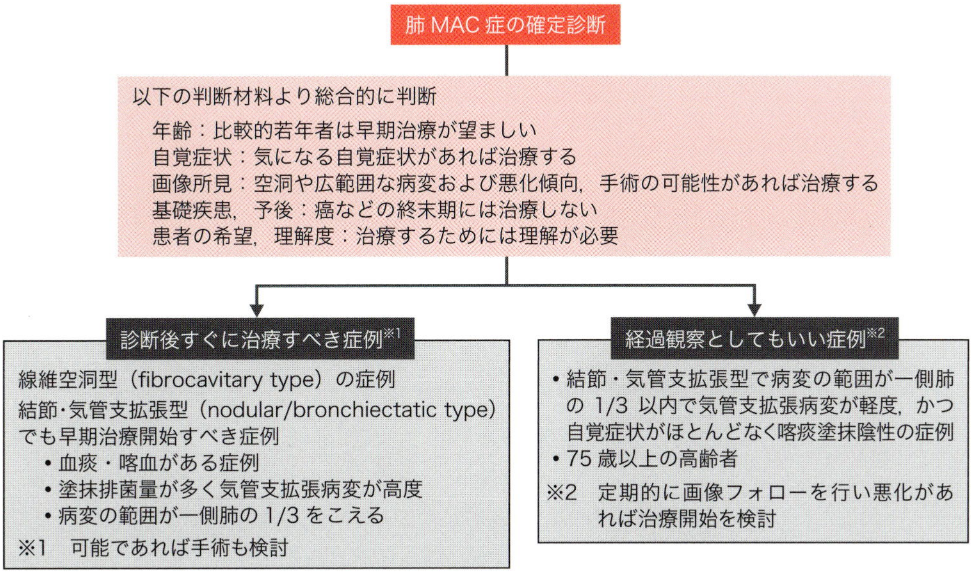

```
                    ┌─────────────────┐
                    │ 肺MAC症の確定診断 │
                    └─────────────────┘
```

以下の判断材料より総合的に判断
　年齢：比較的若年者は早期治療が望ましい
　自覚症状：気になる自覚症状があれば治療する
　画像所見：空洞や広範囲な病変および悪化傾向，手術の可能性があれば治療する
　基礎疾患，予後：癌などの終末期には治療しない
　患者の希望，理解度：治療するためには理解が必要

診断後すぐに治療すべき症例[※1]
線維空洞型（fibrocavitary type）の症例
結節・気管支拡張型（nodular/bronchiectatic type）でも早期治療開始すべき症例
　・血痰・喀血がある症例
　・塗抹排菌量が多く気管支拡張病変が高度
　・病変の範囲が一側肺の1/3をこえる
※1　可能であれば手術も検討

経過観察としてもいい症例[※2]
・結節・気管支拡張型で病変の範囲が一側肺の1/3以内で気管支拡張病変が軽度，かつ自覚症状がほとんどなく喀痰塗抹陰性の症例
・75歳以上の高齢者
※2　定期的に画像フォローを行い悪化があれば治療開始を検討

図1● 肺MAC症治療開始時期の考え方フローチャート
「非結核性抗酸菌症診療マニュアル（日本結核病学会／編），p.84，2015，医学書院」より許諾を得て転載．

表2● 肺MAC症化学療法の用量と用法

RFP	10 mg/kg（600 mgまで）/日　分1
EB	15 mg/kg（750 mgまで）/日　分1
CAM	600～800 mg/日（15～20 mg/kg）　分1または分2（800 mgは分2とする）
SMまたはKMのおのおの15 mg/kg以下（1,000 mgまで）を週2回または3回筋注	

文献3より転載

と比較して治療効果が高いことが報告されている[4, 5]．RFPを併用することによりCAMの血中濃度が低下するため，RFP併用時は特に十分量のCAMを使用することが重要と考えられる．

EB，RFPは単剤での臨床効果は乏しいが，CAMと併用することにより効果を発揮するcompanion drugとして有効である．RFP＋EB＋CAMの3剤治療はCAM単剤あるいはCAM＋フルオロキノロン（FQ）系薬の治療と比較してCAM耐性が起こりにくいことが報告されている[6]．CAM耐性肺MAC症は予後不良であり，治療法は確立していない．よって**不適切な治療によりCAM耐性菌をつくることのないようにしなければならない**．

RFPの代わりにリファブチン（RBT）を使用することもできる．MACに対する抗菌力はRFPよりもやや強力とされるが，副作用も多い．特にCAMと併用するとRBTの血中濃度が上昇しさらに副作用が多くなるため，専門医による使用が望ましいと思われる．

アミノグリコシド系薬の追加の有効性は高いが，注射剤であるため週2～3回の通院が必要となり患者負担が大きい．KobashiらはRFP＋EB＋CAMの3剤治療にSMとプラセボを注射する比較試験を行い，SM併用群において有意に菌陰性化率が高くなることを示した[7]．完治させるわけではないためアミノグリコシド系薬を全例に併用する意義についてはコンセンサスが得られておらず，重症例や難治例，手術前後などできるだけ強い抗菌力が求められる場合に併用される．

表3 ● 肺MAC症治療薬の副作用

副作用	中止の目安と留意点	主な原因薬剤
発疹，紅皮症	軽度の場合には抗ヒスタミン薬などを使用し経過観察．全身に拡大する場合には早めに中止	すべての薬剤
肝障害	AST/ALTが正常上限の5倍以上（自覚症状あるときは3倍以上），あるいは総ビリルビン2 mg/mL以上で中止	RFP
視神経障害	出現時直ちに中止，再投与不可	EB
ぶどう膜炎	中止，再投与不可	RBT
胃腸障害	症状が強いとき	RFP，CAM
発熱	一時中止し原因薬剤を特定する．解熱には中止後3〜4日かかることが多い．RFPの場合には減感作を行う	RFP，SM
血小板減少，溶血性貧血	血小板数5万未満，再投与不可	RFP
白血球減少	白血球2,000/mm^{3}未満	RFP
めまい，耳鳴り，腎機能障害	原則として中止	SM，KM
末梢神経障害	下肢の症状悪化がある場合は中止	EB
急性腎不全	中止，再投与不可	RFP
間質性肺炎	直ちに中止，再投与不可	RFP

（参考　日本結核病学会編「結核診療ガイドライン改訂第2版」）
「非結核性抗酸菌症診療マニュアル（日本結核病学会／編），p.82，2015，医学書院」より許諾を得て転載

5 肺MAC症治療薬による副作用とその対策

　結核の治療と同様に，肺MAC症の薬物治療でも副作用対策は非常に重要である．「非結核性抗酸菌症診療マニュアル」[2]にまとめられている主な副作用と中止の目安を表3に示した．
　RFPとEBを使用するため，肝障害や胃腸障害，皮疹，血球減少などの副作用は結核と同様によく起こり，対処方法も結核に準じる．肺MAC症の場合はEBの使用期間が長期にわたるために**視神経障害の発生のリスクが結核よりも高くなる**ことに注意を要する．特に治療を開始して数カ月以上経過してから発症することが多いため注意が必要である．中止が遅れると視神経障害や視野狭窄を残してしまうため，早期に発見してEBを中止することが肝要である．
　またCAMの副作用として胃腸障害，口内炎，味覚障害がみられる．CAMはキードラッグであるため，CAMが内服できないと肺MAC症の治療自体が困難となる．肺MAC症の治療には緊急性がないため，副作用がひどい場合にはいったんすべての薬剤を中止して副作用症状が軽快してから仕切り直せばよい．その場合に，病状が軽ければ経過観察とする選択肢もあるが，治療適応があると判断して治療開始した症例であればまずは治療再開を試みるべきであろう．薬疹などのアレルギーであれば**減感作療法**により再開可能な場合が少なくない．
　高齢者など，副作用が懸念される症例では治療を開始するときに3剤を同時に開始せず，1週間ごとに1薬剤ずつ追加する（例えば，キードラッグであるCAMを最初に開始し，次にEBを追加して，最後に最も副作用の出やすいRFPを追加する）などの方法も推奨される[3]．
　また結核の治療と同様に，**薬物相互作用**の多い薬剤を使用するため，併用薬を事前に確認して併存疾患の治療に悪影響がないように注意しなければならない．

6 治療期間について—いつまで投薬を続けるか

いつまで抗菌薬による治療を継続するか，というのは未解決の大きな問題である．2007年ATS/IDSA（米国胸部学会/米国感染症学会）のガイドライン[1]において治療期間は菌陰性化後1年間，1999年BTS（英国胸部学会）のガイドライン[8]では薬剤投与期間は2年間と示されているが，いずれもはっきりした臨床的なエビデンスが存在するわけではない．日本の2012見解[3]では，「わが国の長期観察報告ではATSガイドラインの指示期間以降も継続投与のほうが予後は良いとしており[9]，最適化学療法期間は今後の研究課題の一つである」と述べられている．

Wallaceら[10]は2007年ATS/IDSAガイドラインに従って治療が行われた結節・気管支拡張型の肺MAC症207例の86％で菌陰性化が得られたが，治療中14％，治療終了後に48％の症例で再排菌がみられ，治療中の再排菌の48％，治療終了後の再排菌の75％は異なる遺伝子型をもつ菌による再感染であったと報告した．

再燃にせよ再感染にせよずっと治療を継続した方が再排菌や病状悪化はしにくいと思われるが，副作用やQOL，薬剤耐性化を含めた長期予後，さらに医療経済的な観点も考慮した最適な治療期間の設定は今後の重要な課題である．

7 まとめ

近年一般病院で肺MAC症を診る機会は確実に増加している．肺MAC症は完治に至らないのが現状だが，多くの患者は治療を受けながらも通常の社会生活を営むことが可能である．**この疾患に対して現在できることは，適切に経過を観察して再発時も含め適切なタイミングで治療介入を行うことにより，できるだけ重症化を防ぐことである．**

肺MAC症患者は病状や長期間の治療に対する不安を抱きやすい．エビデンスが確立していないだけに丁寧な説明をくり返し行い，良好な医師・患者関係をつくることが重要である．

文献

1) Griffith DE, et al：An Official ATS/IDSA statement：diagnosis, treatment, and prevention of nontuberculous mycobacterial diseases. Am J Respir Crit Care Med, 175：367-416, 2007
2) 「非結核性抗酸菌症診療マニュアル」（日本結核病学会/編），医学書院，2015
3) 日本結核病学会非結核性抗酸菌症対策委員会，日本呼吸器学会感染症・結核学術部会：肺非結核性抗酸菌症化学療法に関する見解—2012年改訂．結核，87：83-86, 2012
4) Hasegawa N, et al：Therapeutic effects of various initial combinations of chemotherapy including clarithromycin against *Mycobacterium avium* complex pulmonary disease. Chest, 136：1569-1575, 2009
5) Kobashi Y, et al：Relationship between clinical efficacy for pulmonary MAC and drug-sensitivity test for isolated MAC in a recent 6-year period. J Infect Chemother, 18：436-443, 2012
6) Griffith DE, et al：Clinical and molecular analysis of macrolide resistance in *Mycobacterium avium* complex lung disease. Am J Respir Crit Care Med, 174：928-934, 2006
7) Kobashi Y, et al：A double-blind randomized study of aminoglycoside infusion with combined therapy for pulmonary *Mycobacterium avium* complex disease. Respir Med, 101：130-138, 2007
8) Subcommittee of the Joint Tuberculosis Committee of the British Thoracic Society：Management of opportunist mycobacterial infections: Joint Tuberculosis Committee guidelines 1999. Thorax, 55：210-218, 2000
9) Kobashi Y, et al：The microbiological and clinical effects of combined therapy according to guidelines on the treatment of pulmonary *Mycobacterium avium* complex disease in Japan-including a follow-up study. Respiration, 74：394-400, 2007
10) Wallace RJ Jr, et al：Macrolide/Azalide therapy for nodular/bronchiectatic *Mycobacterium avium* complex lung disease. Chest, 146：276-282, 2014

NTM症編 第3章 NTM症をどう治療していくのでしょうか

2. 肺M. kansasii症ではどのように治療しますか

露口一成

　Mycobacterium kansasii（*M. kansasii*）は，日本では*Mycobacterium avium* complex（MAC）に次いで2番目に多い非結核性抗酸菌症（NTM症）の原因菌である．ほとんどは肺感染症であるが，骨関節，皮膚，リンパ節などの肺外感染症，またHIV感染に合併する全身播種性感染症を生じることもある．*M. kansasii*は他のNTMと異なり，自然環境の水中や土壌から分離されることは少なく，主に水道水から分離されるとされている．最も薬剤が有効であるNTM症であり，唯一化学療法による治癒が期待できるNTM症である．呼吸器科医にとっての肺*M. kansasii*症のイメージとしては，"喫煙歴や粉塵曝露歴のある男性に多く，X線では上肺野の空洞性陰影で肺結核と似ている．薬での治癒が期待できNTM症のなかでは最も予後がよい"というものである．

1 肺M. kansasii症の臨床像

1) 地域性や性差について

　肺*M. kansasii*症は地域格差が大きい．欧米での報告では，肺*M. kansasii*症の発生は工業地帯や鉱山で多いのではないかと推測されている．日本でも東京や大阪近郊での発生が多いが，なぜか中部地方では少ない．罹患率についての正確な数字は不明であるが，ここ数年で大きな変化はないと推測されており，増加傾向の明らかな肺MAC症と比べ対照的である[1,2]．性別では男性に多いのが特徴で，かつての報告では9割近くにも上っていたが[3]，近年の報告では7割程度で女性例も珍しくない．平均年齢は50歳代であり結核と比べると低い[1]．

　肺*M. kansasii*症の患者はCOPD，結核後遺症など**肺に何らかの基礎疾患**を有していることが多い．また**喫煙歴**や**粉塵曝露歴**をもつことも多い．一方で結核のリスクファクターである糖尿病や慢性腎不全のような全身性の基礎疾患を有することは比較的少ない．すなわち，結核と比べて，発症には全身性の免疫低下よりも肺局所の要因の影響が大きいと推測される．ただし，喫煙歴も肺の基礎疾患ももたない例も稀ではなく，特に女性ではそのような例が多くみられたことが報告されている[4]．

2) 画像所見

　肺*M. kansasii*症の典型的な胸部画像所見は，**上肺野に好発する空洞を伴う結節陰影**で，肺結核に類似している（図1）．肺結核に比べると空洞壁は薄く周囲の散布巣も乏しい傾向があるが，画像所見のみからの鑑別は困難である．また，特に女性において，結節・気管支拡張型の肺MAC症でよくみられる，中葉舌区の小結節と気管支拡張を中心とした画像所見を呈

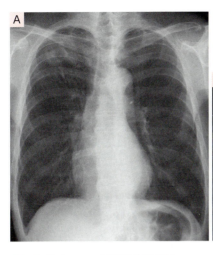
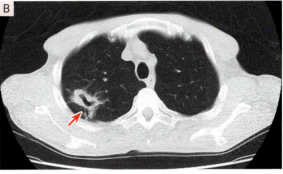

図1● *M. kansasii* 症例（典型例）
A：胸部X線写真，B：胸部単純CT．64歳，男性．喫煙歴あり．右上葉にやや壁の薄い空洞性陰影（→）を認める．

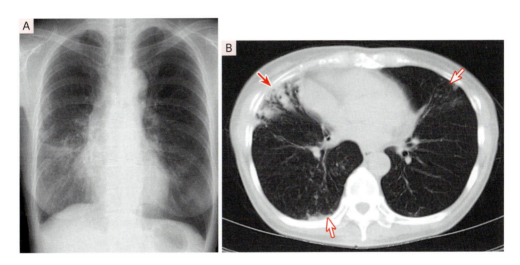

図2● *M. kansasii* 症例（非典型例）
A：胸部X線写真，B：胸部単純CT．60歳，女性．右中葉に気管支拡張を伴う浸潤影（→）を認める．右下葉，左舌区に小葉中心性の粒状影（⇒）を認める．

することもある（図2）．

2 肺 *M. kansasii* 症の診断

1）細菌学的基準

　　NTM症であるため，確定診断には喀痰などの臨床検体から *M. kansasii* を検出することが必要である．喀痰抗酸菌検査を行って塗抹陽性であり，核酸増幅法で結核菌，MACともに陰性であったときに，頻度的にはまず *M. kansasii* と *M. abscessus* を念頭に置くことになる．その際に，胸部陰影が結核に類似していればまず *M. kansasii* 症を疑うことになろう．現在のところ，臨床検体から核酸増幅法で直接 *M. kansasii* を検出するキットは保険収載されて

いないため，培養検査での菌の発育を待たねばならない．培養で発育した菌の同定は，DNA-DNAハイブリダイゼーション法であるDDHマイコバクテリアによって行うのが一般的である．

　肺NTM症の診断における細菌学的基準としては，気管支洗浄液では1回でよいが，喀痰では2回以上の培養陽性が必要とされる．*M. kansasii*の場合，病原性が強いため喀痰からの培養陽性が1回でも感染症と診断してよいのではないかとの意見もある．ただ，喀痰培養で1回しか検出しなかった例を検討し，多くがその後発症しなかったとの報告もある[5]．現状では，他のNTM症と同様の診断基準を採用することを基本とすべきであろう．

2) インターフェロン-γ遊離試験の意義

　結核感染の診断に広く用いられているインターフェロン-γ遊離試験（IGRA）は，結核菌には存在するがBCGやMACには存在しない抗原（ESAT-6，CFP-10）を用いて感染診断を行う方法である．*M. kansasii*はESAT-6とCFP-10をもつため，*M. kansasii*症でもIGRA陽性になることが予想される．しかしKobashiらの報告では陽性率は52％とされており[6]，当院での検討でも同等であった．*M. kansasii*症の診断においてはIGRAの意義は乏しいといえる．

3 肺 *M. kansasii* 症の治療

1) 標準治療と副作用

　日本結核病学会，米国胸部学会（American Thoracic Society：ATS）の推奨する肺*M. kansasii*症に対する標準治療は，**イソニアジド（INH），リファンピシン（RFP），エタンブトール（EB）** の3剤による併用治療を喀痰培養陰性化から12カ月継続することである[7,8]．通常は治療開始後1〜4カ月程度で陰性化するので，13〜16カ月程度の治療を要することになる．各薬剤の体重当たりの投与量を以下に示す．

- INH 5 mg/kg（300 mgまで）/日，分1
- RFP 10 mg/kg（600 mgまで）/日，分1
- EB 15 mg/kg（750 mgまで）/日，分1

　結核に対するレジメンと同様であるが，結核よりも治療が長期となるので副作用には注意する．糖尿病や栄養障害のある患者，高齢者などではINHによる末梢神経障害防止のためビタミンB_6製剤を併用しておく．定期的に血液検査を行ってINHやRFPによる肝障害，骨髄抑制などについてモニタリングを行う．また，EBによる視神経障害にも注意が必要であり，場合によっては定期的に眼科を受診させることも考える．薬剤相互作用のためにRFPが使用困難なときはリファブチン（RBT）を使用してもよい．

2) その他の薬剤について

　*M. kansasii*に対しては前述の3剤以外にも多くの薬剤の効果が期待できる．ストレプトマイシン（SM）などのアミノグリコシド系薬，レボフロキサシン（LVFX）などのフルオロキ

ノロン薬，クラリスロマイシン（CAM），ST合剤，エチオナミドなどは基本的に有効である．ただしピラジナミドとパラアミノサリチル酸は無効である．なお，日本では，現時点でNTM症に対して保険適用がある薬剤は，**RFP，RBT，CAM，EB，SM**のみであり，INHやLVFXは認められていないことに注意が必要である．

3）RFPの有用性

肺 *M. kansasii* 症に対するキードラッグはRFPである．RFP登場以前の肺 *M. kansasii* 症の治療成績は満足すべきものではなく，治療失敗・再発率は10％近くに上り，また多くの症例で手術を必要とした[9]．RFP導入により，再発率は少なくなり治療成績は著明に向上した．RFPに比べると，INHやEBの単独での有用性は不明確であり，RFPと併用した場合に高い有効性が期待できると考えられる．INHやEBが副作用などで使用困難な場合は，CAMやLVFXやアミノグリコシド系薬など，前述した有効薬のなかから2剤を選択し，RFPと併用して使用する．GriffithらはCAM＋EB＋RFPの週3回間欠投与を排菌陰性化から12カ月行うレジメンの有効性について報告しており，観察し得た患者では全員が治療成功し，再発もなかったとしている[10]．

4）治療期間

治療期間としては，これまでのRFPを含むレジメンの報告をまとめると，12カ月以下のレジメンでは再発率が7％であったが，12カ月を超えるレジメンでは再発がなかったとされている[2]．この結果から，「排菌陰性化から12カ月」との治療期間の設定は合理的と思われる．ただ，治療期間が長期になり副作用も出現しやすい一方で，他人への感染性がないこともあり，どうしても結核に比べると治療中断率が高くなり，再発につながりやすくなる[1]．

以上より，RFPを含むレジメンで排菌陰性化から12カ月治療することが肺 *M. kansasii* 症の治療において重要といえ，RFPを使用できるかどうかが治療成功のカギを握る．そのためRFPが耐性あるいは副作用で使用できないと治療は困難となる．INH，EB，CAM，アミノグリコシド系薬，フルオロキノロン薬などの有効薬から3〜4剤を選択して排菌陰性化後12カ月以上の治療を行うことになるが，再発率が高くなることが予想される．

4　*M. kansasii* に対する薬剤感受性試験について

結核菌に対する，小川培地を用いた比率法による薬剤感受性試験は，NTMに対して行っても，その結果は薬剤の効果を予想するうえで役に立たないが，唯一 *M. kansasii* に対して行うRFPの感受性結果は有用である．ただし，小川比率法を行うときはRFPのみを参考とし，他の薬剤については無視する（INHやSMについては耐性と判定されることが多いが，通常RFPとの併用により臨床的には有効である）．

ただし，RFP耐性の *M. kansasii* はほとんどないので，ルーチンで薬剤感受性試験を行う必要はない．経過の思わしくない例や，再発例などに限って行えばよい．RFP以外の薬剤については，液体培地を用いた微量希釈法によるMIC測定が推奨されているが[8]，日本では一般には行えない．

5 治療の適応

　肺MAC症では，特に結節・気管支拡張型の軽症例では，時に無治療で経過観察することもあるが，*M. kansasii*症においては，病原性が比較的強いこと，化学療法の効果が期待できることから，診断基準を満たした症例では基本的に治療を行うとのスタンスで臨むのがよいと思われる．肺MAC症と比べると，治療適応の決定，レジメンの選択などに悩むことは少なく，対処しやすいNTM症といってよい．

文献

1) 鈴木克洋：肺カンサシ症の治療．非結核性抗酸菌症診療マニュアル（日本結核病学会編），pp89-94，医学書院，東京，2015
2) Johnston JC, et al：*Mycobacterium kansasii*. Tuberculosis and nontuberculous mycobacterial infections, 6th ed(Schlossberg D, ed), pp578-585, ASM Press, Washington, 2011
3) 国立療養所非定型抗酸菌症共同研究班：日本における非定型抗酸菌感染症の研究（国療非定型抗酸菌症共同研究班1985年度報告）．結核，62：319-327，1987
4) 神宮浩之，他：*Mycobacterium kansasii*症の女性例の検討．結核，83：73-79，2008
5) Moon SM, et al：Clinical significance of *Mycobacterium kansasii* isolates from respiratory specimens. PLoS ONE, 10：e0139621, 2015
6) Kobashi Y, et al：Clinical evaluation of the QuantiFERON-TB Gold test in patients with non-tuberculous mycobacterial disease. Int J Tuberc Lung Dis, 13：1422-1426, 2009
7) 日本結核病学会非結核性抗酸菌症対策委員会，日本呼吸器学会感染症・結核学術部会：肺非結核性抗酸菌症化学療法に関する見解—2012年改訂．結核，87：83-86，2012
8) Griffith DE, et al：An official ATS/IDSA statement：diagnosis, treatment, and prevention of nontuberculous mycobacterial diseases. Am J Respir Crit Care Med, 175：367-416, 2007
9) Johanson WG Jr, et al：Pulmonary disease due to *Mycobacterium kansasii*. An analysis of some factors affecting prognosis. Am Rev Respir Dis, 99：73-85, 1969
10) Griffith DE, et al：Thrice-weekly clarithromycin-containing regimen for treatment of *Mycobacterium kansasii* lung disease：results of a preliminary study. Clin Infect Dis, 37：1178-1182, 2003

3. その他臨床で遭遇する菌による感染症の治療は

桑原克弘

1 はじめに

　日本の非結核性抗酸菌症（NTM症）は80％以上がMAC（*Mycobacterium avium-intracellulare* complex）によるもので，約10％を占める*M. kansasii*を合わせると90％以上となり，その他の菌種によるNTM症は稀にしか遭遇しない．表1に斎藤が集計した日本で病原起因菌として報告のあった抗酸菌種を示した．160を超えて登録されているNTMのなかで，一般的とされる菌種はMACを含めても10種類程度である[1]．2001年の全国調査では，稀な菌種による感染症の頻度として*M. abscessus*や*M. gordonae*が多く，次いで*M. fortuitum*が多いと報告されている[2]．一部の報告では*M. gordonae*が多いとされているが[3]，地域差が大きいこと，*M. gordonae*は後述のとおりコロナイゼーションしやすい環境常在菌で本当に起炎菌であるか不明な症例があることに注意が必要である．一般的にこれらの菌種は病原性が低いが，健康な人にも感染症を引き起こす．近年は抗酸菌免疫の低下を起こすとされる生物学的製剤がリウマチ，クローン病，尋常性乾癬など多くの疾患に対し使われるようになってきたため，稀な菌種を含む抗酸菌症の増多が懸念されている．リウマチ診療などに携わる呼吸器科以外の医師も診療する頻度が増えていくと推測されるため，稀な菌種に対しても診断，治療の知識を整理しておくことは有用であろう．

2 抗酸菌症の診断

　まず抗酸菌症診断の一般的な手順を記す．抗酸菌症を疑って採取した臨床検体から抗酸菌が分離された場合は，はじめに遺伝子増幅検査などで結核菌とMACが含まれていないか確認を行う．両者が否定された場合に稀な菌種を疑い同定を行う．一般病院の保険診療ではDDH（DNA-DNAハイブリダイゼーション）法を用いて簡易的に培養菌の菌種同定を行うことが多い．DDH法は結核菌，MAC，*M. kansasii*を含めた18菌種の同定が可能である．同定できない菌種については専門研究機関に依頼せざるを得ない．
　これらの検査で稀な菌種が同定されたとしても，本当に感染症の起炎菌なのか慎重に判断する必要がある．肺感染症であれば日本結核病学会の診断基準[4]をもとに混入（コンタミネーション）やコロナイゼーションを除外する．肺NTM症と診断するには2回以上の異なった喀痰検体での培養陽性，もしくは気管支洗浄液や組織で培養陽性であることが必要である．また画像や臨床所見，検査所見がNTM症の診断基準を満たすかを確認する必要がある．さらに稀な菌種や環境から高頻度に分離される菌種（*M. gordonae*, *M. chelonae*など）では，

表1 ● 人に対する起病性別抗酸菌種（日本での検出菌のみ）

			人に対する起病性		
			一般的	稀	
	結核菌群		M. tuberculosis		
遅発育菌	非結核性抗酸菌	I*	**M. kansasii**** **M. marinum**		
		II	**M. xenopi**	**M. gordonae** M. heckeshornense M. intermedium M. lentiflavum	**M. scrofulaceum** M. shigaense M. shinshuense **M. szulgai**
		III	**M. avium** subsp. *avium* **M. avium** subsp. *hominissuis* **M. intracellulare** M. malmoense M. ulcerans	M. arupense M. branderi M. celatum M. colombiense M. genavense M. haemophilum M. kumamotonense	M. kyorinense **M. nonchromogenicum** M. shimoidei **M. terrae** M. triplex **M. triviale**
迅速発育菌		IV	**M. abscessus** subsp. *abscessus* **M. abscessus** subsp. *bolletii* comb **M. chelonae** **M. fortuitum** subsp. *fortuitum*	**M. fortuitum** subsp. *acetamidolyticum* M. farcinogenes M. flavescens M. goodii M. immunogenum M. mageritense	M. neoaurum M. porcinum M. thermoresistibile

*Runyon分類　**太字はDDH（DNA-DNAハイブリダイゼーション）法で同定可能な菌種
文献1を参考に作成

培養確認に加え2回以上の菌種同定検査を原則とすると診断基準に明記されている．肺以外に，皮膚・軟部組織から分離される菌種もあり，膿からの直接分離であれば起炎菌の可能性が高くなる．

治療や予後は各菌種で異なっており，指針はないため治療方針決定には専門医の判断が必須となる．米国で作成された2007年のATS/IDSAガイドライン（以下，ATS/IDSA 2007ガイドライン）[5]には稀な菌種を含む治療について詳細に記載されており参考になる．一般的に皮膚，軟部組織感染は治療反応性がよく，治療期間も短くてすむが，肺感染症はより難治で，治療期間が長くなる傾向がある．薬剤感受性は各菌種に決められた感受性検査法，判断基準がないため，結核菌に対する感受性検査法を用いてはならない．

3 NTM症の代表的菌種

以下に一般診療でも遭遇する可能性のある代表的菌種を記載する．

1) *M. abscessus*（迅速発育菌）

*M. abscessus*は固形培地で1週間以内にコロニーをつくる迅速発育菌に分類される．**土壌などの環境に常在**し外傷から侵入して皮膚感染症を起こすことがある．また**稀な菌種による肺感染症のなかで最も頻度が高く**，本稿で最も重要な菌種である．通常は気管支拡張や空洞を主体とした画像所見をとる．しばしばMACを同時に分離するため，定期的に培養菌の菌

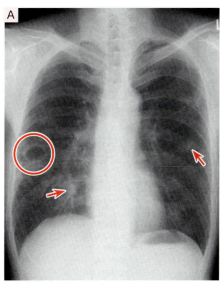
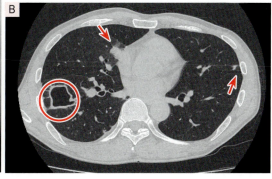

図1● *M. abscessus* 肺感染症（53歳，男性）
喀痰塗抹検査はガフキー3号を認めた．A：胸部X線写真，B：胸部単純CTでは右肺に空洞（○），両側に気管支拡張・散布陰影（→）を認める．右S^{8}の空洞に対し部分切除を行い，CAM，AMK，IPMで治療し菌陰性化を維持している．

種の確認をしておくことが望ましい．

A．治療について

　治療については一般的な抗結核薬にはすべて耐性があり，感受性のある薬剤が限られているため最も治療困難なNTM症とされている．ATS/IDSA 2007ガイドラインでは*M. abscessus*の呼吸器感染症については現時点では治癒可能なレジメンはないとされている[5]．皮膚，軟部組織感染症ではクラリスロマイシン（CAM），アジスロマイシン（AZM）などのマクロライド薬やアミカシン（AMK）などのアミノグリコシド薬に感受性があり，イミペネム（IPM）やキノロン薬が菌株によって感受性があるとされている．日本で治療を行う場合はCAMの内服に加えてAMKとIPMの注射の併用が基本になる．しかし，治療期間は最低でも2～4カ月以上と長期の入院が必要であるが，効果の問題だけでなく，副作用や保険適用，患者負担を考えると長期治療は難しい．外来通院となった例ではCAM単剤内服は不適当で，間欠的にAMK，IPMの注射を行わざるを得ない例も多い．外来治療例では居住地の一般診療医に静脈注射を依頼することも多い．依頼があった場合は一般診療医は事情を考慮のうえ協力してほしい．

　また空洞や気管支拡張所見が限局していれば，化学療法と平行して切除を行うことが予後を改善させる数少ない方法となる．残存病変があっても主病変を切除すると排菌陰性化が期待できるという報告[6, 7]もあり，早期に診断し外科的切除のタイミングを逃さずに専門医に紹介することがきわめて重要となる．

　図1に当院で診断し病勢コントロールのため空洞部位を部分切除した症例を示す．この症例は気管支拡張所見に加え空洞を認め，血痰もくり返していることから外科的切除の適応と考えた．切除後は残存病変は多いものの化学療法継続で菌陰性化を維持している．

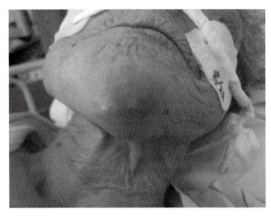

図2● *M. fortuitum* 皮下膿瘍（93歳，女性）
(Color Atlas ❹参照)
施設入所中に無痛性の左耳下腺腫脹，下顎の皮下膿瘍を認め，穿刺でガフキー5号で *M. fortuitum* 症と診断された．CAM＋LVFX 6カ月治療で治癒した．

B. 亜種について

　近年，*M. abscessus* とされていた分離菌のなかに *M. massiliense*（および *M. bolletii*）といわれる異なる subspecies（亜種）が存在することがわかってきた．*M. massiliense* は *M. abscessus* と臨床的に区別できないが，化学療法による菌陰性化率が *M. massiliense* が88％，*M. abscessus* が25％と治療反応性が良いと報告されている[8]．治療反応性の違いは *M. abscessus* が誘導性のクラリスロマイシン耐性遺伝子 *erm*（41）をもっていることが一因と考えられている．実臨床での菌の比率は倉島の報告によれば DDH 法で *M. abscessus* と同定された38株のうち8例が *M. massiliense* であったとされている[3]．診断基準を満たした *M. massiliense* 7例すべてが治療により菌陰性化していたとされ，予後はよいと考えられる．現在のところ日常診療で区別する方法はないが，今後は治療予後の判定のためにも遺伝子解析で分類できるようになることが望まれる．

2）*M. fortuitum*（迅速発育菌）

　M. fortuitum は迅速発育菌で，土壌などの環境から分離される．肺感染よりも皮膚・軟部組織感染症が多い．特に外傷や術創部に環境から感染して膿瘍をつくることが多いとされる．肺感染症の頻度は低いが *M. abscessus* に類似する．薬剤感受性は比較的良好でマクロライド薬，キノロン薬，テトラサイクリン，AMK，IPM などの薬剤に感受性を示し，臨床的にも有効であることが多い．ATS/IDSA 2007 ガイドラインでは肺感染症に対し感受性薬2剤以上の併用で1年以上の治療を推奨しており，排菌停止に至る例が多い．図2に耳下腺と下顎の皮下膿瘍より菌を証明した *M. fortuitum* 症例を示す．治療によく反応し治癒した症例である．**稀ではあるが迅速発育菌が外傷，術創を含む皮膚・軟部組織感染を起こすことを忘れてはならない．**

3）*M. gordonae*（遅発育菌）

　M. gordonae は環境中に広く存在し，土壌，ため水，水道配管などから分離される[9]．MAC，*M. kansasii* に次ぐ頻度で分離されている施設も多いが病原性は低く，起炎菌の可能性は高くない．検出された場合は2回以上の培養と菌種の同定，画像や臨床症状の増悪や改善と一致して検出されているかどうかといった検討を行い，起炎菌であるかを慎重に判断する．治療は ATS/IDSA 2007 ガイドラインによればエタンブトール（EB），リファブチン

(RBT)，CAM，リネゾリド（LZD），キノロン薬が有効とされ，MAC症に対する治療レジメンに準じたCAM，リファンピシン（RFP），EBの治療が奏効することが多い．

4）*M. szulgai*（遅発育菌）

*M. szulgai*が環境から検出されることは稀であり，**検出された場合は起炎菌の可能性が高い**．抗結核薬に感受性でキノロン薬やマクロライド薬に感受性があり，比較的化学療法に反応しやすいとされる．ATS/IDSA 2007ガイドラインでは感受性薬3〜4剤の併用で菌陰性化後1年以上の治療を推奨している．

5）*M. xenopi*（遅発育菌）

*M. xenopi*は，カナダや英国およびヨーロッパの一部の地域ではMACに次いで肺感染症の頻度の高い菌とされる．日本で散見される症例は肺結核やCOPDなどの肺構造が壊れているような基礎疾患をもつ例が多い．適切な化学療法は確立していない．ATS/IDSA 2007ガイドラインではCAM，RFP，EBの併用療法で培養陰性化後12カ月の投与を勧めている．一時的に菌陰性化するが再燃しやすいとされている．

4 おわりに

抗酸菌症専門医でも本稿で述べた菌種に遭遇することはさほど多くなく，一般臨床医にとってなじみの薄い領域といえる．抗酸菌症は抗酸菌検査を提出しない限り診断できないため，**いかに抗酸菌症を疑うか**が診断の決め手になる．多くの抗酸菌症は亜急性から慢性の経過が特徴であり，**肺や軟部組織感染で炎症所見が乏しく，亜急性の感染症**をみた場合は疑うきっかけになる．日本のNTM症はほとんどがMAC症であり，MAC症が否定されたNTM症に対しては，病原性の確認，菌種同定などを慎重に行い専門医につなげる必要がある．

文献

1) 斎藤　肇，岩本朋忠：非結核性抗酸菌の細菌学 I．概論 1．定義・分類．「非結核性抗酸菌の基礎と臨床」（斎藤　肇/監，藤田次郎，他/編），pp30-40，医薬ジャーナル社，2015
2) 坂谷光則：非定型抗酸菌症．結核，80：25-30，2005
3) 倉島篤行：比較的稀な菌種による肺非結核性抗酸菌症の治療．結核，86：923-932，2011
4) 日本結核病学会非結核性抗酸菌症対策委員会，日本呼吸器学会感染症・結核学術部会：肺非結核性抗酸菌症診断に関する指針—2008年．結核，83：525-526，2008
5) Griffith DE, et al：An official ATS/IDSA statement：diagnosis, treatment, and prevention of nontuberculous mycobacterial diseases. Am J Respir Crit Care Med, 175：367-416, 2007
6) 中島由槻，他：肺非結核性抗酸菌症の外科治療．結核，85：191-210，2010
7) 日本結核病学会非結核性抗酸菌症対策委員会：肺非結核性抗酸菌症に対する外科治療の指針．結核，83：527-528，2008
8) Koh WJ, et al：Clinical significance of differentiation of *Mycobacterium massiliense* from *Mycobacterium abscessus*. Am J Respir Crit Care Med, 183：405-410, 2011
9) 多田敦彦：その他の非結核性抗酸菌および*M. bovis*，*M. bovis* BCG株による感染症の病態と治療．「非結核性抗酸菌症の臨床」（佐々木結花，他/編），pp69-74，新興医学出版社，2010

NTM症編 第3章 NTM症をどう治療していくのでしょうか

4. NTM症を治療するときのポイント

鈴木翔二, 長谷川直樹

肺 *Mycobacterium avium* complex (MAC) 症, それ以外の肺非結核性抗酸菌 (nontuberculous mycobacteria：NTM) 症に対する治療は多剤併用の抗菌化学療法が基本であり, 長期間にわたり多くの抗菌薬内服が必要となっている. 各病原菌に対する治療レジメンは本章-1〜3を参照してほしい. 本稿では治療の際のポイントについて説明する.

1 副作用に関して

肺MAC症の治療において使用される抗菌薬は, 標準治療であるクラリスロマイシン (CAM), エタンブトール (EB), リファンピシン (RFP) の3剤を基本とし, その他に重症例に併用されるストレプトマイシン (SM) やカナマイシン (KM)（保険適用外）, アミカシン (AMK)（保険適用外）, シタフロキサシン (STFX)（保険適用外）などがある. 肺 *M. kansasii* 症の治療では前述の薬剤の他にイソニアジド (INH)（保険適用外）を, 肺 *M. abscessus* 症ではさらにイミペネム・シラスタチン (IPM/CS)（保険適用外）を, それぞれ使用する. 長期間におよぶ多剤併用療法になるので, 起こりうる副作用に注意しながら適切にモニタリングし, また患者へ副作用を説明し留意すべき点を伝えることも重要である. ここでは頻度の高い副作用について説明する.

1) 肝機能障害

肺MAC症で使用する薬剤のなかではRFPによる肝機能障害の頻度が高い. 治療開始の数週間後によくみられるが, 多くの場合は無症候性のAST, ALT上昇であり, 投薬を継続していても自然軽快することが多い. AST, ALTが基準値上限の5倍を超える場合や総ビリルビン (TB) が2.0 mg/dLを超える場合にはRFPを中止するべきである[1]. しかしながら, RFPによる重篤な肝機能障害の頻度は高くない.

一方, *M. kansasii* 症の治療で用いるINHでは重篤な肝機能障害を生じることが比較的多い. 中止基準は前述のRFPと同様であるが, 嘔気・嘔吐や発熱, 食思不振, 全身倦怠感などの肝炎症状が出現したら, すぐに主治医へ連絡するように指導することが重要である[2].

2) 薬疹

肺MAC症の治療薬のなかではEB, RFPによる頻度が比較的高い. 薬疹は軽症であれば抗アレルギー薬を処方しながら慎重に経過観察できることもあるが, 原則としては全薬剤の内服を中止するべきである. 特に顔面にまで皮疹がおよぶ場合, 粘膜疹や発熱を伴う場合は重症薬疹として注意する. 皮疹が出現したらすぐに休薬し受診するよう, 患者に指導しておく

表1 ● 減感作療法プロトコールの一例

日数	RFP (mg)	EB (mg)
1-3	25	25
4-6	50	50
7-9	100	100
10-12	200	200
13-15	300	300
16-	450	500

これまで結核治療において重要なINHやRFPに関して,日本でよく行われてきた方法である.アンケート調査に基づいた日本結核病学会からの提言[4]によると,25 mg 1日1回から開始し,3日ごとに倍量へと増量するプロトコールである.外来で行うことができる方法である.EBの減感作療法の報告は少ないが,同様のプロトコールでの成功例が報告されている[5].

文献4,5より作成

表2 ● 急速減感作療法プロトコールの一例

時間		RFP (mg)
AM	9:00	0.1
	9:15	0.5
	9:30	1
	9:45	2
	10:00	4
	10:15	8
	10:30	16
	10:45	32
	11:00	50
	11:15	75
PM	13:15	100
	14:15	150
AM	翌8:15	300*

*その後300 mgを12時間おきに3日間投与

時間		EB (mg)
AM	10:00	0.1
	10:15	0.5
	10:30	1
	10:45	2
	11:00	4
	11:15	8
	11:30	16
	11:45	32
PM	13:00	65
	14:00	125
	15:00	245
AM	8:00	250**

**その後250 mgを12時間おきに3日間投与

急速減感作療法は被疑薬をごく微量から内服開始し,15分間隔で徐々に増量していく方法であり,欧米で広く行われている.最低でも2日間の入院が必要である.日本でも抗酸菌治療薬に対する急速減感作療法の報告がされており,EBでは6例中4例で,RFPでは12例中8例で,それぞれ再投与可能となった[3].
当日朝食後にモンテルカストを内服し,2時間後より開始し,軽微であっても副作用が出現した際には中止する.

文献3より作成

ことが重要である.

　治療再開については十分な検討が必要である.もともと肺MAC症が軽症であったり,あるいは薬疹が重症の場合には治療を再開しない選択もある.投薬を再開する場合には被疑薬への減感作療法[3]が必要になることが多いが,日本でよく行われてきた2週間程度で完了する従来の「減感作療法」[4,5]と(表1),欧米でよく行われてきた24時間以内に完了する「急速減感作療法」[3]とがある(表2).特にEBには,MACのCAM耐性化を抑制する効果が報告されており,EBの投与を継続することは治療のうえで非常に重要である[6].減感作療法を行う際には専門施設への紹介を検討する.

3) 視神経炎

　肺MAC症の治療で用いるEBのよく知られている副作用であり,投与量依存性に生じる[7].肺MAC症の治療では結核よりも治療期間が長くなるため,結核治療のときよりもさらに注意して観察する.

　治療開始前に眼科を受診していただき眼科疾患の有無を確認し,その後もEB使用時には定期的に眼科にて視神経障害の有無について経過観察するべきである.また,EBによる視神経炎は,症状が出現してから早期に休薬すれば改善する可能性が高いが,内服を継続すると不可逆となるので,患者に症状が出現したらすぐにEBを休薬し,眼科を受診するように指導する.またリファブチン(RBT)と併用する場合にはぶどう膜炎にも注意する.

4) 骨髄抑制

　RFPに多くみられる副作用であり,投与開始1〜2カ月で出現することが多い.多くの場

合，WBC 2,000/μL，Plt 10万/μL程度で下がり止まるため休薬を要することは稀であるが，Plt 5万/μLを下回る場合にはRFPを休薬する．

5）胃腸障害

CAMには腸管蠕動亢進作用があり，高用量CAMを投与すると下痢や軟便といった胃腸障害が出現する頻度が高い．しだいに慣れ許容できるようになることが多いが，症状が強い場合には一時的に整腸剤やブチルスコポラミンの併用を考慮する．

6）末梢神経障害

肺NTM症の治療薬使用中に生じる末梢神経障害としては，以下の2つがある．
- INHによるビタミンB_6吸収阻害に起因する末梢神経障害
- EBによる末梢神経障害で，SMON（subacute myelo-optico-neuropathy：亜急性脊髄視神経障害）のように足底から発症し，しだいに下肢を上向していく

INHによる末梢神経障害はビタミンB_6の補充で予防できるが，EBによる末梢神経障害は不可逆性であるため，症状が出現したら早期に内服を中止する．また，糖尿病，変形性腰椎症など，他に末梢神経障害をきたす併存症をもつ場合にはより一層注意する．

2 治療開始前，治療中の注意点に関して

1）副作用が出やすい症例

基礎疾患がある患者では副作用が出現しやすく，また新たに出現した症状が原病によるものか副作用かの判断が難しい場合もあり，注意を要する．
- 肝機能障害を認める症例では薬剤性肝障害のリスクが高くなるため，治療開始前に肝酵素や肝炎ウイルスを評価する．
- 特に高齢者では白内障などを有している症例が多いので，EB開始前に眼科を受診していただき治療開始前の視力や眼科系基礎疾患について評価しておく．また，視神経障害の出現を訴えられないあるいは自覚しがたい患者の場合（脳血管障害や認知症など）にはEBの投薬を控えるべきである．
- 肺MAC症の患者で糖尿病合併の頻度はそれほど高くはない．しかし，視力障害や末梢神経障害などの合併症を有する場合，EBなどによる副作用と見分けがつきにくいので注意が必要である．

2）感受性検査

NTMの感受性検査では，MACに対するマクロライド系薬と，*M. kansasii*に対するRFPにおいてのみ臨床的意義があるとされており[1]，これ以外の薬剤感受性検査には意義はない．CAM単剤投与はCAM耐性MACのリスク因子であるとの報告があり[8]，長期間CAMが単剤で投与されている患者や再治療例では特に注意し，ブロスミックNTM®でCAMの感受性を確認する．CAM耐性MACは治療抵抗性であり，専門医に紹介することを考慮する．

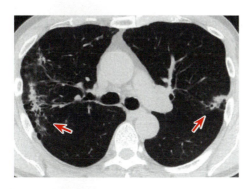

図1 ● 肺MAC症の経過観察中に発症したノカルジア肺炎

肺MAC症の経過観察中に両側に新規浸潤影が出現した（→）．経過よりノカルジア肺炎であると考えられた．

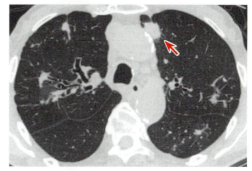

図2 ● 肺MAC症の経過観察中に発生した肺扁平上皮癌

肺MAC症の経過観察中に左肺野に結節影が出現した（→）．気管支鏡検査を行い，経気管支肺生検（TBLB）により肺扁平上皮癌と診断した．

3）本当に肺MAC症の増悪か

　肺MAC症の無治療経過観察中，もしくは肺MAC症の治療中に陰影・症状の増悪をきたした場合，肺MAC症の増悪ではなく緑膿菌や黄色ブドウ球菌といった一般細菌感染，あるいはアスペルギルス症などを合併している可能性がある．治療開始前にCT・喀痰培養（一般菌＋抗酸菌）などを行い鑑別しておく．

　図1に自験例を示す．この症例は肺MAC症の無治療経過観察中に両側肺野に陰影が出現し，喀痰培養から *Nocardia cyriacigeorgica* が検出された．ST合剤による治療で陰影が改善したことからノカルジア肺炎であると考えられた[9]．

4）治療期間について

　化学療法の継続期間として，日本結核病学会の肺非結核性抗酸菌症治療指針[10]，米国のATS/IDSA statement[8]では喀痰の菌陰性化後1年間，英国のBTS guideline[11]では治療開始後2年間が推奨されている．しかし，これらの治療期間はエビデンスに基づいているわけではなく，明確な根拠もない．しかしながら，適切なバイオマーカーや病状を反映する画像評価基準やスコアが存在しない現状では，原則的に受診ごとに採痰・抗酸菌培養を行い，排菌状況を確認しておくことは重要である．治療終了後も，治療の再開を検討する材料にもなるので，定期的な喀痰検査を継続したい．

5）肺癌の合併

　肺NTM症により肺癌の罹患率が上昇することを示すデータはないが，肺NTM症の経過観察で撮影したCTで肺癌が発見されることがある．病変の部位・性状によっては鑑別が難しい場合もある．例えば肺NTM症は全体的に改善傾向にあるのにそれに反して増大する結節や新たな病変が出現する場合などでは注意深く観察し，状況に応じて気管支鏡検査などで鑑別を進める．肺NTM症では定期的に通院し胸部画像を評価している場合が多いので，肺癌の発見，診断の遅れがないように注意して経過観察する．

　図2に自験例を示す．この症例は肺MAC症の経過観察中に新規出現した結節影であり，増

大傾向を示すため気管支鏡検査を行い，肺扁平上皮癌と診断した．

3 患者への説明

1）疾患の特性について

　結核と同じく抗酸菌による感染症であるが，肺結核と異なりヒト-ヒト感染は基本的に起こらないこと，診断が確定しても全例で治療を必要とするわけではない（診断＝治療開始ではない）こと，目標は完治ではなく病状の安定であること，などを十分に説明することが重要である．そのため，患者の全身状態や併存症と薬剤の副作用などを総合的に判断しながら治療開始について患者とよく相談する．

2）治療中の注意点

　肺NTM症は化学療法に抵抗性であり，その治療期間は2〜3年，あるいはそれ以上と長期にわたり多剤抗菌薬内服が必要となる．そのため，患者に治療の必要性を十分に説明し，理解を得たうえで投薬を開始することが重要である．「❶副作用に関して」の項でも記載した通り，患者には自覚できる症状が出現したらすぐに休薬し，受診するように説明しておく．

　治療が奏効し，喀痰の陰転化がみられた場合でも，あくまでも完治ではなく病勢（肺MAC症の進行）が落ち着いた，と説明するべきであり，投薬終了後も経過観察を継続する．

3）その他，生活上の注意点

　土壌やシャワーヘッドはMACの感染源と考えられており，ガーデニングなどがリスク因子であることが示唆されている[12]．そのため，ガーデニングなど土壌との接触を避ける，シャワーヘッドにフィルターを装着するなどの生活指導も考慮する．

文献

1) 「非結核性抗酸菌症診療マニュアル」（日本結核病学会/編），p81，医学書院，2015
2) 日本結核病学会治療委員会：抗結核薬使用中の肝障害への対応について．結核，82：115-118，2007
3) 佐々木結花，他：抗酸菌治療における急速減感作療法の経験．結核，89：797-802，2014
4) 日本結核病学会治療委員会：抗結核薬の減感作療法に関する提言．結核，72：697-700，1997
5) 秋山美知子，他：エタンブトールによる紅皮症薬疹に対して減感作療法が成功した1例．皮膚臨床，54：1723-1727，2012
6) Griffith DE, et al：Clinical and molecular analysis of macrolide resistance in *Mycobacterium avium* complex lung disease. Am J Respir Crit Care Med, 174：928-934, 2006
7) Griffith DE, et al：Ethambutol ocular toxicity in treatment regimens for *Mycobacterium avium* complex lung disease. Am J Respir Crit Care Med, 172：250-253, 2005
8) Griffith DE, et al：An official ATS/IDSA statement：diagnosis, treatment, and prevention of nontuberculous mycobacterial diseases. Am J Respir Crit Care Med, 175：367-416, 2007
9) Yagi K, et al：Pulmonary nocardiosis caused by *Nocardia cyriacigeorgica* in patients with *Mycobacterium avium* complex lung disease：two case reprts. BMC Infect Dis, 14：684, 2014
10) 日本結核病学会非結核性抗酸菌症対策委員会，日本呼吸器学会感染症・結核学術部会：肺非結核性抗酸菌症化学療法に関する見解―2012年改訂．結核，87：83-86，2012
11) Subcommittee of the Joint Tuberculosis Committee of the British Thoracic Society：Management of opportunist mycobacterial infections：Joint Tuberculosis Committee Guidelines 1999. Thorax, 55：210-218, 2000
12) Maekawa K, et al：Environmental risk factors for pulmonary *Mycobacterium avium-intracellulare* complex disease. Chest, 140：723-729, 2011

5. 専門医への紹介のタイミング

藤原　宏, 長谷川直樹

　筆者が初期臨床研修医であった平成10年代後半には肺非結核性抗酸菌症（肺NTM症, その当時は「肺非定型抗酸菌症」とよばれ, 現在とは異なる診断基準が用いられていた）と診断されても, 特に症状のない場合には経過観察もされない症例もあった. しかし, 近年患者数は増えており[1], なかには無症状で画像変化がなく経過するものもあれば, 適切な治療を開始しても急速に進行し呼吸不全に陥るものなど臨床像はさまざまであることや, 日本では年間に約1,000人が死亡していることがわかってきた[2]. 現在, 肺NTM症は臨床医にとって適切な対応が容易でない疾患の一つになっている.

　本稿では, 肺NTM症のうち, 日本で圧倒的に頻度が高い *Mycobacterium avium* complex（MAC）を中心に専門医への紹介のタイミングについて記載する. MAC以外を起因菌とする肺NTM症については治療反応性が比較的よい *Mycobacterium kansasii* 症を除くと遭遇する頻度も低いため, 本稿では触れないが, 診断後は専門医に一度相談すべきである. 肺外病変を伴う場合には, MAC症も含めすべての症例で専門医に相談することが推奨される.

1　肺MAC症で治療開始時期に悩む症例

　喀痰のグラム染色でグラム陽性双球菌の白血球による貪食像が明らかで肺炎球菌性肺炎が想起される場合には, 抗菌薬を投与しないという選択肢はないであろう. また, 喀痰から結核菌が検出され, 肺結核と診断が確定した場合にはイソニアジド, リファンピシン（RFP）を含む抗結核療法を開始するであろう. しかし, 喀痰からNTMが複数回検出され, 肺NTM症と診断された場合には, 軽症例や病勢が進行しない例, 全身状態の悪い例もあるため, **診断とは別に治療を開始するかどうかを検討する必要がある**. 原則として**呼吸不全や咳嗽・発熱などの症状が増悪傾向にある例**, 胸部画像（CT, 胸部X線）などで**排菌量が多いことが予想される空洞病変を呈する例**には治療を検討する. また, 抗TNFα製剤を代表とする**生物学的製剤や各種抗悪性腫瘍薬の投与, 臓器移植などを予定している**場合にも治療導入を検討する. しかし多くの症例については, 過去の検査結果などの情報を比較しながらまず経過観察とし, **増悪傾向が認められた場合に治療開始を検討**することが一般的である.

　しかしながら, 実際にはこの増悪傾向の判断が難しい. 図1のように, 一時的に増悪しても無治療で自然に改善する例がある. また, 緑膿菌やアスペルギルスなどの感染が合併し増悪する例もある. 筆者のグループでは増悪傾向にあると考えられる場合には, まず喀痰を採取し抗酸菌培養でNTMを確認し, 一般菌培養で緑膿菌などの抗酸菌以外の関与を評価する. 重症例でなければ胸部画像を含め経時的に評価しながら治療導入の要否を判断している.

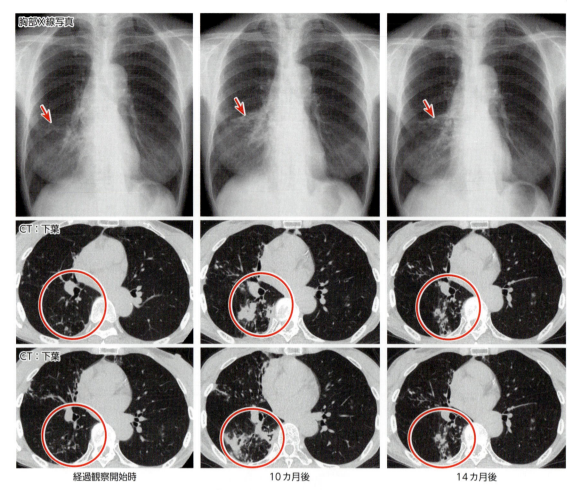

図1● 肺MAC症に対して抗菌薬治療せずに経過をみている症例
70歳代，女性．NTM症と診断されたが咳，痰といった症状なく経過観察を開始した．10カ月目のCTで結節影・浸潤影の増悪があるも症状の悪化なく，4カ月後には陰影は改善傾向を示している（○）．肺陰影の増悪は胸部X線写真ではわかるが，改善はわかりにくい（→）．

> **Point　治療開始時期について専門医に相談を要する機会が多いもの**
> ①画像所見は増悪しているが症状はほとんど変化ない場合
> ②症状は悪化しているが画像所見にはほとんど変化が認められない場合
> ③画像・症状ともに増悪しているものの原因がはっきりしない場合

　治療を行うためには抗結核薬であるエタンブトール（EB），RFPに加えさらに一般抗菌薬として使用するクラリスロマイシン（CAM）の高用量を年余にわたって投与することから，投与される患者，処方する医師側が躊躇することもある．それゆえに**治療開始の判断に悩む症例については利益・不利益を勘案するためにも一度専門医に相談すべきと考える**．

❷ 肺MAC症で標準治療が行えない症例

　CAM，EB，RFPの3剤を用いた標準化学療法を何らかの理由で行えない場合には，専門医へ相談することが望ましい．CAMを使用できない場合は多くはないが，標準的な体格の患

者に肺MAC症の標準量である800 mg/日を投与せず，200〜400 mg/日と少量で継続されている例が散見される．CAMはMACに対して十分な抗菌作用を確保するためには高用量が望ましい[3]．また，視神経炎の副作用を有するEBについても網膜動脈閉塞症のように視神経炎のリスクがある病態を合併している場合や，何らかの理由で視力が低下している場合には投与がためらわれる．しかし，EBを除いたレジメンはCAM耐性化のリスクであることが報告されており，治療が困難になる可能性がある[4]．

CAM＋キノロン系薬の2剤で治療をされている例も散見される．副作用の少ないレジメンではあるが，これもCAMの耐性化を招くレジメンであり[4]，**判断に迷う場合には専門医への相談が勧められる**．

また，通常の**減感作療法で皮疹などのアレルギー症状を克服できない場合**には，**急速減感作療法**により使用が可能となる場合もあり[5]，**一度専門医への相談を検討すべき**と思われる．

③ 肺MAC症の難治症例

CAMを含む**標準化学療法で増悪傾向にある場合**には，**外科手術**の適応になる場合もあるので，**専門医への相談が望まれる**．このような症例では前述の「❶肺MAC症で治療開始時期に悩む症例」と同様に緑膿菌感染症やアスペルギルス症，MAC以外のNTM症の合併など，MAC以外の病原体による悪化の可能性について鑑別する必要がある．また，最新の検出菌を用いてCAMの薬剤感受性検査を実施する必要がある．ここで重要なポイントは，**結核菌に対する薬剤感受性検査は，M. kansasiiを除いてNTMには無用である**ことを認識しておくことである．現在日本で実施される薬剤感受性検査は微量液体希釈法を用いるブロスミックNTM®（極東製薬工業）であるが，臨床的に意義が報告されているのは**CAMの結果だけ**である．

また，難治例のなかには**服薬アドヒアランス**が十分でない場合もあり，注意を要する．治療が年単位の長期に及ぶものの必ずしも十分な治療効果が得られないことがあるため，**図2**のようにいわゆる「飲み疲れ」する例があることにも注意を要する．

④ MAC以外を起因菌とする肺NTM症の場合

治療反応性が比較的良好なM. kansasii症以外は原則専門医に相談することが望ましい．多くの菌種でCAMがキードラッグになるが，菌種により用いられる薬剤が異なるので専門医に相談すべきである．また，日本ではDDH法（DDHマイコバクテリア®'極東'，極東製薬工業）が同定に用いられるが，同法では同定できない菌種もあり，菌種同定も含めて専門医に相談する必要がある．

⑤ 肺外病変の場合

代表的なものとしてはAIDSに合併する**播種性MAC症**がある．また最近，**抗インターフェロンγ自己抗体**による後天的な免疫不全に合併する播種症例も注目されている[6]．その他**腹膜透析患者における腹膜病変・カテーテル感染や中耳病変・皮膚病変**なども散見される．肺外病変は肺病変に比べて治療期間は短期間でよいとするものもあるが，エビデンスに乏しい．また，外科的切除を要する場合もあるので，**播種症例を含む肺外病変を合併している場合には専門医に相談**するべきである．

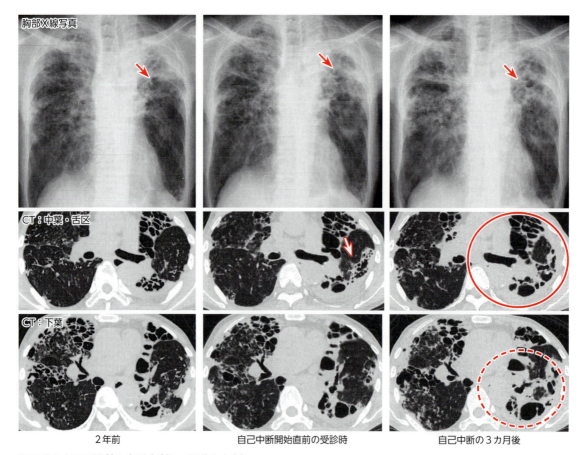

図2 ● 2カ月間服薬を自己中断し，悪化した例
70歳代，女性．6年間CAM，RFP，EB内服中に服薬自己中断し，その3カ月後に発熱・呼吸苦で再診した．自己中断開始直前の画像と2年前の画像では左下葉の軽度の陰影悪化はあるが（⇨）胸部X線写真では自己中断開始直前と3カ月後で左上肺野の陰影増悪は判定できるが（→，○），CTで指摘されている左中下肺野の陰影（⚪︎）の判読は難しい．

文献

1) Namkoong H, et al：Epidemiology of pulmonary nontuberculous mycobacterial disease, Japan (1). Emerg Infect Dis, 22：1116-1117, 2016
2) Morimoto K, et al：A steady increase in nontuberculous mycobacteriosis mortality and estimated prevalence in Japan. Ann Am Thorac Soc, 11：1-8, 2014
3) Hasegawa N, et al：Therapeutic effects of various initial combinations of chemotherapy including clarithromycin against *Mycobacterium avium* complex pulmonary disease. Chest, 136：1569-1575, 2009
4) Morimoto K, et al：Macrolide-resistant *Mycobacterium avium* complex lung disease：analysis of 102 consecutive cases. Ann Am Thorac Soc, 13：1904-1911, 2016
5) 佐々木結花，他：抗酸菌治療薬における急速減感作療法の経験．結核，89：797-802, 2014
6) Nishimura T, et al：Recurrence of disseminated *Mycobacterium avium* complex disease in a patient with anti-gamma interferon autoantibodies by reinfection. J Clin Microbiol, 53：1436-1438, 2015

NTM症編　第4章　抗酸菌症の外科手術

1. 結核の場合，どのようなときに手術を選択しますか

吉田　勤

1　はじめに

　呼吸器外科の歴史は肺結核に対する外科治療としてはじまり，1950年代半ばには結核外科の全盛期を迎えた．一方でストレプトマイシン（streptomycin：SM），パラアミノサリチル酸（para-aminosalicylic acid：PAS），イソニアジド（isoniazid：INH）などの抗結核薬が相次いで開発され，1952年に導入された抗結核標準化学療法の普及に伴い結核の外科治療の適応は徐々に縮小した．1973年にリファンピシン（rifampicin：RFP）が導入されて結核は薬で根治しうる時代となり，呼吸器外科の命題は肺癌治療に移行していった．しかし，1990年代以降にINHとRFPに耐性を獲得した多剤耐性肺結核（multi-drug-resistant tuberculosis：MDR-TB），およびフルオロキノロン（fluoroquinolon：FQ）とカナマイシン（kanamycin：KM）などの二次注射薬にも耐性を獲得した超多剤耐性肺結核（extensively drug-resistant tuberculosis：XDR-TB）が出現した[1,2]．MDR-TBおよびXDR-TBでは有効な薬剤が限られるため化学療法の奏効率は芳しくなく，治療効果を上げるために病巣を切除する外科治療が再び注目されるようになった．

2　結核の外科治療の歴史

　肺結核に対する外科治療の歴史は虚脱療法からはじまり，しだいに直達療法に置き代わった[3]．

1）虚脱療法

　虚脱療法としては人工気胸術，胸郭成形術，骨膜外充填術などがある．
　人工気胸術は虚脱療法のうちで最も古く，1882年にForlaniniは経皮的に胸腔に空気を注入する人工気胸療法を考案し，1894年のMurphyによる臨床的成功以来，一般的に行われるようになった（図1）．胸郭成形術は，肋骨を切除して肺を虚脱する術式で，1879年にEstlanderは膿胸に対して肋骨切除を行い，1885年DeCerenvilleはこの術式を肺の空洞に応用した．骨膜外充填術は肋骨を骨膜外に剝離し，非吸収性の充填物を挿入する術式である．1950年代初頭には充填物としてポリエチレン球などが用いられた（図2）．
　虚脱療法は治療成績に限界がみられることから，しだいに直達療法にとって代わられるようになった．

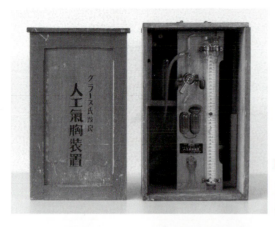

図1● 人工気胸器 (Color Atlas ❺参照)
人工気胸術に用いられた機器で，胸腔に穿刺し，胸腔内に空気を注入して肺を虚脱させる．ちなみに筆者は使用した経験はない．

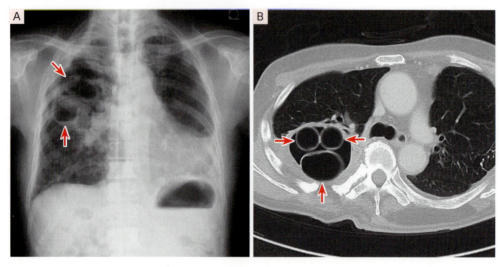

図2● 骨膜外充填術
A：胸部X線写真，B：胸部単純CT．80歳代，男性．67年前に骨膜外充填術が施行された．充填されたポリエチレン球を示す（➡）．

2) 直達療法

　　直達療法としては肺切除療法や空洞直達療法などがある．
　肺切除術は，罹患した肺を病巣の大きさに合わせて切除する術式であり，肺全切除術，肺葉切除術，肺区域切除術，および肺部分切除術がある．1934年にFriedlanderははじめて肺結核に対する肺葉切除術に成功し，1945年以降はSweet，Overholtらによる技術的改善に加えて，抗生物質の出現，および抗結核薬の出現により手術が安全に行われるようになり，肺切除術は飛躍的な発展を遂げた．
　肺切除療法や胸郭成形術が発達する一方で，このような定型的手術ができない重症肺結核も多かった．そこでそれらに対し手術侵襲が少なく，また肺機能の低下も少ない空洞吸引術，空洞切開術などの空洞直達療法が適応とされた．
　空洞吸引術は，X線透視下で経皮的に空洞内にカテーテルを留置し，持続的に吸引することにより空洞を縮小させ，空洞内を浄化させる方法である．1938年にMonaldiにより報告

された．空洞切開術は，空洞を切開して内壁を掻爬浄化し，有茎筋弁を充填する術式である．1937年にCollyrosおよびOrsteinにより報告された．現在ではこれらの術式は，結核遺残空洞のアスペルギルス感染などの治療に応用されている．

3 結核の外科治療の適応

2015年に日本結核病学会より発表された「結核診療ガイドライン 改訂第3版」では，外科治療を検討すべき状況を以下のとおりとしており，いずれも結核の専門家，呼吸器外科などに相談する必要があると記述されている[4]．

> **1．肺結核**
> ①多剤耐性結核であって，主病巣が限局しており切除可能である場合．
> ②大量の喀血をくり返す場合，コントロール困難な気胸など，必要と考えられる場合．
> **2．肺外結核**
> ①結核性慢性膿胸，膿瘍形成など化学療法の効果が十分に期待できない病巣がある場合．
> ②脊椎結核などで手術によらなければ重篤な機能障害が残ることが予想される場合など．

日本結核病学会教育委員会によって発表された「結核症の基礎知識」では今日の外科療法の適応として，①**多剤耐性肺結核**，②**慢性膿胸**，③**気管支結核による気管支狭窄**，④**喀血**，⑤**相対的な適応**，の5項目が示されている[5]．

1）多剤耐性肺結核

MDR-TBでは排菌源となっている空洞を摘除しない限り，排菌を止めることは難しい．また排菌源を切除して体内の菌量を減らせば，散布巣の制御もつけやすくなる．したがって，排菌源となる病巣が比較的限局しており，かつ肺機能が手術に耐えられるものが外科治療の対象となる．当施設でのMDR-TBに対する外科治療の適応を**表1**に示す[7]．耐性薬剤数が多い，遺残空洞が大きい，糖尿病を合併しているなどの症例は再発する危険性が高いと考えられる．当施設のデータでは，排菌停止が得られて手術を行った症例の3割弱で摘出した肺の空洞内容物から菌が培養されており[7]，空洞が残っていると再発の危険性は高い．再発した場合に有効な薬剤が残されていなければ治療にきわめて難渋する危険性があるため，再発を予防する目的で病巣を切除する．

2）慢性膿胸

結核に関連する慢性膿胸の原因の多くは胸膜炎後の遺残腔あるいは人工気胸術後の遺残腔の感染であり，気管支胸膜瘻を併発するものが多い．慢性膿胸の絶対的手術適応は気管支胸膜瘻を有する有症状例で，耐術能が良好な場合である．しかし，結核関連の慢性膿胸例の多くは高齢あるいは低肺機能の患者のため，手術の対象となる例は少ない．

3）気管支結核

気管支結核では，治癒の過程で気道内腔の狭窄を起こすことがあり，気管支狭窄のために

表1● 結核予防会複十字病院における，多剤耐性肺結核の外科治療適応

①化学療法にもかかわらず排菌が持続
②化学療法で排菌は停止したが再発リスクが高い

文献6より作成

末梢肺に無気肺または肺炎を起こす場合は外科的適応となる．気管・気管支狭窄部の切除と端々吻合（気管・気管支形成術）を施行し気道を再開通させることにより，肺炎の予防とともに肺機能の改善が得られる．

4）喀血

喀血の原因は結核空洞内の仮性動脈瘤（Rasmussenの肺動脈瘤）の破綻であり，また気管支拡張病変の気管支動脈の破綻である．気管支動脈の出血には気管支動脈塞栓術（bronchial artery embolization：BAE）が効果的であり，喀血の場合にはまず緊急的にBAEを試み，効果のない場合あるいは出血をくり返す場合には肺切除術の適応となる．

5）相対的な適応

相対的な適応あるいは社会的適応としては，糖尿病の合併例など内科治療の困難例およびアルコール依存症など治療の継続が困難な例があげられ，薬剤に感受性があっても外科療法が必要となる場合がある．

その他外科的治療の対象としては，脊椎カリエス，胸囲結核，腎臓結核，痔瘻，リンパ節結核などの肺外結核がある．結核化学療法の普及とともに現在ではほとんどみられなくなったものの，対症療法として適宜外科的治療を要する．

> **Point**
> - 現代における結核の外科治療の主な適応は，MDR-TBであって，主病巣が限局しており，切除可能な症例である．
> - 強力な化学療法を併用し，慎重に症例を選択すれば，MDR-TBに対する外科治療は安全で有効な治療と考えられる．

4 多剤耐性肺結核に対する集学的治療

通常の肺結核に対する手術は激減しており，最近ではMDR-TBやNTM症のように，化学療法の効果が期待できない症例や，結核後遺症による荒蕪肺や気管支結核などが主体となっている．MDR-TBやXDR-TBに対する外科治療の有効性について無作為化試験が行われたことはないが，ガイドラインでは一定の条件下で外科治療を推奨している[4]．

当施設では基本的に最良の多剤併用療法をもってしてもMDR-TBの根治は難しいという考えのもと，最良の多剤併用療法に外科治療を組合わせる集学的アプローチで治療成績の向上を図ってきた[7]．当施設のMDR-TBに対する集学的治療を**表2**に示す[6]．入院時に喀痰の塗抹，培養検査を行い，培養陽性検体については菌の感受性試験を行う．さらに紹介元からの菌の情報も参考にして，使用する抗結核薬を選択する．その際，新たな薬剤耐性をつくらな

表2 ● 結核予防会複十字病院における,多剤耐性肺結核の集学的治療

① フルオロキノロンを含む最良の多剤併用療法を開始
② 3カ月ほど化学療法を行った時点で手術の必要性を判断
③ 切除対象は主病巣(空洞や荒蕪肺)で散布巣は残してもよい
④ 手術後も化学療法を一定期間継続

文献6より作成

いために可能な限り多くの有効な治療薬を組合わせ,FQを極力含めるようにしている.多剤併用療法を3カ月ほど行った時点で排菌停止の有無,画像所見改善の有無,耐術能などを評価し,手術の必要性を判断する.

　MDR-TBの根治のためには,投与可能な薬剤をすべて用い,外科治療を含む集学的治療を早期より検討する必要がある.また術前に体内の菌量を可及的に減らしておくことで,術後合併症および再発のリスクを軽減することにつながる.MDR-TBの外科治療に至るには,結核治療に精通した内科医との連携が必要不可欠である.

> **Point**
> ● MDR-TBの根治のためには外科治療を含む集学的治療を早期より検討する必要があり,結核治療に精通した内科医との連携が必要不可欠である.

5 多剤耐性肺結核に対する外科治療

　空洞性病変,気管支拡張病変,さらに荒蕪肺のように肺実質の構造が破壊され,菌が多量に存在する粗大な病変が切除の対象となる.一方で結節や浸潤影,散布影などの小病変は,化学治療を術後も継続することにより治癒が望めるため,切除対象外としてよい.適切な切除範囲を決定するためには,胸部CTで水平断薄切像のみならず,矢状断・冠状断の再構築画像を作成し,切除すべき粗大病変の広がりを詳細に把握する必要がある.気管支結核の有無の評価のためには気管支鏡検査も重要であり,気管支病変があればその範囲を考慮して気管支切離ラインを設定する.さらに呼吸機能検査,肺換気・血流シンチグラム,場合により運動負荷試験を追加して耐術能を評価し,菌の感受性検査結果を踏まえて化学療法を再評価し,これらすべてを総合的に判断して術式を選択する.

　手術手技の注意点に関しては,NTM症の手術に共通する点が多いため,次項(NTM症編第4章-2)にあわせて記載する.

6 結核の病理所見

　結核の典型的な病理所見は,マクロファージの浸潤が強く肉芽腫を形成する増殖性変化や,乾酪性肺炎といわれる滲出性変化がさまざまな割合で合併しているものが基本である.活性化マクロファージが上皮様に変化した類上皮様細胞(epithelioid cell)と,これらが融合してできた多核巨細胞であるラングハンス型巨細胞(Langhans giant cell)が認められる(図3).手術材料では空洞性病変,被包乾酪巣,硬化性病変,石灰化などがみられ,生検材料で

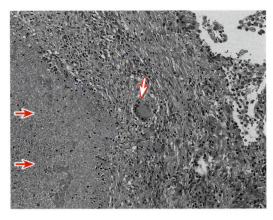

図3● 結核の病理所見(Color Atlas ⑥参照)
乾酪性肉芽腫(→)とラングハンス型巨細胞(⇒)を認める(ヘマトキシリン-エオシン染色,×20).

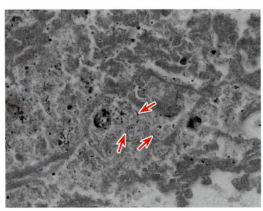

図4● 結核菌の病理所見(Color Atlas ⑦参照)
チール・ネールゼン染色にて赤紫に染色される桿菌(→)を認める(チール・ネールゼン染色,×100).

はNTM症,サルコイドーシス,真菌症との鑑別が問題となる[8].

抗酸菌症の診断には菌体の証明を要し,チール・ネールゼン(Ziehl-Neelsen)染色(図4),稀に蛍光法やBCG抗体を用いた免疫染色が用いられる.しかし,さまざまな染色法を用いても,病理学的には結核菌とNTMの鑑別は不可能であり,培養による同定が必要である.したがって,ホルマリン固定前に培養検体の採取を行うことが重要であるが,術者が結核菌に曝露しないための注意が必要となる.

> **参考　多剤耐性肺結核の外科治療成績**
>
> 当施設では2000年1月〜2007年6月までに56例のMDR-TB症例に対して計61回の肺切除術を行い,生存している54例中53例(98％)で治療成功と良好な結果であった.5例に術後再発を認めたが,3例は再手術で,1例は化学療法の強化により菌が陰性化した.術後遠隔期死亡が2例あったが,2例とも結核の再発は認めなかった[7].同様に米国からも良好な外科治療成績が発表されている[9].また当施設では2000年1月〜2006年12月までに5例のXDR-TBに対して,肺全摘2例,肺葉切除3例の外科治療を行っており,重篤な手術合併症や手術死亡はなく,再発もなかった[10].強力な化学療法を併用し,慎重に症例を選択すれば,MDR-TBおよびXDR-TBに対して外科的治療は安全で有効な治療と考えられる.

7 多剤耐性肺結核の外科治療の諸問題

1) 外国籍患者の増加

現在，日本のMDR-TB患者に占める外国人患者の割合は11%に及ぶとされる．それに従い外国人患者を扱う機会も増えており，コミュニケーションの問題が発生している．2010年1月～2014年12月までの5年間に，当施設でMDR-TBおよびXDR-TBに対する肺切除術を施行した症例は計38例で，そのうち14名が外国籍患者であった．10名は日本語でのコミュニケーションが不可能で，3名は英語でのコミュニケーションは可能であったが，非英語圏の患者に対する同意の取得や日常の会話には工夫を要した．言語の他に，宗教，食事などの文化的問題，および医療システム的問題が懸念されたが，幸い大きな問題には至っていない．

2) 感染対策

MDR-TBおよびXDR-TBに対する肺切除術では，術中の肺操作によって病変部から結核菌が押し出されてくるため，手術室における感染対策は必須である．特に気管挿管および呼吸管理などの気道操作を行う麻酔科医は，最も結核菌に曝露する危険性が高い．当施設ではMDR-TBおよびXDR-TB患者の手術は，感染対策のため陰圧に設定された手術室において，スタッフはN95マスクを着用して手術を行っている（図5）．術後もしばらく排菌が続く可能性があり，患者は陰圧室で管理している．

3) 外科治療を行う施設

厚生労働省が2011年に改正して告示した「結核に関する特定感染症予防指針」において，外科治療などの結核の高度専門医療を担うことができる施設を「高度専門施設」とし，**公益財団法人結核予防会複十字病院**および**独立行政法人国立病院機構近畿中央胸部疾患センター**を指定した．全国で実施されるMDR-TB，およびXDR-TBに対する外科治療の多くが，この2施設に集約されている．

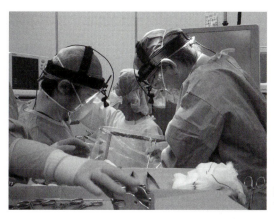

図5 ● 多剤耐性肺結核に対する術中の感染対策
(Color Atlas ❽参照)
陰圧に設定された手術室において，術者，麻酔科医および手術室スタッフはN95マスクを着用して手術を行う．

8 多剤耐性肺結核の手術症例

1) 症例1：40歳代，男性

【主訴】咳嗽

【既往歴】糖尿病，高血圧

【現病歴】咳嗽を主訴に発見された感受性結核にて，INH＋RFP＋エタンブトール（ethambutol：EB）＋ピラジナミド（pyrazinamide：PZA）による標準治療を3カ月施行した．治療終了5カ月後に再燃し，INH，RFP耐性となり，PZA＋SM＋EB＋レボフロキサシン（levofloxacin：LVFX）＋デラマニド（delamanid：DLM）療法が5カ月間行われた．

【画像所見】右肺上葉S^2に広範な浸潤影，空洞形成と散布影を伴う（図6）．

【手術】VATS（video assisted thoracic surgery：胸腔鏡下手術）右肺上葉切除術＋肋間筋弁による気管支断端被覆を施行した．肺尖を中心に癒着を認め，癒着を剥離して上葉切除を施行した．手術時間：3時間43分，出血量：10 mL．

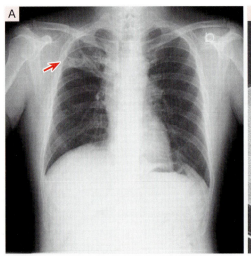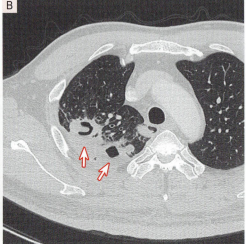

図6 ● 40歳代，男性
A：胸部X線写真，B：胸部CT．右肺上葉S^2に広範な浸潤影（→），空洞形成と散布影（⇨）を伴う．

2) 症例2：20歳代，男性

【主訴】無症状，健診発見胸部異常影

【既往歴】外国在住．来日前に結核にて合剤治療が行われた．

【現病歴】2年前に入国し，国内で就労していた．検診にて胸部異常影を指摘され，結核と診断された．INH＋RFP＋EB＋PZAによる標準治療を開始後，2カ月でINH，RFP，EB，SM，PZA，プロチオナミド（prothionamide：TH）の耐性が判明し，INH＋イミペネム／シラスタチン（imipenem/cilastatin：IPM/CS）＋LVFX＋KM＋PASにて治療が3カ月継続された．

【画像所見】右肺下葉S^7に気管支拡張，および$S^8 \sim S^{10}$の空洞性病変を認める．気管支動脈，大動脈，横隔膜，および内胸動脈からの側副血行路が著明に発達しており，BAE（bronchial artery embolization：気管支動脈塞栓術）を施行した（図7）．

【手術】VATS右肺下葉切除術＋肋間筋弁による気管支断端被覆を施行した．胸腔内は全面癒着で，手術開始より3時間かけて肺を授動した．葉間の癒着も強固で，肺動脈血管床の気管支動脈が発達しており，血管処理に難渋した．手術時間：9時間21分，出血量：515 mL．

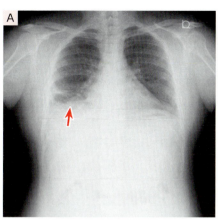
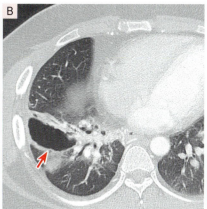
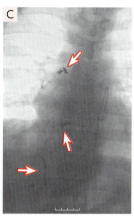

図7● 20歳代，男性

A：胸部X線写真，B：胸部CT，C：BAE．右肺下葉S^7に気管支拡張，および$S^8 \sim S^{10}$の空洞性病変（→）を認める．気管支動脈，大動脈，横隔膜および内胸動脈からの側副血行路が著明に発達しており，BAE（⇒）を施行した．

3）症例3：60歳代，男性

【主訴】無症状

【既往歴】肺結核

【現病歴】22年前に肺結核を発症し，21年前に手術（右肺上葉切除術）を施行されている．以後再燃をくり返し，INH，RFP，SM，KM，IPM/CS，LVFX，EB，PZA耐性となる．クロファジミン（clofazimine：CFZ）＋リネゾリド（linezolid：LZD）＋エンビオマイシン（enviomycin：EVM）＋TH＋IPM/CSで治療再開後，4カ月が経過した．

【画像所見】右残肺下葉S^6を中心に浸潤影を伴う複数の空洞性病変と散布影が多発している（図8）．

【手術】右残肺全摘術＋広背筋弁による気管支断端被覆を施行した．既往手術で第4肋骨が切除されており，第5肋骨を切除して肋骨床開胸とした．胸腔内は全面癒着で，特に残下葉S^6周囲の癒着は強固であった．既往手術による癒着のため肺門部の血管処理は困難であり，心囊を切開し，肺動静脈を心囊内で切断して残肺切除を施行した．広背筋弁を胸腔内に誘導し，気管支断端に被覆後，縦隔胸膜に逢着して心囊を再建した．手術時間：7時間5分，出血量：210 mL．

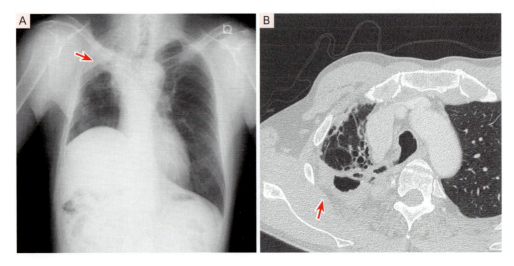

図8● 60歳代，男性
A：胸部X線写真，B：胸部CT．右肺上葉切除術後．右残肺下葉S^6を中心に浸潤影を伴う複数の空洞性病変（→）
と散布影が多発している．

9 今後の展望

　近年複数の新規抗結核薬が開発され，欧米では2012年にbedaguilineが，ヨーロッパと日本では2014年にDLMが承認された．新規抗結核薬の導入により現在一時的に肺結核の外科切除例は減少しているが，新規抗結核薬の長期成績や治療の限界は未知であり，MDR-TBに対する外科治療の適応と意義はいまだに変わらないものと考える．

文献

1) Iseman MD：Treatment of multidrug-resistant tuberculosis. New Engl J Med, 329：784-791, 1993
2) World Health Organization：Extensively drug-resistant tuberculosis（XDR-TB）：recommendations for prevention and control. Wkly Epidemiol Rec, 81：430-432, 2006
3) 荒井他嘉司：肺結核の外科療法と後遺症—その歴史的基礎知識と実際の対応．診断と治療，95：1987-1996, 2007
4) 「結核診療ガイドライン 改訂第3版」（日本結核病学会/編），南江堂，2015
5) 日本結核病学会教育委員会：結核症の基礎知識．結核，56：85-108, 1981
6) 白石裕治：多剤耐性肺結核に対する外科治療．結核，85：443-445, 2010
7) Shiraishi Y, et al：Aggressive surgical treatment of multidrug-resistant tuberculosis. J Thorac Cardiovasc Surg, 138：1180-1184, 2009
8) 「外科病理学 第4版」（向井 清，他/編），文光堂，2006
9) Pomerantz BJ, et al：Pulmonary resection for multi-drug resistant tuberculosis. J Thorac Cardiovasc Surg, 121：448-453, 2001
10) Shiraishi Y, et al：Experience with pulmonary resection for extensively drug-resistant tuberculosis. Interact Cardiovasc Thorac Surg, 7：1075-1078, 2008

NTM症編　第4章　抗酸菌症の外科手術

2. 肺NTM症の場合，どのようなときに手術を選択しますか

吉田　勤

1 はじめに

　非結核性抗酸菌（non-tuberculous mycobacteriosis：NTM）による肺感染症（肺NTM症）に対する治療の第一選択は，多剤併用療法である．しかし，化学療法で完治が期待できるNTMの菌種は*Mycobacterium kansasii*（*M. kansasii*）に限られており，*Mycobacterium avium* complex（MAC）に代表されるほとんどの肺NTM症では期待されるほどの治療効果が得られていない[1]．その理由としては，現行薬剤ではMACに対して殺菌的な効果をもつ薬剤がなく，*in vitro*の薬剤感受性検査結果が*in vivo*の臨床効果と相関しないため，菌種ごとに蓄積された臨床経験に基づかざるを得ないためである．そこで，内科治療に外科治療を組合わせる集学的治療が行われるようになってきた．

2 肺NTM症の外科治療の歴史

　NTMがはじめて結核菌から区別されて報告されたのは19世紀末であり，大気安静療法や外科治療が結核治療の主軸であった時代には，両者が臨床的に区別されることはなかった．しかし，結核に対する有効な薬物療法が登場し，結核の治療成績が目覚ましく向上していくなか，依然治療が困難であった肺NTM症が1950年代頃から注目されるようになり，菌の培養・同定技術や分類の知識が向上していった．

　1963年に米国胸部疾患学会（American Thoracic Society：ATS）が"Status of disease due to unclassified mycobacteria"を提示し，このなかでNTMに対する外科治療の意義がはじめて公式に位置づけられた[2]．もともと結核に対して外科治療がさかんであった時代の名残で，肺NTM症の治療においても薬物療法に外科治療が組込まれ，現在の集学的治療の基盤となっている．

　1970年代になるとリファンピシン（rifampicin：RFP）とエタンブトール（ethambutol：EB）が抗酸菌治療に導入された．その後ATSは1990年にはじめて公式のガイドラインを策定し[3]，このなかで引用されている外科治療に関する論文でもRFP，EBを含む化学療法が用いられている．

　1990年代後半にはクラリスロマイシン（clarithromycin：CAM）やアジスロマイシン（azithromycin：AZM）などのマクロライド系薬剤が導入され，1997年のATSガイドラインの改訂版からは第一選択としてCAMを含んだ多剤併用療法と，CAM耐性菌に対する外科治療の適応も加わった[4]．一方で外科治療の合併症率の高さから，手術は技術が高く経験が

豊富な施設のみで行われるべきと追加された．また胸部CTの普及から，もともと主流であった男性の上葉に発症する線維空洞型（fibrocavitary type）に加えて，非喫煙者の中年女性の中葉舌区に発症する結節・気管支拡張型（nodular bronchiectatic type）という病型があることも記載された．

2007年には現在使用されている改訂版が策定されたが，CAMを用いた肺NTM症治療の時代においても，依然として外科治療の役割が重要であるとしている[5]．

肺NTM症薬物療法における排菌停止率は，RFPとEB導入以前が30％前後，CAM導入以前が22～71％，CAM導入以降が55～77％と徐々に向上しつつあるが[6]，再排菌や再燃の確率は高い[5]．

3 肺NTM症の外科治療の適応

2007年にATSと米国感染症学会（Infectious Diseases Society of America：IDSA）から発表されたNTM症のATS/IDSAガイドラインには，MAC症と肺 *Mycobacterium abscessus*（*M. abscessus*）症の手術適応が示されている[5]．肺MAC症については病巣が主として一側肺に限局し肺切除術に耐えられる症例では，①化学療法に対する反応が悪い場合，②マクロライド耐性菌の場合，③喀血などの重大な合併症を伴う場合に手術を考慮した方がよいとしている．マクロライド耐性菌についてはブロスミックNTM（極東製薬工業）などを用いてCAMの最小発育阻止濃度を測定することにより調べられる．肺*M. abscessus*症については有効な抗菌薬レジメンが存在しないため，病巣が限局し肺切除術に耐えられる症例では多剤併用療法を導入して菌負荷を軽減した後手術すべきとしている．また肺NTM症の手術は周術期の合併症率が高いため，抗酸菌症の治療に精通した施設で行うべきとしている．

日本においては，2008年に日本結核病学会より発表された肺NTM症の外科治療に特化したガイドライン「肺非結核性抗酸菌症に対する外科治療の指針」において，以下のように外科治療の適応が記載されている[7]．

［外科治療（肺切除術）の適応］ （文献7より引用）

① 排菌源または排菌源となりうる主病巣が明らかで，かつ以下のような病状の場合
- 化学療法にても排菌が停止しない，または再排菌があり，画像上病巣の拡大または悪化傾向がみられるか予想される．
- 排菌が停止しても空洞性病変や気管支拡張病変が残存し，再発再燃が危惧される．
- 大量排菌源病巣からのシューブ※1をくり返し，病勢の急速な進行がある．

② 喀血，くり返す気道感染，アスペルギルスの混合感染例などでは排菌状況にかかわらず責任病巣は切除の対象となる．

③ 非結核性抗酸菌症の進行を考えると年齢は70歳程度までが外科治療の対象と考えられるが，近年の元気な高齢者の増加や，症状改善の期待などを考慮すると70歳代での手術適応もありうる．

 ※1 **シューブ**：急性増悪．症状が急速に悪化，拡大をみせること．

④心肺機能その他の評価で耐術である.
⑤対側肺や同側他葉の散布性小結節や粒状影は必ずしも切除の対象としなくてよい.

この指針で示されている外科治療の適応はATS/IDSAガイドラインに準じているが，特徴的なのは基本的な考え方を「治療の目標は病状のコントロールであり，病巣が限局している場合でも相対的治癒であって根治的治癒ではない」としている点である．

4 肺NTM症に対する集学的治療

結核に対する外科的治療は多剤耐性症例などを除きほとんど必要とされることがなくなってきたのに対し，**肺NTM症に対しては現在でもなお多剤併用の薬物療法に，補助的肺切除療法を組合わせる集学的治療が必要とされている**．MAC症に関して，日本のガイドラインでは術前化学療法の期間は3～6カ月が推奨されている[7]．術前の病状コントロールがよい症例の場合は標準化学療法以外の強化療法を加えず，手術を施行している．

しかし，近年増えている治療難渋例に対して，当施設では術前に化学療法を強化してから手術を行っている[8]．具体的にはアミノグリコシド系の注射薬剤を約1カ月追加投与し，感受性試験を行ってCAM耐性と判明すればニューキノロン系薬などを併用する，もしくは薬物を変更するなど，可能な限り個々の症例に応じた適切な薬剤選択を行う．迅速発育菌である肺 *M. abscessus* 症に対しては，2007年のATSによるガイドラインでCAMに加えてアミカシン（amikacin：AMK），セフォタキシム（cefotaxime：CTX）もしくはイミペネム／シラスタチン（imipenem/cilastatin：IPM/CS）のうちのいくつかの薬剤を併用していくことを推奨している[5]．これらの治療により病状コントロールが良好な状況（排菌の停止や画像所見の改善が得られるなど）になり，手術が可能となる症例は少なくない．また術前に可及的に体内の菌量を減らしておくことで，術後合併症および再発のリスクを軽減することにつながる．

術後薬物療法の期間は，日本のガイドラインでは1年以上で，その後も注意が必要とされている[7]．ATS/IDSAガイドラインには明記されていないが，薬物療法の項に**薬物投与期間は排菌停止後1年以上**という記載がある[5]．これらの記載に準じて，当施設では少なくとも術後1年以上は化学療法を継続し，切除肺の菌培養検査で陽性となった場合は術後遺残病変の有無にかかわらず，術後2年以上の化学療法を継続している[8]．

5 肺NTM症に対する外科治療

肺NTM症の肺病変としては，空洞性病変，気管支拡張病変，荒蕪肺などの**粗大病変**と，散布性小結節や粒状影などの**微小病変**とに分けられる．前者は内部に菌が多量に存在し，肺実質の破壊により薬剤が到達しづらく，例えば病変内の菌が減少したとしても再感染をきたしうる病変である．これに対し後者は肺実質の構造が保たれており，薬物療法によって制御しうる病変である．したがって**外科治療の切除対象は，前者の粗大病変である**．

術式に関しては，日本結核病学会のガイドライン「肺非結核性抗酸菌症に対する外科治療の指針」において，以下のように記載されている[7]．

[術式]（文献7より引用）
① 主として肺切除術を行う．
② 病巣は経気道的に拡がるので，周辺散布性病巣，気道散布病巣を伴う場合は部分切除では切離断端に病巣がかかる可能性がある．したがってこの場合は気道の拡がりに沿った切離方法（区域切除以上）を採用したほうがよい．
③ 空洞切開は気道への菌の流れ込みを減少させる点から有用である．

術式としては区域切除，肺葉切除，2葉切除もしくは肺葉切除と区域切除の複合肺葉切除，時として片肺全摘や2期的両側肺切除（中葉および舌区域切除など）が考慮される．早期の肺NTM症は病巣が限局しているが，年月とともに徐々に全肺野に拡がっていくため，病状が進むほど選択する術式は侵襲的にならざるを得ない．術前に胸部CT検査で水平断のみでなく，薄切像，矢状断・冠状断の再構築画像，および肺血管の3D再構築画像を作成し，病変の範囲と気管支・肺血管の位置関係，その性状を詳細に把握し，切除対象となる粗大病変を十分かつ安全に取りきることができる術式を選択する必要がある．呼吸機能検査，肺換気・血流シンチグラム，心機能評価に加え，ハイリスク症例では運動負荷試験を施行し，予定術式と照らし合わせて予測算肺機能を算出するなど，術前の入念な耐術能評価が必要である[8]．

6 肺抗酸菌症の手術手技の注意点

肺抗酸菌症に対する手術では，現代の呼吸器外科の主な対象疾患である肺悪性腫瘍に対する手術とは異なる手術手技や判断が求められる．肺抗酸菌症の場合は往々にして空洞性病変が胸壁や隣接する肺葉，気管支血管周囲に癒着し，時として癒着が切除予定外の肺まで広範に及ぶ，または菌による炎症が気管支に沿って病巣から中枢に向かって波及するという特徴がある．このため肺抗酸菌症の手術においては，病巣部の破損に伴う術野の汚染や，炎症に伴う肺血管周囲のリンパ節の癒着や出血に細心の注意を要する．

術後合併症は気管支断端瘻，肺瘻，遺残腔問題，膿胸などが他の肺疾患に対する手術より多い傾向にあり，これらの合併症を回避する必要がある．気管支断端瘻や遺残腔問題を予防するため，当施設では広背筋弁による気管支断端被覆を活用している（図1）．また切除検体

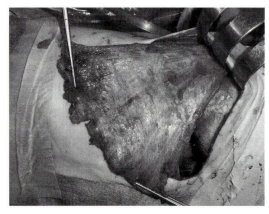

図1●広背筋弁（Color Atlas ❾参照）
気管支断端瘻や遺残腔問題を予防するため，開胸時に広背筋弁を有茎で採取しておき，肺切除後に気管支断端に広背筋弁を縫着・被覆する．

表1 ● 当施設で行っている手術手技の工夫

胸膜外剥離	病巣付近では空洞内容物を胸腔内に穿破しないよう壁側胸膜外にて剥離を行う．第一肋骨より頭側は鎖骨下動静脈に注意する．
胸壁合併切除	癒着が強固な部位では胸壁も合併切除する．これにより病巣を損傷する危険性が少なくなり，出血も軽減できる．肋骨を切除するため遺残腔縮小効果も期待できる．
肺動脈の処理	再切除の可能性を考慮して，肺動脈周囲の剥離は必要最小限にとどめる．
リンパ節の処理	リンパ節が肺動脈および気管支に強固に癒着している場合は，リンパ節より末梢の肺実質内で肺動脈を処理することで，致命的な肺動脈損傷を回避する．
肺うっ血の予防	炎症によって気管支動脈が発達している場合は肺のうっ血を防ぐため，肺動脈の処理を先行し，血管処理の最後に肺静脈の切離を行う．
気管支断端の被覆	感染性肺疾患の肺切除術においては気管支断端瘻発生のリスクが高い．切除する病巣の部位，術式により，気管支断端の被覆材として肋間筋弁と広背筋弁を使い分けている．
広背筋弁の活用	開胸時に広背筋弁を有茎で採取しておき，肺切除後に気管支断端に広背筋弁を縫着・被覆する．上葉切除においては気管支筋弁末梢側を残存肺の表面に天幕状に被せ，開胸創の肋骨に縫着する．肺全摘においては気管支断端に広背筋弁を被覆した後，筋弁の末梢側を縦隔胸膜に縫着する．
胸腔内洗浄	肺切除後，胸腔内を大量の生理食塩水で洗浄する．洗浄液は塗抹鏡検にて菌陰性であることを確認し，閉胸を行う．
視野の確保	肺尖および胸腔内深部の癒着剥離においては，視野の確保が困難となる場合が多い．開胸手術においても胸腔鏡の併用や，光源確保のためのヘッドライトを使用する．

の病変部に穿刺を行い，一般細菌および抗酸菌培養検査に提出し，有意菌検出の有無や薬剤感受性試験の結果をもとに，術後化学療法の期間や薬剤選択の参考としている．当施設で行っている手術手技の工夫を**表1**に示す．

7 肺NTM症の病理所見

　病理組織学的には肺NTM症と肺結核症との鑑別は不可能であり，典型的な病理所見も肺結核と同様である．チール・ネールゼン（Ziehl-Neelsen）染色や蛍光法によって菌体を検出し得ても，結核菌とNTMの鑑別は不可能であり，培養による同定が必要である．

8 肺NTM症の外科治療成績

　外科治療を行った肺NTM症例の治療成績は良好で，肺MAC症を中心とした肺NTM症に対する外科治療の論文ではおおむね90％以上の成功率が報告されている[9]．ただし術後の観察期間が1年以上経過した症例の解析では24.3％に再燃・再発を認めたという報告がある．
　またATS/IDSAガイドラインで指摘されているように，肺NTM症に対する外科治療は肺抗酸菌症の手術経験が豊富な施設で行っても肺瘻，遺残腔感染，気管支断端瘻などの術後合併症発生率が比較的高い[5]．特に右肺全摘除術は気管支断端瘻のリスクが高いとされている[10]．
　これらの合併症を防ぐためには，術前に十分な多剤併用化学療法を行って空洞内や気道内の菌量を最小限にしておくことが重要であり，万が一，空洞内容物の術野への流出が起こった場合や病巣付近で気管支もしくは肺切離を行わなくてはならない場合であっても，気管支

断端瘻，肺瘻および膿胸のリスクを最小限に抑えることにつながると考えている．かつては化学療法後でも手術関連死は10％，合併症は50％など不良な手術成績が報告されていたが，現在当施設では手術関連死は0％，合併症は12％と良好な成績を示している[9]．

肺NTM症の手術症例

1) 症例1：50歳代，女性

【主訴】無症状

【既往歴】虫垂炎，メニエール病

【現病歴】7年前より治療歴のある肺NTM症，起因菌は *M. avium* である．RFP＋EB＋CAMで治療が開始されたがCAM耐性となり，2年前よりRFP＋EB＋シタフロキサシン（sitafloxacin：STFX）に変更し，2カ月前よりカナマイシン（kanamycin：KM）が追加された．

【画像所見】左肺上葉舌区に壁肥厚を伴った気管支拡張病変を認める（図2）．

【手術】VATS（video assisted thoracic surgery：胸腔鏡下手術）左肺上葉舌区域切除を施行した．上下葉背側，舌区病変の周囲，および葉間に疎な癒着を認めた．癒着を剥離して上下葉を授動し，舌区域切除を施行した．手術時間：3時間10分，出血量：50mL．

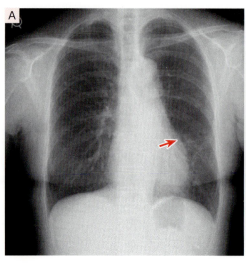 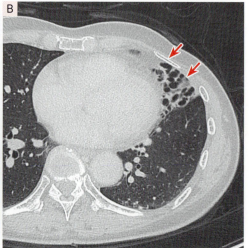

図2● 50歳代，女性
A：胸部X線写真，B：胸部CT．左肺上葉舌区に壁肥厚を伴った気管支拡張病変（→）を認める．

2) 症例2：60歳代，男性

【主訴】喀血

【既往歴】慢性膵炎，胃癌手術，高血圧，狭心症，糖尿病

【現病歴】8年前より血痰を認め，7年前に肺NTM症，起因菌はMACの診断を得ており，RFP＋EB＋CAMによる治療が開始された．以後喀血をくり返し，1年前には喀痰より *Aspergillus* spp. が検出された．BAE（bronchial artery embolization：気管支動脈塞栓術）を3回施行したが喀血のコントロールが不良であり，外科的切除の方針となる．

【画像所見】右肺上葉に空洞性病変を認め，内腔に菌球を伴う．BAEでは気管支および肋間動脈から肺内への血流を認める（図3）．

【手術】VATS右肺上葉切除術＋肋間筋弁による気管支断端被覆を施行した．術前画像所見からは全面癒着が予測されたが，癒着は上葉から肺尖部に限局していた．上縦隔の癒着は強固であったものの剝離可能で，胸腔鏡補助下に肺葉切除を施行した．手術時間：5時間52分，出血量：150 mL．

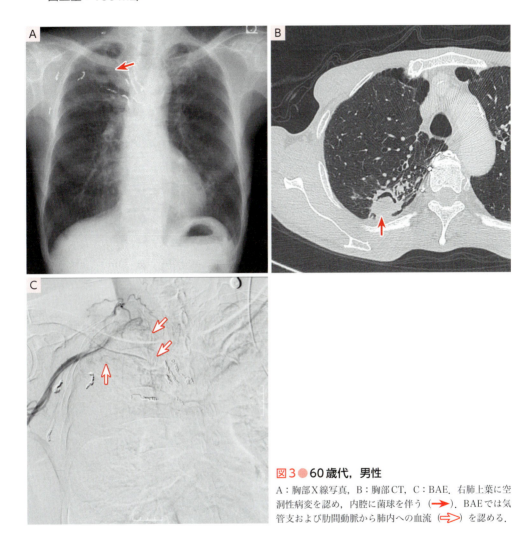

図3 ● 60歳代，男性

A：胸部X線写真，B：胸部CT，C：BAE．右肺上葉に空洞性病変を認め，内腔に菌球を伴う（→）．BAEでは気管支および肋間動脈から肺内への血流（⇨）を認める．

3）症例3：60歳代，男性

【主訴】無症状

【既往歴】肺炎

【現病歴】検診にて胸部異常影を指摘された．喀痰より*Mycobacterium intracellulare*（*M. intracellulare*）が検出され，RFP＋EB＋CAMによる治療が9カ月施行された．

【画像所見】右肺上葉S^2から下葉S^6にかけて広範に気管支拡張および空洞性病変が残存する（図4）．

【手術】開胸右肺上葉切除術＋下葉S^6区域切除術＋広背筋弁による気管支断端被覆を施行した．肺尖から上下葉背側，および葉間の癒着が著明であり，手術開始から4時間かけて肺を授動した．炎症性に腫大したリンパ節が肺動脈に強固に癒着しており，A6の剥離は困難であった．上葉の気管支血管，および下葉S^6のB6気管支と肺静脈V6を処理し，可及的にS^6区域間を自動縫合器にて切断した後，肺動脈A6を腫大したリンパ節とともに自動縫合器で切断して切除しえた．手術時間：10時間8分，出血量：530 mL．

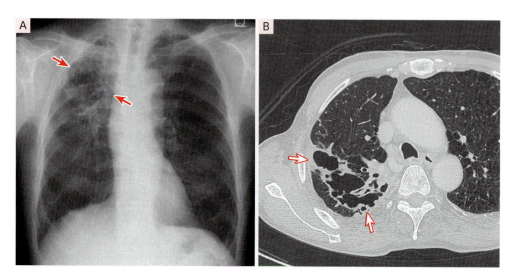

図4● 60歳代，男性
A：胸部X線写真，B：胸部CT．右肺上葉S^2から下葉S^6にかけて広範に気管支拡張（→）および空洞性病変（⇒）が残存する．

⑩ 今後の課題

肺NTM症患者数の増加に伴い，外科治療が必要な症例は増えると予想される．これまでの報告では外科治療追加群の方が内科治療単独群よりも，治療成績が優れている．しかし，いずれの報告も後ろ向き検討であり，外科治療の真の有用性を示す前向き試験はない．日米のガイドラインで肺NTM症に対する外科治療の適応が明示されているが，外科治療の適切な症例選択と至適時期の判断は難しく，判断に迷う場合は専門施設への早めのコンサルトが望ましい．

文献

1）日本結核病学会非結核性抗酸菌症対策委員会，日本呼吸器学会感染症・結核学術部会：肺非結核性抗酸菌症化学療法に関する見解—2012年改訂．結核，87：83-86，2012
2）Corpe RF, et al：Status of disease due to unclassified mycobacteria. A statement of the subcommittee on unclassified mycobacteria of the committee on therapy. Am Rev Respir Dis, 87：459-461, 1963
3）Wallace RJ, et al：Diagnosis and treatment of disease caused by nontuberculous mycobacteria. Am Rev Respir Dis, 142：940-953, 1990
4）Diagnosis and treatment of disease caused by nontuberculous mycobacteria. This official statement of the American Thoracic Society was approved by the Board of Directors, March 1997. Medical

Section of the American Lung Association. Am J Respir Crit Care Med, 156:S1-25, 1997
5) Griffith DE, et al:An official ATS/IDSA statement: diagnosis, treatment, and prevention of nontuberculous mycobacterial diseases. Am J Respir Crit Care Med, 175:367-416, 2007
6) Field SK, et al:*Mycobacterium avium* complex pulmonary disease in patients without HIV infection. Chest, 126:566-581, 2004
7) 日本結核病学会非結核性抗酸菌症対策委員会:肺非結核性抗酸菌症に対する外科治療の指針．結核，83:527-528, 2008
8) 平松美也子，他:肺MAC症の外科治療．日本胸部臨床，74:1106-1115, 2015
9) Shiraishi Y, et al:Adjuvant surgical treatment of nontuberculous mycobacterial lung disease. Ann Thorac Surg, 96:287-291, 2013
10) Mitchell JD, et al:Anatomic lung resection for nontuberculous mycobacterial disease. Ann Thorac Surg, 85:1887-1892, 2008

NTM症編 第5章 NTM症の症例

1. 肺MAC症

森野英里子

症例 結節・気管支拡張型（NB型）肺MAC症

【年齢・性別】83歳，女性
【現病歴】健康診断で胸部異常影が指摘されたため，当院を受診した．軽い痰絡みはあるが，あまり気にしていなかったためいつからかはわからない．過去の画像はない
【既往歴】脂質異常症
【生活歴】主婦，喫煙歴なし，飲酒なし
【身体所見】体温36.3℃，脈拍80回/分，SpO_2 97％（室内気下），呼吸数12回/分，身長159 cm，体重53 kg，肺音：清
【血液検査】WBC 7,360/μL，Hb 17.0 g/dL，Plt 23.2 × 10^4/μL，CRP 0.08 mg/dL，血沈10 mm/h．クォンティフェロン（QFT-3G）陰性，MAC抗体陽性 8.08 U/mL
【喀痰検査】抗酸菌塗抹陰性
【画像所見】図1 参照
【経過】くり返し行った喀痰抗酸菌培養で *Mycobacterium avium* が2回検出され，肺MAC

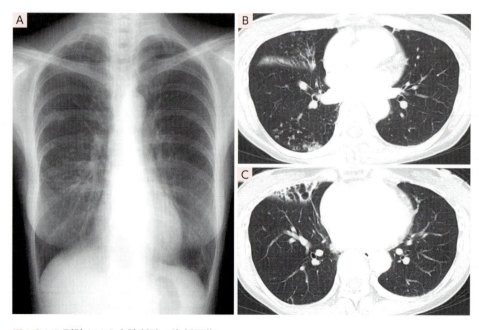

図1 ● NB型肺MAC症診断時の胸部画像
A：胸部単純X線写真（正面像），B，C：胸部単純CT画像（肺野条件）

(*Mycobacterium avium* complex) 症の診断に至った．治療は行わず，外来で経過観察する方針とした．

解説

診断

1. 診断の概要

まず，病歴（慢性経過の軽い呼吸器症状），画像所見（中葉舌区を中心とする気管支拡張像と粒状影）から非結核性抗酸菌症（NTM症）が鑑別にあがる．NTM症では，通常症状の出現は緩やかで月単位もしくは年単位の慢性経過である．画像的には中葉舌区が病変の好発部位であり，気道散布性の粒状影や気管支拡張像は典型的な所見である．かつ，このような中葉舌区に病変のできる結節・気管支拡張型（nodular bronchiectasis type：NB型）の肺MAC症は中年女性でよくみられ，患者背景，症状の経過，画像ともに典型的である．肺NTM症の診断に必要な条件は大まかに，①胸部画像（HRCTを含む）で合致する所見があること，②喀痰検査で複数回NTMが培養陽性となること，③他疾患が除外できること，である[1, 2]．よって，胸部異常影が指摘されて来院した後に行う検査は喀痰の抗酸菌検査（塗抹・培養）である．異なる日に3回分提出してもらうとよい．喀痰で菌が検出できない場合には，気管支鏡検体（洗浄液や組織）で培養陽性となれば確定診断となる．結核菌と異なりNTMは環境菌のため，胃液からNTMが培養されても確定診断にはならない．

2. 患者背景，基礎疾患

肺MAC症の中葉舌区型は中高年以上の女性に多く，明らかな免疫不全がなくても発症する．CD4リンパ球数の低いHIV感染症，インターフェロン-γ受容体欠損，インターフェロン-γの自己抗体を有する患者はNTMに感染しやすいことが知られており，播種性となる例もあるので注意する．NTM症と結核との鑑別は重要であるので糖尿病や透析，ステロイド使用など結核の発症リスクとなる疾患についても病歴を確認する．結核罹患歴のある人では以前の治療の詳細を聞く．慢性副鼻腔炎の治療歴や手術歴，鼻汁，後鼻漏感の有無を確認することは副鼻腔気管支症候群との鑑別に役立つ．過去の胸部X線の撮影歴がある人では，画像をとり寄せて所見の推移を確認すると経過の把握ができる．

3. 症状

無症状もしくは慢性の軽い呼吸器症状，全身症状（微熱や体重減少）で来院することが多い．症状とその程度，経過は，NTM症の重症度や治療適応を判断するうえでたいへん重要で，強い症状があれば基本的に治療を行う．

4. 画像

中葉舌区に気管支拡張を伴う浸潤影，粒状影を認め（図2），病変の分布はNTM症に典型的である．中葉舌区病変の鑑別として副鼻腔気管支症候群，中葉舌区症候群の他，気道散布

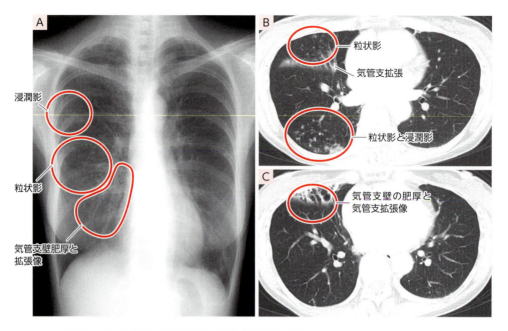

図2● NB型肺MAC症診断時の胸部画像（図1の再掲）
A：胸部単純X線写真（正面像），B，C：胸部単純CT画像（肺野条件）

性の陰影をきたすものとして，肺結核，肺炎，細気管支炎，慢性気道感染などと鑑別を要する．必要なら副鼻腔X線の撮影，耳鼻科受診で後鼻漏の有無も確認する．

5. 採血検査

　肺MAC症の診断のために必須の検査はない．しかし，インターフェロン-γ遊離試験（interferon γ releasing assay：IGRA，QFTやT-SPOT）やキャピリア®MAC抗体ELISAの結果は補助診断として有用である．IGRA陰性ならば結核でない可能性が高くなり，MAC抗体が陽性ならMAC症の可能性が高くなる．気管支鏡検査ができない症例や喀痰の培養結果や同定検査（PCRや培養）の結果を待つまでの間，これらの血清学的検査の結果は，診断および結核の空気感染予防策の必要度に関する判断材料に利用される．

6. 喀痰・気管支鏡検査

　診断の鍵は菌同定である．喀痰採取では，できるだけ膿性成分の多い痰を検査に提出するよう患者に指導する．痰を喀出できない場合，誘発痰（3％食塩水の吸入）を検査に提出し，喀痰採取が困難なら気管支鏡検査を行う．稀なNTM以外は，気管支洗浄液もしくは組織培養でNTMが1回以上培養陽性を示せばNTM症の診断の細菌学的基準を満たす．緑膿菌などの一般細菌による慢性気道感染もNTM症に似た画像や慢性経過を呈するため，診断時には抗酸菌検査に加え一般細菌と真菌の培養検査も提出しておく．

［患者指導］

　結核が鑑別にあがる場合には診断確定までの**空気感染対策**とそれに伴う**患者への説明**を忘

れずに行う．

2 治療

本症例は画像上，NB型（中葉舌区型）に該当する．症状がほぼないこと，慢性の経過，高齢（83歳）であること，NB型であることから，治療はせずに経過観察する方針とした．明確な治療開始基準はないが，**症状が強い，進行が早い，年齢が若い，空洞病変を伴う症例では積極的に治療を検討する**．

> **まとめ**
> - 喀痰から同一のNTMが2回以上培養で確認されることが，NTM症の診断に必須である．
> - 鑑別疾患を考慮し，喀痰検査は抗酸菌培養に加えて一般細菌と真菌の培養検査も提出しておくとよい．
> - 肺MAC症の治療開始基準は今のところ確立していない．一般論としては早期診断・早期治療が望ましいと考えられるが，年齢，基礎疾患，症状，画像，経過，患者希望などを考慮に入れて治療の可否を決定する．

症例　進行する線維空洞型（FC型）MAC症

【年齢・性別】55歳，女性
【既往歴】なし
【現病歴】9年前の検診で胸部異常影を指摘され，他院にて気管支鏡検査を実施し，NTM症と診断された．その後しばらく外来にて経過観察されたが，症状がないため通院を中断していた．最近になり咳が出現し再受診，陰影が増悪していた
【症状】咳，痰，体重減少あり
【身体所見】発熱なし，SpO_2 97%（室内気下），呼吸数12回/分，身長155 cm，体重41 kg，BMI 17.0 kg/m^2．肺音：両肺野ともに水泡音（crackles）を聴取する
【血液検査】WBC 9,210/μL，Hb 12.3 g/dL，Plt 35.2×10^4/μL，肝機能・腎機能・電解質に異常なし，CRP 7.46 mg/dL，赤沈 111 mm/h．HIV抗体陰性．QFT-3G陰性
【喀痰検査】抗酸菌塗抹3+，M. avium PCR陽性，培養にてM. aviumが複数回陽性．クラリスロマイシン（CAM）感受性．
【画像所見】図3参照
【経過】肺MAC症（FC型）と診断された．CAM 800 mg（19.5 mg/kg），リファンピシン（RFP）450 mg（10.9 mg/kg），エタンブトール（EB）500 mg（12.1 mg/kg）で治療を開始した．6カ月目から喀痰の培養陰性化を認め，培養陰性化から1年半で治療をいったん終了した．

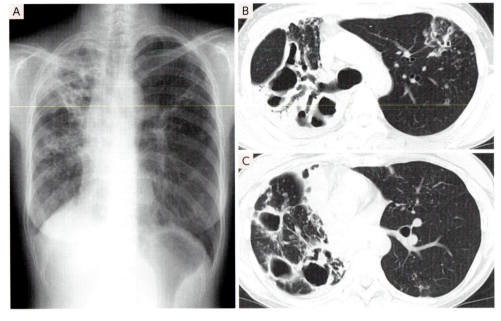

図3 ● FC型MAC症診断時の胸部画像
A：胸部単純X線写真（正面像），B，C：胸部単純CT画像（肺野条件）

解説

1 診断

　喀痰から*M. avium*を複数回認め，肺MAC症の確定診断である．画像上，典型的な線維空洞型（fibrocavitary type：FC型）である．本症例のように進行した肺MAC症の場合，検体採取が容易で，確定診断を得るのはさほど難しくない．本症例は体重減少をきたし，胸部CTで多発空洞と高度の気管支拡張，右肺の容積減少，縦隔偏位（図4）を認めており，病状が進行している．診断時の画像はないが，気管支鏡検査で診断された経緯から，当初の肺病変はわずかであったと推定され，無治療の9年間の間に病変が著しく進行したと推察される．**FC型の肺MAC症はNB型に比べ進行が早く予後が悪いことが知られている．**

2 治療

1. 治療適応

　55歳と若く，明らかな症状があり，FC型で，病変が進行している．積極的に肺MAC症の薬物治療を行うべき患者である．進行性の感染症と考えれば，早期の治療導入が望ましいと考えるのが一般的ではあるが，治療をしなくても病状の進行がほとんどみられない症例もあり，NTM症に対する治療開始の絶対的基準は設けられていない．高齢（80歳を超える）であって，症状がない，もしくは症状が軽微で生活に支障をきたしていない場合や多剤併用療法に耐えられない，もしくは耐えられそうもない症例には治療を見合わせることが多い．

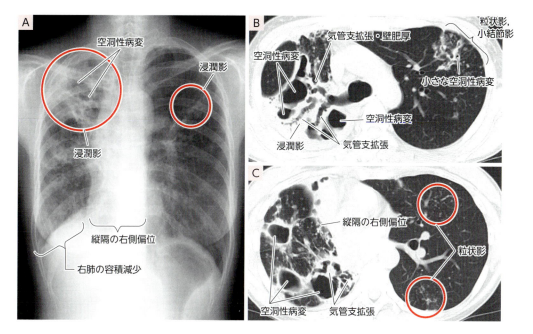

図4● FC型MAC症診断時の胸部画像（図3の再掲）
A：胸部単純X線写真（正面像），B, C：胸部単純CT画像（肺野条件）．
胸部単純X線では右上肺野を中心に空洞を伴う浸潤影を認め，右肺の容積減少のため縦隔が右側に偏位している．胸部CTでは右上葉に複数の空洞を認め，気管支は拡張して壁の肥厚と不整を認めている．左肺にも病変を認める．

2. 治療薬の選択

　第一選択は内服による①CAM，②RFP，③EBの併用である[1,2]．これらの薬剤が使用できない場合やこの3剤で病状コントロールができない場合には，ストレプトマイシン（SM），カナマイシン（KM）などのアミノグリコシド系薬（AG薬）の使用を考慮する．リファブチン（RFB）はRFPの代替薬として，アジスロマイシン（AZM）はCAMの代替薬として使用されることがあるが，日本では保険収載はされていない．

　ニューキノロン系薬（NQ薬：レボフロキサシンやシタフロキサシンなど）も代替薬や追加薬として使用されるが，やはり保険収載されていない．NQ薬，AZMは慢性呼吸器病変の二次感染への適応はあるものの，NTM症は保険適用ではない現状から，使用にあたっては患者への十分な説明と同意を得て，QT延長を考慮して心電図を確認しながら投与する．また再治療時や培養時にはCAM感受性かどうかを薬剤感受性検査で確認し，参考にする（CAM以外の薬剤感受性検査の有用性は確立していない）．

3. 治療薬の用量設定

　CAMの標準量は600〜800 mg/日である．CAMはRFPとの併用で代謝が促進され，血中濃度が単剤投与のときよりも低くなる[3〜5]ことが知られており，通常の一般感染症で使用される量（400 mg/日）よりも高用量が設定されている．CAMは一括投与が望ましいが，800 mgの場合1日2回に分割して内服するよう記載がある[1]．

　RFPの標準投与量は10 mg/kg/日（1日の最大投与量は600 mg），EBは15 mg/kg/日（1

日の最大投与量750 mg）である．薬剤規格の問題で体重計算の理想投与量と実際の投与量に解離が生じ投与量に迷うことがあるが，RFPの代表的副作用である肝障害は用量依存性ではないとされているので[6]，用量不足とならないように投与量を設定するとよい．

一方，EBによる視神経症は用量依存性のため[7,8]，15 mg/kg/日を大きく超えないよう注意する．SM・KMは15 mg/kg（最大量1 g）を週3回の筋肉注射で使用される（詳細はNTM症編第3章-1「肺MAC症ではどのように治療しますか」を参照）．

EB，SM，KMは腎機能障害時には減量を要する．RFBはCAMとの併用で血中濃度が上昇するため150 mgで治療を開始，6カ月以上の経過で副作用がなければ300 mgまで増量してもよいとされる．

4. 副作用

患者に治療開始前に副作用について説明する．頻度の高い副作用は，腹痛・下痢などの消化器症状，肝障害，皮疹・発熱などのアレルギー反応，血球減少などである．頻度は高くないが，AG薬の使用時には腎障害と聴力・平衡感覚障害，EB使用時には視神経症，末梢神経障害に注意する．AG薬およびEBの使用前にはそれぞれ聴力検査，眼科的検査を行い，副作用の早期発見のための患者教育を行う．またマクロライド系，NQ系薬剤によるQT延長，不整脈を念頭に心電図検査も行う必要がある．RFPによる尿や汗の着色についても事前に説明をしておく．

5. 薬物相互作用

CAMもRFPも肝代謝酵素チトクロームP450（CYP）3A4に影響を与えることから，併用禁忌薬や併用注意薬が多い．使用前に各薬剤の相互作用を確認する．特にRFPの使用によって糖尿病薬や降圧薬，睡眠薬の効果が落ちるので，事前に伝えておくとよい．

6. 患者教育

患者自身が肺MAC症についてよく理解し，病気とうまく付き合っていくことが大切である．副作用出現時の対応，内服の遵守，栄養状態の維持・改善，適度な運動による体力維持の重要性を理解し，実践してもらう．

7. 治療開始後のフォロー

副作用がないか，初期は2週間に1回，その後は1カ月に1回外来で確認する．安定すれば徐々に外来の期間を延長する．本症例では6カ月の3剤治療により喀痰培養の陰性化を認めた．最適治療期間も未確立であるが，**培養陰性化から1年以上は続ける**[1,2]．治療を終了しても再燃・再発の多い疾患であるので，フォローは継続する．3～6カ月に1回，症状や画像，喀痰検査（再排菌の有無）を確認するため，患者には定期的に受診してもらい，病状が安定していることを確認する．少なくとも1年に1回の胸部X線撮影は勧めるべきだろう．

- FC型の肺MAC症は積極的な治療の対象である．
- 標準治療はCAM，RFP，EBの3剤併用治療である．
- 最適な治療期間は未確立であるが，菌陰性化後1年以上は続ける．
- 治療後の再燃・再発も多い．

文献

1) 日本結核病学会非結核性抗酸菌症対策委員会，日本呼吸器学会感染症・結核学術部会：肺非結核性抗酸菌症化学療法に関する見解—2012年改訂．結核，87：83 86，2012
2) Griffith DE, et al：An official ATS/IDSA statement：diagnosis, treatment, and prevention of nontuberculous mycobacterial diseases. Am J Respir Crit Care Med, 175：367-416, 2007
3) Wallace RJ Jr, et al：Reduced serum levels of clarithromycin in patients treated with multidrug regimens including rifampin or rifabutin for *Mycobacterium avium-M. intracellulare* infection. J Infect Dis, 171：747-750, 1995
4) Yamamoto F, et al：Concentration of clarithromycin and 14-R-hydroxy-clarithromycin in plasma of patients with *Mycobacterium avium* complex infection, before and after the addition of rifampicin. Jpn J Antibiot, 57：124-133, 2004
5) Shimomura H, et al：Serum concentrations of clarithromycin and rifampicin in pulmonary *Mycobacterium avium* complex disease：long-term changes due to drug interactions and their association with clinical outcomes. J Pharm Health Care Sci, 1：32, 2015
6) Peloquin CA：Therapeutic drug monitoring in the treatment of tuberculosis. Drugs, 62：2169-2183, 2002
7) Lee EJ, et al：Incidence and clinical features of ethambutol-induced optic neuropathy in Korea. J Neuroophthalmol, 28：269-277, 2008
8) Yang HK, et al：Incidence of toxic optic neuropathy with low-dose ethambutol. Int J Tuberc Lung Dis, 20：261-264, 2016

2. その他の菌種

森野英里子

症例　*Mycobacterium kansasii* 症

【年齢・性別】35歳，男性

【現病歴】数カ月前から軽い咳，痰を認めた．しばらく放置していたが，症状が改善しないため医療機関を受診したところ，胸部異常影が指摘された

【既往歴】小児喘息

【生活歴】1日10本10年間の喫煙歴あり，飲酒はビールを500 mL/日

【Review of systems】熱はないが，寝汗と体重減少（3〜5 kg/年）を認めた

【身体所見】意識清明，活気あり，肺音：清，身長175 cm，体重55.6 kg，BMI 18.2 kg/m^2

【血液検査】WBC 4,890/μL，Hb 12.4 g/dL，Plt 38.0×10^4/μL，CRP 2.18 mg/dL

【画像所見】図1参照

【喀痰検査】喀痰塗抹3＋

【経過】胸部X線像を見た時点で結核が考慮され，空気感染予防策を開始した．**CT画像上空洞壁が薄い**ことから *M. kansasii* 症が鑑別にあげられ，喀痰塗抹陽性，**多発空洞影**があり，喀痰所見から抗酸菌症であることは確定的であるとして，本人同意のうえイソニアジド（INH）

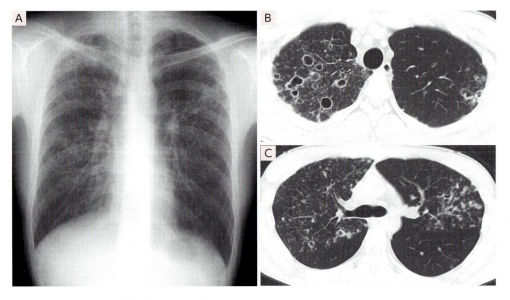

図1 ● *M. kansasii* 症診断時の胸部画像
A：胸部単純X線写真（正面像），B，C：胸部単純CT画像（肺野条件）．

300 mg（5.4 mg/kg），リファンピシン（RFP）600 mg（10.8 mg/kg），エタンブトール（EB）750 mg（13.5 mg/kg）の内服を開始した．翌日TB-PCR陰性，MAC-PCR陰性，クォンティフェロン®TBゴールド（QFT-3G）陽性と判明，後に*M. kansasii*が複数回培養陽性となり，*M. kansasii*症の確定診断となった．治療薬3剤を継続した結果，3カ月で喀痰培養が陰性化した．そして陰性化後さらに1年間継続して治療を終了した

解説

1 診断

*M. kansasii*はRunyon分類でⅠ群に属する遅発育菌である．診断基準は他の非結核性抗酸菌（NTM）症と同様で，喀痰から*M. kansasii*を2回以上検出すれば確定診断である．肺*M. kansasii*症は男性，喫煙者に多く，本症例は典型的である．症状や採血で特異的な所見はないが，画像的には*M. kansasii*による空洞は結核の空洞よりも薄壁であるとされ，本症例でもその特徴が見てとれる（図2）．

臨床的には抗酸菌塗抹陽性の（菌量が十分である）検体においてTB/MAC-PCR陰性と判明した時点で，疫学的頻度から*M. kansasii*症もしくは*M. abscessus*症が考慮される．菌の同定にはDNA-DNAハイブリダイゼーションとよばれる手法（DDH法）が保険診療上使用されているが，培養陽性検体を用いるため同定には多少時間がかかる．*M. kansasii*症ではQFT-3G陽性となることがあり，臨床像や画像，喀痰の塗抹検査だけで初期対応時に結核と正確に区別することは難しい．よって，まず空気感染予防策を開始しながら，塗抹陽性の場合には経験的治療として肺結核もしくは*M. kansasii*症の治療としてINH，RFP，EB（場合によってはピラジナミドも追加）による治療を開始し，菌種同定後に治療を最適化するという流れになることが多い．

*M. kansasii*症において喀痰の抗酸菌塗抹検査が連続して陰性の場合は，菌が培養陽性となり菌が同定されて診断がつきしだい治療を開始することになる．実際に初期治療時には患者背景および画像で肺結核と判別がつかず入院勧告の対象となり，後に*M. kansasii*症と判明する例もある．*M. kansasii*は塗抹検査で結核菌よりもやや大きく，菌体内に顆粒が連なって見える形態学的特徴があるため，見慣れた技師であれば塗抹検査の時点で*M. kansasii*らしいと判別できることもある．

1. 検査

QFT-3Gに使用されている結核菌特異抗原の一部は*M. kansasii*にも存在するため，QFT-3Gは*M. kansasii*症でも陽性となる（ただし陽性率は結核ほど高くない）．

2. 画像

上肺野の薄壁空洞で周囲に散布巣が少ない陰影が代表的であるが，肺MAC症と似た中葉舌区型の結節・気管支拡張型（nodular bronchiectasis type：NB型）の陰影を呈する場合もある．

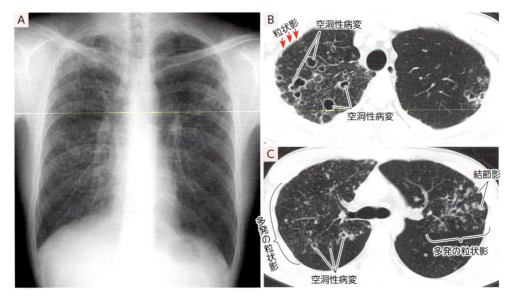

図2 *M. kansasii* 症診断時の胸部画像（図1の再掲）
A：胸部単純X線写真（正面像），B，C：胸部単純CT画像（肺野条件）．
胸部単純X線では上肺野・中肺野を中心に全肺野に空洞と小結節影がみられる．胸部CTでは小葉中心性の粒状影，空洞性病変を上葉優位に多数認める．

2 治療

　肺 *M. kansasii* 症は肺MAC症と比較して治療反応性がよく治癒可能である．標準的な治療はINH，RFP，EBの併用である．投与量は結核治療とほぼ同様でINH 5 mg/kg（300 mgまで），RFP 10 mg/kg（600 mgまで），EB 15 mg/kg（750 mgまで）を毎日一括して内服する．その他ストレプトマイシン（SM）などのアミノグリコシド系（AG）薬，クラリスロマイシン（CAM）やアジスロマイシン（AZM）などのマクロライド系薬剤，レボフロキサシン（LVFX）などのニューキノロン系（NQ）薬，ST合剤などは基本的に有効と考えられている．一方で抗結核薬のピラジナミド（PZA）とパラアミノサリチル酸（PAS）の効果は期待できない．

　RFPの感受性は治療効果と相関し有用であるが，日本におけるRFP耐性は1％未満と稀であるため，全例に感受性検査を実施しなくてもよいとされている[1]．RFP耐性なら他の薬剤のMIC（minimum inhibitory concentration：最小発育阻止濃度）を測定して薬剤を選択するため，専門病院への紹介を検討する[1]．治療期間は培養陰性化から1年間を目安に行われる．肺MAC症同様，EBの投与期間が長くなるので**視力障害**の発生に注意する．

> **まとめ**
> - *M. kansasii* 症は治療反応性がよい．
> - 標準治療はINH，RFP，EBの3剤治療である．
> - 治療期間は培養陰性化から1年間が目安である．

症例　Mycobacterium abscessus症

【年齢・性別】60歳，男性

【基礎疾患】なし

【現病歴】3カ月前頃から咳と白色痰の自覚があり，他院で胸部異常影が指摘され気管支鏡検査を実施．結核疑いでINH，RFP，EB，PZAで治療が開始された．約1カ月後培養検体からM. abscessusが同定され，当院に紹介受診となった．これまで健康診断受診歴がなく，今回初めて病院を受診した

【生活歴】20歳代で1日数本3年間の喫煙歴のみ，飲酒歴なし

【Review of systems】微熱あり，咳，痰あり，体重減少・寝汗なし，その他所見なし

【身体所見】意識清明，活気あり，身長154 cm，体重45 kg，脈拍67回/分，SpO₂ 92〜95％（室内気下）

【血液検査】WBC 7,070/μL，Hb 13.1 g/dL，Plt 27.3×10⁴/μL，CRP 5.51 mg/dL，血沈 100 mm/h，Alb 3.2 g/dL（低値），QTF-3G陰性

【画像所見】図3参照

【喀痰検査】抗酸菌塗抹1＋，TB/MAC-PCR陰性，後に喀痰培養検体よりM. abscessus同定

【経過】CAM 800 mg/日を分2で内服しながら，イミペネム・シラスタチン（IPM/CS；チエナム®）0.5 g 6時間ごと（1日総量2 g）とアミカシン（AMK）7.5 mg/kg，1日2回点滴の併用を2カ月間入院で行った．その後，外来でCAM 800 mg分2の内服とファロペネム（FRPM；ファロム®）900 mg分3，シタフロキサシン（STFX；グレースビット®）200 mg分2を併用した結果，2カ月で喀痰培養が陰性化した．そして陰性化後さらに1年以上の治療を行った

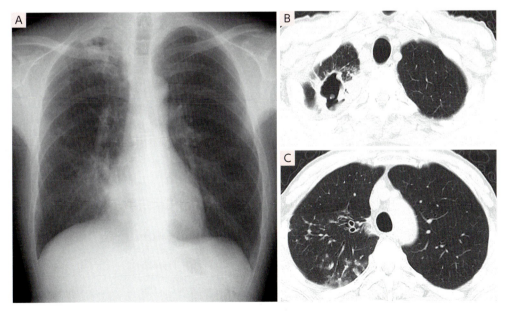

図3 ● M. abscessus症診断時の胸部画像
A：胸部単純X線写真（正面像），B，C：胸部単純CT画像（肺野条件）．

解説

1 診断

　M. abscessusはRunyon分類でIV群に分類される迅速発育菌（固形培地で1週間以内にコロニー形成がみられる菌）である．診断基準は他のNTM症と同様である．症状や画像的にも他のNTM症と大きな違いはなく（図4），結核やその他のNTM症，気管支拡張症に伴う慢性気道感染などと鑑別が必要である．M. abscessus症は日本におけるNTM症のなかで，MAC症，M. kansasii症に次いで多い．保険収載された検査法ではないが，M. abscessusは遺伝子学的にはさらにM. abscessus，M. massiliense，M. bolletiiの3亜種に分類され，M. abscessusはM. massilienseに比較して治療反応性が悪いことが知られている．M. abscessusは肺MAC症の患者の治療中に喀痰から検出される場合もある．

2 治療

　M. abscessusは通常の抗結核薬には概して耐性で，**NTM症のなかで最も治療の難しい菌**といえる．薬剤感受性検査は，Mueller-Hinton培地で行うのが国際基準となっており，日本で使用できるNTMの感受性検査（極東製薬工場社のブロスミックNTM®）は迅速発育菌に対しては参考所見という位置づけになる．

　治療は，CAMの内服を軸として，多剤併用療法が行われる．その際の併用薬は入院治療ならIPM/CSとAMKの点滴の併用，外来治療ならFRPMとSTFXもしくはモキシフロキサシ

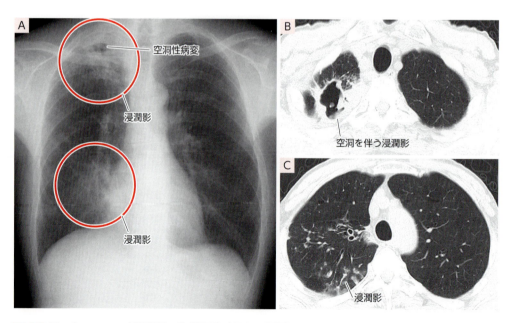

図4● M. abscessus症診断時の胸部画像（図3の再掲）
A：胸部単純X線写真（正面像），B，C：胸部単純CT画像（肺野条件）．
胸部単純X線では右上肺野，下肺野に浸潤影を認める．右上肺野では空洞性病変も指摘できる．胸部CTでは，右S1領域に空洞を伴う浸潤影，S2領域に浸潤影を認める．

ン（MFLX）もしくはLVFXの内服薬の併用，場合によってはカナマイシン（KM）もしくはAMKの筋肉注射（週3回）を併用する．治療に反応せず増悪する症例に対しては，リネゾリド（LZD）やチゲサイクリン（TGC），ドキシサイクリン（DOXY）などが使用されることもある．

　病変が限局している場合，手術での切除が最も確実な治療法であり，**菌量が減少した時点で手術を考慮**する．なお米国ガイドライン[2]に治療薬として記載のあるCefoxitinは日本にはなく使用できない．また前述の多くの抗菌薬はNTM症に対して保険収載されていないため，使用にあたっては患者への十分な説明と同意が必要である．

> **まとめ**
> - *M. abscessus*は多くの抗結核薬に対して耐性で，一般に治療が難しい．
> - ブロスミックNTM®による迅速発育菌感受性検査は参考所見にとどまる．
> - *M. abscessus*症の治療はCAMを軸とした多剤併用療法に加えて，手術も検討する．

文献

1) 日本結核病学会非結核性抗酸菌症対策委員会，日本呼吸器学会感染症・結核学術部会：肺非結核性抗酸菌症化学療法に関する見解—2012年改訂．結核，87：83-86，2012
2) Griffith DE, et al：An official ATS/IDSA：diagnosis, treatment, and prevention of nontuberculous mycobacterial diseases. Am J Respir Crit Care Med, 175：367-416, 2007

索引

数字

Ⅰ群菌 116
Ⅱ群菌 116
Ⅲ群菌 116
Ⅳ群菌 116

英文

A

ADA 52
adenosine deaminase 52
antiretroviral therapy 82
ART 82
ATS/IDSAガイドライン 182
（A）法 60
（B）法 60

C〜E

CAM耐性 148, 149
DDH法 157, 199
DDHマイコバクテリア法 37, 133
DNA-DNAハイブリダイゼーション法 157
DOTS 62, 88
extensively drug resistant tuberculosis 75

F〜L

FC型 136, 193
feeding bronchus appearance 138
First-line drugs（a） 57
First-line drugs（b） 57
HIV 107
HIV/AIDS 78
HIV合併結核 19
HIV感染症 107
hot tub lung 117
IGRA 45, 76, 154, 192
latent tuberculosis infection 76
LTBI 26, 45, 76
LVFX 56

M

M. abscessus 124, 153, 157
*M. abscessus*症 122
MAC症 117
M. bolletii 122
MDR-TB 18
M. fortuitum 157
MGIT 74
M. gordonae 157
MIC 200
Miller & Jones分類 34, 129
minimum inhibitory concentration 200
M. kansasii 153
*M. kansasii*症 117, 121, 198, 200
M. massiliense 123, 124
M. szulgai 161
M. xenopi 161
Mycobacterium abscessus 201
Mycobacterium avium 190
Mycobacterium kansasii 152

N〜S

NB型 136, 190, 191
nodular bronchiectasis type 191
PCR 131
QFT 77
QFT-3G 45
Rasmussenの肺動脈瘤 174
RBT 149
Runyon分類 114, 134, 199
Second-line drugs 57
Stevens-Johnson症候群 68

T〜Z

tree-in-bud 40
T-SPOT 45, 77
TST 45
T-スポット®.*TB* 45
XDR-*TB* 75
Ziehl-Neelsen 35
Z-N法 35, 131

和文

あ行

アキュプローブ法 133
アクリジンオレンジ染色 131
アデノシンデアミナーゼ 52
アミノグリコシド系薬 149
アミノ配糖体 58
淡い浸潤影 138
暗発色菌 116
維持期 59
一次結核 25, 39
遺伝子型試験 37
遺伝子型薬剤感受性試験 38
遺伝子検査 37, 134
インターフェロン-γ受容体欠損 191
インターフェロン-γ遊離試験 45, 154, 192
院内感染対策 97
液体培地 74, 133
液体培地法 37, 38
オーラミン染色 131
小川培地 74
小川培地法 37, 38

INDEX

か行

ガーデニング	166
外国人結核	61
核酸増幅法	37, 131
核酸増幅法検査	134
喀痰	33, 129
喀痰誘発	33
画像診断	39, 136
ガフキー	131
ガフキー号数	35
肝機能障害	162
勧告入院	91
肝細胞障害型	65
カンサシ症	117, 121, 198, 200
間質性腎炎	69
感受性検査	164
関節痛	70
感染源	127
感染症指定医療機関	86
感染症法	85
気管・気管支結核	30, 54
気管支拡張症	140
気管支拡張像	138
気管支結核	43, 83, 173
気管支壁肥厚像	138
既感染発病	27
疑似症患者	86
キニヨン法	131
キャピリア®MAC抗体ELISA	192
急速減感作療法	163
休眠菌	25
胸郭成形術	171
胸腔鏡	60
胸膜病変	138
虚脱療法	171
空気感染対策	192
空洞	42
空洞直達療法	172
クォンティフェロン®TBゴールド	45
蛍光法	35, 131
外科治療	173, 175, 183
結核医療の基準	56
結核感染	25
結核菌群	33
結核菌検査	33
結核指定医療機関	86
結核腫	42
結核性胸膜炎	29, 52, 109
結核性髄膜炎	54
結核性肺炎	42
結核性腹膜炎	31
結核の感染経路	14
結核の分類	91
結核のリスクファクター	110
結核病床	104
血球減少	69
結節・気管支拡張型	117, 136, 190
減感作療法	66, 150, 163
検出菌数記載法	35
検体	33
検体採取	33
抗ウイルス療法	82
抗酸菌検査	33, 129
抗酸菌属	33
抗酸性染色	35
高度専門施設	177
高尿酸血症	70
光発色菌	116
高齢者	101
高齢者結核	20
固形培地	133
骨・関節結核	31, 54
骨膜外充填術	171
孤立結節型	117

さ行

再感染	127, 151
細菌検査	33
最小発育阻止濃度	200
採痰指導	33
再治療	61
再排菌	127
索状影	136
視神経炎	163
視神経障害	70
自然耐性菌	72
集学的治療	174, 183
就業制限	93
集菌塗抹	35
集菌法	131
初期悪化	64
初期強化期	59
初期変化群	25
視力障害	200
人工気胸術	171
浸潤影	138
迅速発育菌	114
迅速発育抗酸菌	133
診断	33
頭蓋内結核	54
生物学的製剤	48, 78
脊椎カリエス	54
接触者健診	48, 94
線維空洞型	117, 136, 193
全感受性菌	64
潜在性結核感染症	26, 45, 76
早期蔓延型粟粒結核	53
粟粒結核	15, 42, 53, 107

た行

第一種，二種感染症指定医療機関	86
多剤耐性結核	18, 72
多剤耐性肺結核	171
胆汁うっ滞型	65

205

地域差 121	脳結核 54	ブロスミックNTM 164
チール・ネールゼン法 35, 131		分枝状影 40
遅発育菌 116	**は行**	
遅発育抗酸菌 133	肺MAC症 117, 136, 147	**ま行**
中枢神経結核 29	肺MAC症治療薬 150	マクロライド療法 123
中毒性表皮壊死症 68	肺 *M. kansasii* 症 152	末梢神経障害 69, 164
中葉舌区 191	肺NTM症 117	慢性膿胸 173
腸結核 30	肺NTM症の診断基準 143	無症状病原体保有者 86
超多剤耐性結核 75	肺アスペルギルス症 83	免疫クロマトグラフィー法 37
超多剤耐性肺結核 171	肺外結核 15, 28, 51, 82	
直接塗抹 35	肺区域 40	**や行**
直接服薬確認療法 88	肺結核 101	薬剤感受性 59
直接法 131	肺抗酸菌症の手術 184	薬剤感受性検査 134
直達療法 172	肺切除術 172	薬剤感受性試験 37, 147, 155
治療開始時期 148	肺非結核性抗酸菌症（NTM症）の診断 191	薬剤耐性菌 56
治療期間 151, 165	肺非結核性抗酸菌症に対する外科治療の指針 182	薬剤耐性結核 72
ツベルクリン反応検査 45	培養検査 36, 132	薬疹 68, 162
同定検査 37, 133	ハイリスクグループ 105	薬物相互作用 111, 150
特定感染症指定医療機関 86	晩期蔓延型粟粒結核 53	予防内服 76
特発性胸膜炎 52	非光発色菌 116	
塗抹検査 34, 131	飛沫核感染 39	**ら行**
塗抹標本 35	表現型試験 37	ラニヨン分類 114
	標準治療 59, 105, 148	ラングハンス型巨細胞 175
な行	病診連携 112	罹患率 121
肉眼的品質評価 34, 130	病理所見 175, 185	リファブチン 149
二次結核 27, 39	腹腔内リンパ節結核 109	粒状影 138
入院 90	副作用 65, 150	粒状網状影 138
尿路系結核 31	服薬支援 88	リンパ節結核 53
二類感染症指定医療機関 104		類上皮様細胞 175
妊娠合併結核 60		レボフロキサシン 56

[編者プロフィール]

佐々木結花

公益財団法人結核予防会複十字病院呼吸器センター呼吸器内科 呼吸器センター長（内科）
特定非営利活動法人 非結核性抗酸菌症研究コンソーシアム理事
千葉大学医学部呼吸器内科非常勤講師

専門領域：呼吸器内科一般，結核・非結核性抗酸菌症，肺真菌症
資　　格：総合内科専門医，日本呼吸器学会指導医・専門医，日本結核病学会結核・抗酸菌症指導医，
　　　　　ICD，ベストドクター等
現在の興味：日本史，英国ミステリー，家事一般
抗酸菌症治療薬の副作用対策と，非結核性抗酸菌症の真菌症の合併例の解析にのめりこむ毎日．また，2017年4月に複十字病院のロゴマークが新しくなります（右記）．これを機に，より一層誠実な診療に努めたいと考えています．

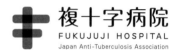

結核・非結核性抗酸菌症を日常診療で診る
すべての臨床医が知っておきたい、診断の進め方と治療の基本

2017 年 4 月 1 日　第 1 刷発行
2021 年 4 月 30 日　第 2 刷発行

編　集　佐々木結花
発行人　一戸裕子
発行所　株式会社 羊 土 社
　　　　〒 101-0052
　　　　東京都千代田区神田小川町 2-5-1
　　　　TEL　　03（5282）1211
　　　　FAX　　03（5282）1212
　　　　E-mail　eigyo@yodosha.co.jp
　　　　URL　　www.yodosha.co.jp/
装　幀　辻中浩一（ウフ）
印刷所　日経印刷株式会社

© YODOSHA CO., LTD. 2017
Printed in Japan

ISBN978-4-7581-1802-6

本書に掲載する著作物の複製権，上映権，譲渡権，公衆送信権（送信可能化権を含む）は（株）羊土社が保有します．
本書を無断で複製する行為（コピー，スキャン，デジタルデータ化など）は，著作権法上での限られた例外（「私的使用のための複製」など）を除き禁じられています．研究活動，診療を含み業務上使用する目的で上記の行為を行うことは大学，病院，企業などにおける内部的な利用であっても，私的使用には該当せず，違法です．また私的使用のためであっても，代行業者等の第三者に依頼して上記の行為を行うことは違法となります．

JCOPY　〈（社）出版者著作権管理機構 委託出版物〉
本書の無断複写は著作権法上での例外を除き禁じられています．複写される場合は，そのつど事前に，（社）出版者著作権管理機構（TEL 03-5244-5088，FAX 03-5244-5089，e-mail：info@jcopy.or.jp）の許諾を得てください．

乱丁，落丁，印刷の不具合はお取り替えいたします．小社までご連絡ください．

羊土社のオススメ書籍

抗菌薬ドリル
感染症診療に強くなる問題集

羽田野義郎／編

感染症の診断や抗菌薬の選び方・やめ方，アレルギー，感染対策など，感染症診療の基盤になる考え方が問題を解きながら楽しく身につく！やる気をなくすほど難しくはなく，笑い飛ばせるほど簡単じゃない，珠玉の73問に挑戦しよう！

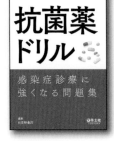

- 定価3,960円（本体3,600円＋税10％）　■ B5判
- 182頁　■ ISBN 978-4-7581-1844-6

抗菌薬ドリル 実践編
臨床現場で必要な力が試される感染症の「リアル」問題集

羽田野義郎／編

大好評の「抗菌薬ドリル」，第2弾！今回は肺炎，尿路感染症，小児の感染症診療など，実際に出会う疾患・シーン別の考え方を学べる問題を収録．解けば解くほど現場感覚が身につく78問に挑戦しよう！

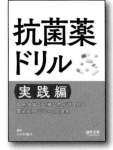

- 定価3,960円（本体3,600円＋税10％）　■ B5判
- 245頁　■ ISBN 978-4-7581-1866-8

すべての臨床医が知っておきたい 腸内細菌叢
基本知識から疾患研究，治療まで

内藤裕二／著

飛躍的に進展する腸内細菌研究について，本当に知りたいエビデンスとポイントを解説！「疾患との関わりでわかっていることは？」「プロバイオティクスはどれがよい？」腸内細菌叢に興味があり，気軽に学びたい方に！

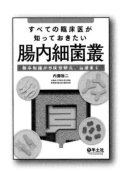

- 定価4,730円（本体4,300円＋税10％）　■ A5判
- 334頁　■ ISBN 978-4-7581-2369-3

Gノート別冊 Common Diseaseの診療ガイドライン
総合診療における診断・治療の要点と現場での実際の考え方

横林賢一，渡邉隆将，齋木啓子／編

一般内科，総合診療でよく出合う疾患について，各ガイドラインの要点と，ガイドラインと現場とのギャップを埋める国内外のエビデンスを1冊に．実際の現場ではどう考えるか，どこまで診るか，がサッと調べられます．

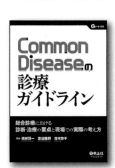

- 定価5,060円（本体4,600円＋税10％）　■ B5判
- 319頁　■ ISBN 978-4-7581-1809-5

発行　羊土社 YODOSHA

〒101-0052　東京都千代田区神田小川町2-5-1　TEL 03(5282)1211　FAX 03(5282)1212
E-mail：eigyo@yodosha.co.jp
URL：www.yodosha.co.jp/

ご注文は最寄りの書店，または小社営業部まで